パスの中の 看護過程 が
ひとめでわかる！

整形外科病棟ケア
新配属ナースお助けガイド

福岡整形外科病院看護部 著

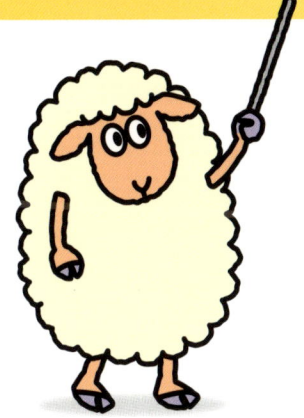

MC メディカ出版

はじめに

　当院は，整形外科の専門病院として，1977年6月に開院し，まもなく40周年を迎えます．「同信会」という法人名が示すように，病院と患者さま，病院職員相互が「信」を重んじ誠実な医療活動を行うこと，整形外科の専門知識と技術を研鑽し最新，最良の医療を行うことを理念に掲げ，邁進しています．

　整形外科は運動器疾患を扱う診療科であり，2010年の国民生活基礎調査では介護が必要となった原因疾患として運動器疾患が22.9％を占めていました．近年，高齢者の骨折が増加していますが，寝たきりを招く外傷であるため一日も早い手術と早期離床が必要であり，超高齢社会の今後，ますます整形外科のニーズは高まると予測できます．また，在院日数短縮化が進むなか，クリニカルパスを使って治療を行っていくことは大変重要です．

　しかし，ただパスに沿って一律に業務をこなすのではなく，患者さま個々の状況をとらえたきめ細かいケアが提供できれば，より看護の喜びを実感できるのではないでしょうか？

　本書は，整形外科の主な手術治療に関するパスの項目ごとに，個別のケアを考えるよりどころとなるケアの根拠，看護のポイント，看護計画との関連などを一目でわかるように見開きで構成しました．第2部では，実践に役立つように整形外科で必要な看護の知識について述べています．

　整形外科病棟に配属されたナースの方々に活用していただけるように，できるかぎり写真やイラストを多く用いて，わかりやすいように工夫しました．整形外科看護の醍醐味は，患者さまの回復過程が目に見えることだと日々実感しています．パスの中に組み込まれている看護過程を理解したうえで，自ら考え，ケアを構築していく楽しさを見いだせる整形外科ナースを目指してください．

　刊行にあたり，査読を快く引き受けてくださいました諸先生方，ご協力いただいたコメディカルの皆さま，多忙な業務のなかで一生懸命執筆活動に励んでくださった看護師長たちに深く感謝致します．また，このような刊行の機会を与えていただいたメディカ出版の下村さんに厚くお礼申し上げます．

2015年5月

医療法人同信会福岡整形外科病院　看護部長　鹿子嶋有子

Contents

はじめに ——— iii
執筆者一覧 ——— vii
本書の特徴 ——— viii

第1部 主な疾患とその看護　1

● 整形外科手術一般 ……… 2
標準看護計画 ——— 2
パスと看護のポイント ——— 4

1 膝関節〜足

病態生理
1. 変形性膝関節症 ……… 10
2. 前十字靱帯損傷 ……… 14
3. 膝蓋骨骨折 ……… 17
4. アキレス腱断裂 ……… 19
5. 足関節外側靱帯損傷 ……… 21

治療別のケア
A. 人工膝関節置換術（TKA） ……… 23
　標準看護計画 ——— 23
　パスと看護のポイント ——— 26
B. 鏡視下前十字靱帯再建術 ……… 34
　標準看護計画 ——— 34
　パスと看護のポイント ——— 38
C. 膝蓋骨骨折骨接合術 ……… 46
　標準看護計画 ——— 46
　パスと看護のポイント ——— 48
D. アキレス腱縫合術 ……… 52
　標準看護計画 ——— 52
　パスと看護のポイント ——— 54
E. 前距腓靱帯再建術（Glas法） ……… 56
　標準看護計画 ——— 56
　パスと看護のポイント ——— 58

2 股関節〜大腿

病態生理
1. 大腿骨近位部骨折 ……… 60
2. 変形性股関節症 ……… 63

治療別のケア

- **A 大腿骨近位部骨折骨接合術** ……… 66
  - 標準看護計画 —— 66
  - パスと看護のポイント —— 70
- **B 人工股関節置換術（THA）** ……… 78
  - 標準看護計画 —— 78
  - パスと看護のポイント —— 82

3 肩関節〜上肢

病態生理

- **1 腱板断裂** ……… 90
- **2 外傷性肩関節脱臼** ……… 94
- **3 肘部管症候群** ……… 97
- **4 橈骨遠位端骨折** ……… 100

治療別のケア

- **A 鏡視下腱板修復術** ……… 102
  - 標準看護計画 —— 102
  - パスと看護のポイント —— 104
- **B 鏡視下バンカート修復術** ……… 110
  - 標準看護計画 —— 110
  - パスと看護のポイント —— 112
- **C 神経剝離・上腕骨内側上顆切除術** ……… 116
  - 標準看護計画 —— 116
  - パスと看護のポイント —— 118
- **D 橈骨遠位端骨折骨接合術（プレート固定）** ……… 120
  - 標準看護計画 —— 120
  - パスと看護のポイント —— 122

4 脊椎

病態生理

- **1 頸椎椎間板ヘルニア** ……… 128
- **2 後縦靱帯骨化症** ……… 131
- **3 腰部脊柱管狭窄症** ……… 135
- **4 骨粗鬆症** ……… 138

治療別のケア

- **A 頸椎前方固定術** ……… 140
  - 標準看護計画 —— 140
  - パスと看護のポイント —— 144

- Ⓑ 頸椎椎弓形成術 ……………………………………………… 152
    - 標準看護計画 ……………………… 152
    - パスと看護のポイント ……………………… 156
- Ⓒ 腰椎部分椎弓切除術 ……………………………………… 160
    - 標準看護計画 ……………………… 160
    - パスと看護のポイント ……………………… 164
- Ⓓ 腰椎圧迫骨折による入院治療 ……………………………… 171
    - 標準看護計画 ……………………… 171
    - パスと看護のポイント ……………………… 174

第2部 整形外科の看護　　177

- ① ブロック療法 ……………………………………………… 178
- ② ギプス療法 ………………………………………………… 182
- ③ 牽引療法 …………………………………………………… 186
- ④ 装具療法 …………………………………………………… 188
- ⑤ 移動・移乗の援助 ………………………………………… 190
- ⑥ 術後の体位変換 …………………………………………… 195
- ⑦ 術後の疼痛管理 …………………………………………… 196
- ⑧ 自己血輸血の管理 ………………………………………… 199
- ⑨ 術後の創部ドレーン管理 ………………………………… 203
- ⑩ 術後の全身管理 …………………………………………… 205
- ⑪ 術後の創処置 ……………………………………………… 207
- ⑫ 神経麻痺の予防 …………………………………………… 209
- ⑬ 褥瘡の予防 ………………………………………………… 212
- ⑭ 深部静脈血栓症（DVT）の予防 ………………………… 215
- ⑮ リハビリテーション ……………………………………… 219
- ⑯ 検　査 ……………………………………………………… 221
- ⑰ 計　測 ……………………………………………………… 225

付　録　よく使われる略語　　229

索　引 ……………………… 234

執筆者一覧 (50音順)

医療法人同信会福岡整形外科病院

有森　寿子（ありもり　ひさこ）　東3階病棟師長

上村千枝子（うえむら　ちえこ）　3階病棟師長

大野　繁子（おおの　しげこ）　前外来師長

鹿子嶋有子（かごしま　ゆうこ）　看護部長

鶴田　智子（つるだ　ともこ）　手術室師長

山内　知子（やまうち　ともこ）　2階病棟師長

山村　栄子（やまむら　えいこ）　看護副部長/4階病棟師長

本書の特徴

●第1部　主な疾患とその看護

- 身体の部位ごとに、「病態生理」と「治療別のケア」で構成されています．
- 「治療別のケア」では、まず標準看護計画を紹介しています．

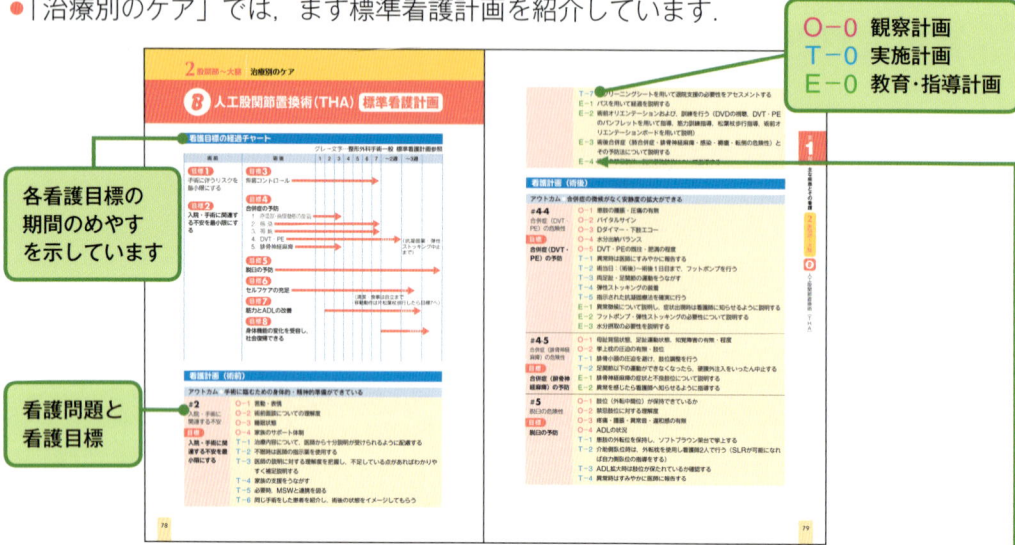

- 各看護目標の期間のめやすを示しています
- 看護問題と看護目標
- O-O 観察計画
- T-O 実施計画
- E-O 教育・指導計画

- 標準看護計画に続いて、クリニカルパスと看護のポイントが掲載されています．
- 左ページにパスの主なプロセス、右ページにそのパス内容に関する看護のポイント、という見開きでの展開となっています．

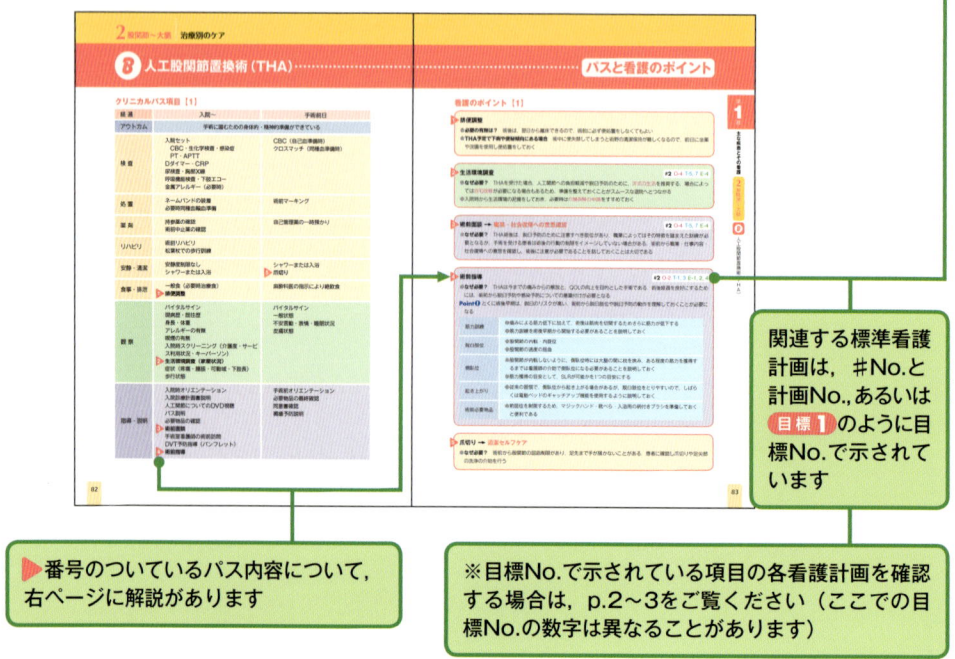

- 番号のついているパス内容について、右ページに解説があります
- 関連する標準看護計画は、#No.と計画No.、あるいは 目標❶ のように目標No.で示されています

※目標No.で示されている項目の各看護計画を確認する場合は、p.2～3をご覧ください（ここでの目標No.の数字は異なることがあります）

●第2部　整形外科の看護

- 実践に役立つ整形外科看護の要点をまとめています．

第1部

主な疾患とその看護

●整形外科手術一般　標準看護計画

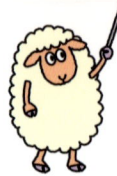

整形外科治療には，手術療法と保存療法があります．手術療法の場合，手術部位や術式が違っても手術に関連した処置などの考え方は重複する項目が多くなります．そのためまず整形外科手術一般の標準看護計画とパス・看護のポイントについて解説します．

看護目標の経過チャート

術前	術後〜24時間
目標1 手術に伴うリスクを最小限にする **目標2** 入院・手術に関連する不安を最小限にする	**目標3** 疼痛コントロール **目標4** 合併症の予防 　1. 呼吸器・循環動態の変調 　2. 感　染 　3. 褥　瘡 　4. 術後せん妄

看護計画（術前）

アウトカム ●手術に臨むための身体的・精神的準備ができている

#1 手術に伴うリスク　**目標** 手術に伴うリスクを最小限にする	O-1　バイタルサイン O-2　既往歴・治療状況 O-3　持参薬の確認 O-4　アレルギーの有無（食物・ゴム・薬剤・金属），禁忌薬確認 O-5　検査データ O-6　喫煙歴 T-1　金属アレルギーがあれば，医師の指示によりアレルギーテストを実施 T-2　感染予防のため，清潔の保持に努める E-1　禁煙の必要性について説明する
#2 入院・手術に関連する不安　**目標** 入院・手術に関連する不安を最小限にする	O-1　言動・表情 O-2　術前面談についての理解度 O-3　睡眠状態 O-4　家族のサポート体制 T-1　治療内容について，医師から十分説明が受けられるように配慮する（環境調整含む） 　　　家族を含め説明が受けられるように配慮する（高齢者・未成年者は必須） T-2　不眠時は医師の指示薬を使用する T-3　医師の説明に対する理解度を把握し，不足している点があればわかりやすく補足説明する T-4　家族の支援をうながす E-1　パスを用いて経過を説明する E-2　術前オリエンテーション（術前オリエンテーションボードを用いて説明）

看護計画（術後）

アウトカム ● 合併症の徴候がなく安静度の拡大ができる

#3 疼痛 **目標** 疼痛コントロール	O-1 O-2 O-3 O-4 O-5 T-1 T-2 T-3 E-1	疼痛の部位と程度 患者の言動と表情 患部の腫脹と熱感の有無・程度 睡眠状態 鎮痛薬使用時の効果，副作用の有無 安楽な体位の工夫・気分転換を図る 疼痛時は医師の指示薬を使用する 希望により，アイシングまたは温罨法を行う 疼痛時は鎮痛薬を使用できることを説明する
#4-1 合併症（呼吸器・循環動態の変調）の危険性 **目標** 合併症（呼吸器・循環動態の変調）の予防	O-1 O-2 O-3 O-4 O-5 T-1 T-2 T-3 T-4 T-5 T-6 E-1	麻酔覚醒状態 バイタルサイン・心電図モニター・検査データ 血圧低下に伴う随伴症状（嘔気，嘔吐，顔色不良・チアノーゼ，冷感など） 水分出納バランス 術中の出血とドレナージによる出血状態，外出血の有無と程度 定期的に肺野を聴診する 深呼吸をうながす 安楽な体位を工夫する 術中・術直後，保温に努める 異常徴候時は医師に報告する 心疾患がある場合・高齢者の場合は，過剰輸液に注意する 気分不良時や異常を感じたときは，看護師に知らせるように説明する
#4-2 合併症（感染）の危険性 **目標** 合併症（感染）の予防	O-1 O-2 O-3 T-1 T-2 T-3 E-1	創状態（疼痛・腫脹・熱感・発赤），滲出液の有無 体温・検査データ ドレーン（吸引状態・接続状態） 創傷処置時，清潔操作の徹底 異常時は医師へ報告する ドレーンの適切な管理 感染徴候について説明し，症状出現時は看護師に知らせるように説明する
#4-3 合併症（褥瘡）の危険性 **目標** 合併症（褥瘡）の予防	O-1 O-2 O-3 O-4 O-5 O-6 T-1 T-2 T-3 E-1 E-2	褥瘡好発部位の疼痛・発赤の有無 骨の突出および関節拘縮の有無 基本的動作能力（自力体位変換・除圧） 栄養状態 皮膚湿潤因子の有無（多汗・排泄状態） ギプスシーネや包帯などによる皮膚圧迫の有無 枕を使用し，踵部・仙骨部の圧迫の軽減や背抜きを行う 可能な範囲で，体位変換を行う 必要時，踵部・仙骨部・骨突出部に低摩擦フィルムを貼る 許可された範囲内で体位変換の必要性を説明し方法を指導する 同一体位による苦痛や圧迫部位の疼痛があれば，看護師に知らせるように説明する
#4-4 合併症（術後せん妄）の危険性 **目標** 合併症（術後せん妄）の予防	O-1 O-2 O-3 O-4 O-5 T-1 T-2 T-3 E-1 E-2	術前・術後の意識レベル，不穏，見当識障害の有無 言動・表情 既往症・治療状態 睡眠状態 家族のサポート体制 麻酔覚醒が不十分なときは，必ずベッドサイドから離れず安全を保持する 頻回に訪室し声かけを行い，現状説明をする 昼夜の区別をつけ，生活にリズムをつくる つねに患者の側にいることを説明し，不安がある場合は看護師に知らせるように説明する 家族に刺激を与えることの必要性について説明する

第1部 主な疾患とその看護 ● 整形外科手術一般

整形外科手術一般

クリニカルパス項目【1】

経過	入院〜
アウトカム	手術に臨むための身体的・精神的準備ができている
検査	▶1 **入院セット** 　　CBC・生化学検査・感染症 　　PT・APTT 　尿検査・胸部X線 　呼吸機能検査・下肢エコー（必要時） 　金属アレルギー（必要時）
処置	▶2 **ネームバンドの装着**
薬剤	▶3 **持参薬の確認** 　**術前中止薬の確認**
リハビリ	
安静・清潔	安静度制限なし シャワーか入浴
食事・排泄	一般食（必要時治療食） 排便調整
観察	▶4 **バイタルサイン** ▶5 現病歴・**既往歴** 　身長・体重 　アレルギーの有無 ▶6 **喫煙の有無**
指導・説明	入院時オリエンテーション 入院診療計画書説明 パス説明 必要物品の確認 ▶7 **術前面談**

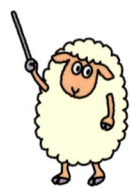

パスと看護のポイント

看護のポイント【1】

1 検査：入院セット #1 O-4, 5
- **なぜ必要？** 術前検査は，全身状態の把握と周術期を安全に管理するために行う
- **目的は？** スクリーニングと，合併症のコントロールの状況の評価をする
- **Point❶** 整形外科手術は待機手術も多く，内科的な問題があれば先にコントロールし手術になることもある

2 ネームバンドの装着
- **なぜ必要？** 患者の誤認防止のため
- **時期は？** 入院したらなるべく早めに装着する
- **内容は？** 同姓同名の場合があるためID・性別・生年月日・血液型などを明記する

3 持参薬の確認／術前中止薬の確認 #1 O-3, 4
- **なぜ必要？** 持参薬のなかには術前に中止しなければならない薬（抗凝固薬，ホルモン剤など）がある．内容を把握して，医師の指示のもと適切な時期に中止する．場合によっては，かかりつけ医に内服薬中止の是非を相談する

4 バイタルサイン #1 O-1
- **内容は？** 体温（T）・脈拍（P）・呼吸（R）・血圧（BP）・動脈血酸素飽和度（SPO$_2$）．生命の徴候であり，患者の健康状態や内科的疾患のコントロール状態を知るデータである
- **使い方** 入院中異常があった場合は，入院時の数値を基準にアセスメントする
- **Point❶** バイタルサインはさまざまな要因で変動する．入院直後は，緊張や入院に伴う準備の多忙さから一時的に血圧や脈拍が高値に出ることがある．入院後3日程度は起床時のバイタルサイン測定を行い，平静時の値を確認しておくことも必要である

5 既往歴 #1 O-2
- **なぜ必要？** 手術中・術後のリスクを予測し，合併症の出現を最小限にするため
- **内容は？** いつ何の診断を受けどのような治療を行ったのか，完治か現在治療継続中か，喘息や狭心症など発作を伴うものは発作の頻度，最終発作と発作時の対応について把握しておく
- **Point❶** 高齢者や未成年者の場合は家族同席のもと聴取することが望ましい

6 喫煙の有無 #1 O-6 E-1
- **なぜ必要？** 喫煙者は，慢性閉塞性肺疾患と心血管系の合併症の頻度が高く，術後の合併症の頻度も高い
- 喫煙者は，できれば2カ月以上の禁煙が望ましい．喀痰減少と呼吸状態改善を目的に，少なくとも手術が決定したら禁煙の指導を行う

7 術前面談
→ **インフォームドコンセント（手術説明）**
- **内容は？** 入院時に，医師がクリニカルパス・入院診療計画書を使用して，入院予定期間，入院中の検査・治療について標準的な経過を説明する．手術前には，手術の説明を行う
- **Point❶** 高齢者，未成年者の場合は家族も同席のもとで行う．手術を受けるということは，日常と違い強いストレスにさらされることである．面談時には落ち着いた環境を提供する

#2 O-1, 2 T-1, 3 E-1, 2

第1部 主な疾患とその看護 ● 整形外科手術一般

クリニカルパス項目【2】

経 過	手術前日
アウトカム	手術に臨むための身体的・精神的準備ができている
検 査	CBC（自己血準備時） クロスマッチ（同種血準備時）
処 置	① 術前マーキング
薬 剤	自己管理薬の一時預かり ② 希望時安定剤与薬
リハビリ	
安静・清潔	③ シャワーか入浴 爪切り
食事・排泄	④ 麻酔科医の指示により絶飲食
観 察	バイタルサイン・一般状態 ⑤ 不安言動・表情・睡眠状況 皮膚状態
指導・説明	⑥ 手術オリエンテーション 必要物品の最終確認 同意書確認

看護のポイント【2】

1 術前マーキング
- **なぜ必要？** 四肢や脊椎の手術で，手術部位を間違えないために必ず主治医（執刀医）が，患者に確認し手術前日に行う

2 安定剤の与薬　#2 O-1, 3 T-2
- **なぜ必要？** 手術を前に不安が強く不眠を訴える場合がある．術前の不安が強いと術後のせん妄の原因にもなる．患者の言動をよく観察し，医師の指示のもと安定剤を与薬する

3 清潔　#1 T-2
- 手術前日にはシャワーまたは入浴を行う．シャワー浴の介助を要することも多い
- **なぜ必要？** 全身の清潔を保つことは，爽快感を得て心身をリラックスさせるとともに，感染予防の視点からも大切である
- **Point❶** 介助のときには皮膚の状態や保清の状況を確認する
- **シャワー浴ができないときは？** 手術前日に清拭・洗髪・足浴を行う

4 絶飲食
- 手術前は，麻酔科医の指示に従い絶飲・絶食にする
- **なぜ必要？** 全身麻酔後は呼吸，その他の反射が抑制される．その状態で消化管内に食物残渣があると誤嚥・窒息の原因になる
- **Point❶** 手術前の準備として重要なので患者の理解度を確認することがポイントである．忘れやすい場合はわかりやすく表示したり，絶飲食の時間になったら，習慣で間違って飲水しないように飲み物を片付けるなどの工夫をする

5 不安言動・表情・睡眠状況　#2 O-1～3
→**精神状態の観察**
- **なぜ必要？** 術前は手術に対する心配や不安で精神的に不安定になりやすい．認知症の診断を受けている場合，環境の変化は症状を増強させる要因になる．術後せん妄の出現はさまざまな要因で起こるといわれているため，入院時に精神状態を観察し，必要な対策を講じることは安全と術後経過を良好にするために重要である

6 手術オリエンテーション
- **内容は？** 手術の日時・手術の開始時間・予定時間・絶飲食の時間・手術前処置を記載したパンフレット（施設によってはクリニカルパス）を使用して説明する
- **Point❶** 手術までの注意点や経過について理解することで不安の軽減につなげたいと考えるが，個人によっては逆に混乱を招くこともあるので，年齢や性格を考慮して効果的に行うことが大切である

#2 O-1, 2 T-1, 3 E-1, 2

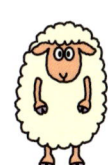

クリニカルパス項目【3】

経過	手術当日	
	手術前	手術後
アウトカム	手術に臨むための身体的・精神的準備ができている	バイタルサインに異常がなく，合併症の徴候がない
検査		
処置	🚩1 血管確保 尿道カテーテル留置 （通常は，手術室入室後）	🚩4 出血量の測定，ドレーン管理 🚩5 心電図モニター装着 🚩6 酸素（O_2）投与 硬膜外チューブ管理 🚩7 体位変換
薬剤	特殊薬のみ麻酔科指示で内服 🚩2 輸液 🚩3 抗菌薬投与（30分前）	輸液 🚩3 抗菌薬 🚩8 鎮痛薬（持続硬膜外注入・坐薬・ペンタジン®筋注・ロピオン®点滴） ※喘息患者は別指示
リハビリ		
安静・清潔		ベッド上
食事・排泄	絶飲食 尿道カテーテル留置中	許可後飲水・食事
観察	バイタルサイン 水分出納（輸液量・尿量）	🚩9 麻酔の覚醒状態 🚩10 バイタルサイン 🚩8 創痛 出血量（ドレーン・創部） 🚩11 皮膚状態（褥瘡好発部位含む） 🚩10 心電図モニター 水分出納
指導・説明		術後説明

看護のポイント【3】

🚩1 血管確保
- ●なぜ必要？　絶飲食による脱水を予防するための補液と薬液投与のため
- ●方法は？　通常は20Gの留置針を使用する．手術部位を考慮して静脈を選択し，麻酔覚醒までのルートキープの必要性を説明する
- ●抜去のタイミングは？　全身状態が安定し，経口摂取が可能になったかを確認し抜去する
- ●持続でルートキープするときの注意点は？　麻酔でプロポフォールを使用していた場合や血液・血液製剤を使用した場合，セットは24時間以内に交換する

#4-1 O-4

2 術前輸液   #4-1 O-4 T-6

- **目的は？** 水分電解質の平衡を改善しできるだけ良好な体液環境で手術を受けることを目的とする
- **方法は？** 既往歴や血液データ，体重，経口摂取の状態を参考に輸液量・内容を主治医が指示する
- **Point❗** 前夜から絶飲食の患者は，軽度の脱水状態である．輸液量は尿量を確認しながら考慮する．心疾患がある場合や高齢者の場合は過剰輸液にならないように注意する

3 抗菌薬の投与

- 感染予防対策として，術前から開始する

4 出血量の測定，ドレーン管理

- **ドレーンを挿入していない場合** ガーゼ汚染の有無の観察を行い，量が多ければガーゼの重さを量る
- **ドレーンを挿入している場合** 出血量を測定．低圧持続吸引バッグの場合，チューブの閉塞に気をつけて圧の調整を行う
- **Point❗** ドレーン挿入中やガーゼ上層までの出血が多いときは，アンダーパットを使用し寝具・寝衣の汚染を防止する #4-1 O-5 #4-2 O-3 T-1〜3

5 心電図モニター装着   #4-1 O-2

- **なぜ必要？** 全身麻酔後の術後管理のため

6 酸素（O_2）投与   #4-1 O-1, 2

- **なぜ必要？** 呼吸器合併症の予防のため
- **方法は？** 麻酔の覚醒状況の観察とSPO_2をモニタリングしながら医師の指示で酸素を投与する

7 体位変換   #4-3 O-3 T-1, 2 E-1, 2

- **なぜ必要？** 褥瘡予防のため．術後のバイタルサインに注意しながら2時間ごとに行うことが基本である
- 血圧が安定せず体位変換ができない場合は背抜きを行ったり，踵部や仙骨部は小枕を使用し除圧する

8 鎮痛薬の投与／創痛の観察

- **術後疼痛** 患者にとって恐怖である．術後創痛は炎症反応に関連した急性疼痛であり，早期に取り去れば術後痛をより軽減できる
- **方法は？** 経口摂取ができない間は，硬膜外注入・坐薬・静脈注射などを組み合わせ鎮痛に努める．経口摂取が可能になれば，鎮痛薬の内服を開始する
- **Point❗** 持続する疼痛は浅呼吸による低酸素につながったり，心疾患の既往がある場合はそのストレスから胸痛発作の誘因にもなり得るので，術後は積極的な鎮痛処置に努める

  #3 O-1, 2, 5 T-1, 2 E-1

9 麻酔の覚醒状態→せん妄の徴候の観察

- **なぜ必要？** 麻酔の影響や手術のストレス，安静に伴う抑制などで術後せん妄になることがある．せん妄になると安静が保てなかったりチューブ類を自己抜去するリスクが高まる．せん妄の徴候がないか言動や行動の観察をする   #4-4 O-1〜3 T-1〜3

10 バイタルサイン／心電図モニター
→呼吸器・循環器合併症の徴候の観察

- **呼吸器合併症** 気道閉塞・呼吸抑制・低酸素症・誤嚥などがあげられる．麻酔覚醒状況を観察しながらSPO_2をモニタリングし呼吸状態を観察する．医師の指示で酸素を投与する．持続する疼痛や発熱などで浅呼吸となり低酸素になることも考える
- **循環器合併症** 低血圧・高血圧・不整脈があげられる．出血や輸液不足による循環血液量減少や麻酔が原因となる．バイタルサインの測定の間隔は状態で判断する   #4-1 O-1〜3

11 皮膚状態

- 帰室後は必ず発赤の有無を確認し，同一体位による褥瘡好発部位の圧迫・摩擦・ズレを取り除く

  #4-3 O-1〜3, 5, 6 T-1

1 膝関節〜足 病態生理

1 変形性膝関節症

どんな疾患？

- 関節の表面を覆っている軟骨が徐々にすり減っていく疾患です．軟骨のすり減りによりなめらかさが失われ，進行すると骨がむき出しになってきます．このような状態で体重をかけたり動かしたりするために痛みを生じ，炎症も起こすようになり関節液が貯留することもあります．
- 変形性膝関節症の発症・増悪はいくつかの関連因子がありますが，この除去が治療に直結します．
- 日本人のほとんどがO脚であり，O脚では体重が膝の内側にかかってしまいます．このためほとんどの方が膝の内側から軟骨が薄くなり，内側から痛くなることが多く，内側の軟骨がすり減るとさらにO脚も強くなり，膝の負担も増すという悪循環にはまっていきます．歩行開始時や階段昇降時の痛みから始まり，徐々に長時間歩行や正座も困難になります．

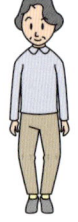 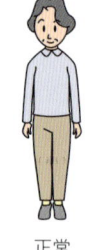
O脚　　正常

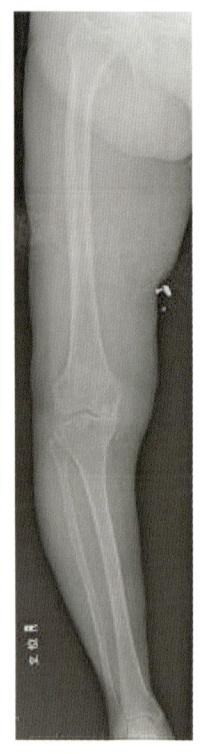
O脚変形した下肢

> **変形性膝関節症の関連因子**
> - 下肢アライメント異常（O脚・X脚）
> - 肥満　● 加齢
> - 関節の不安定性（靱帯損傷の既往・筋力低下）
> - 関節面の不整（骨折など外傷の既往）

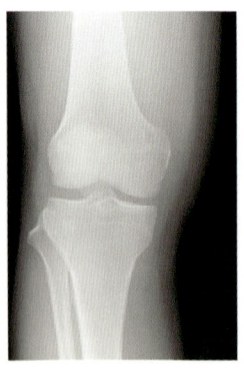
正常

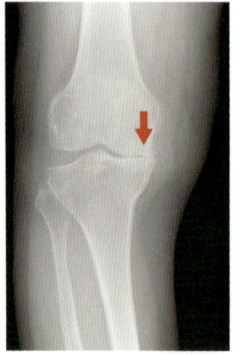
内側の軟骨がなくなっている
変形性膝関節症

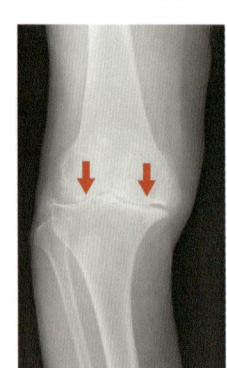
両側の軟骨がなくなっている
変形性膝関節症

診断～治療法決定のながれ

[診断]

X線撮影（立位での撮影が重要）
- 膝関節の骨と骨の間が十分に開いているかで，軟骨の評価を行う

MRI撮影
- 膝関節内のクッションの役割をしている半月板(はんげつばん)と軟骨の評価を行う

鑑別が必要な疾患

関節リウマチ
- 関節の炎症がもたらす痛みや腫脹，変形を特徴とする病気です．また，初期のころには微熱やだるさ，食欲不振などもみられます．
- 炎症をそのままにしておくと，関節の骨や軟骨が破壊され変形をきたし，日常生活に支障をきたすことになります．
- 関節リウマチの原因ははっきりとわかっていませんが，自己免疫疾患と考えられています．
- 男女比は1対4と女性に多く，発症年齢は30～50歳代，とくに40歳代が最も多いとされています．

[治療法]

症状が軽い → 保存療法

病状が進行し，日常生活に支障をきたす → 手術療法

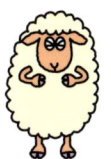

手術	適応
骨切り術	O脚が原因で外側の軟骨が正常に近い状態で残っている症例（およそ70歳以下）
人工膝単顆置換術（UKA）	O脚が原因で外側の軟骨が正常に近い状態で残っている症例（およそ70歳以上）
人工膝関節置換術（TKA）	膝全体に変形が進んでいる 不安定性がある

どんな治療？

[保存療法]
- 湿布やサポーターの使用
- 筋力訓練

- 関節内注入（ヒアルロン酸・ステロイド剤）
- 体重コントロール
- 足底板：膝の内側に負担をかけないように靴の中に外側が高くなった装具を使用

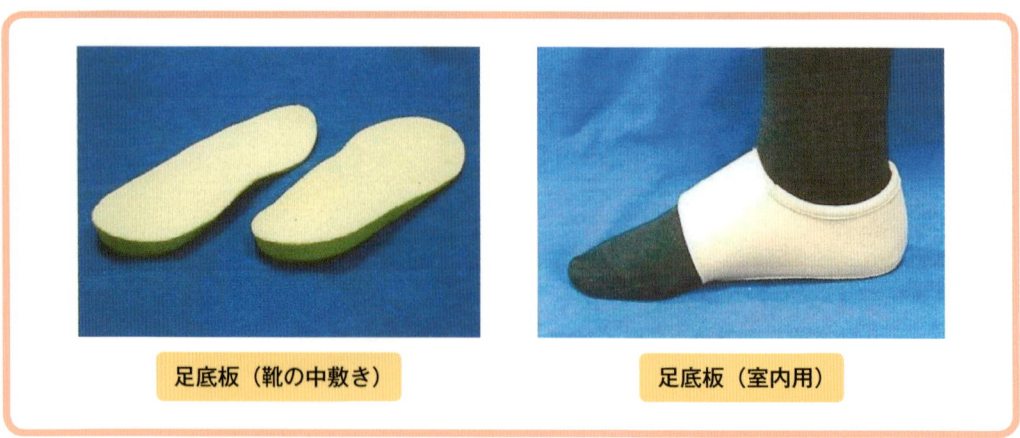

足底板（靴の中敷き）　　足底板（室内用）

[手術療法]

骨切り術

- O脚をX脚にして膝の内側に体重があまりかからないようにすることで膝の痛みを和らげる
- 脛骨を骨切りし，骨切り部より遠位を外側に向けて外反矯正する高位脛骨骨切り術や創外固定を用いた片側仮骨延長法が行われている

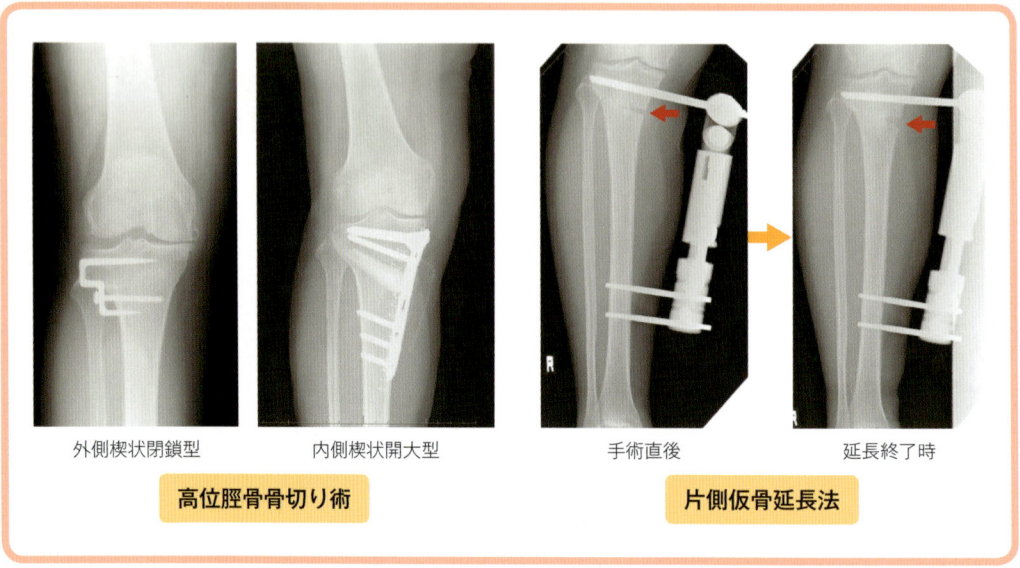

外側楔状閉鎖型　　内側楔状開大型　　手術直後　　延長終了時

高位脛骨骨切り術　　片側仮骨延長法

人工関節置換術

- 軟骨が消失した関節を人工物に置換することで疼痛改善をめざす手術
- 内側大腿脛骨関節置換（内側UKA），外側大腿脛骨関節置換（外側UKA），膝蓋大腿関節置換（patello femoral arthroplasty：PFA），またはそのすべてを置換する（TKA）

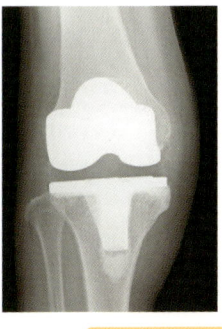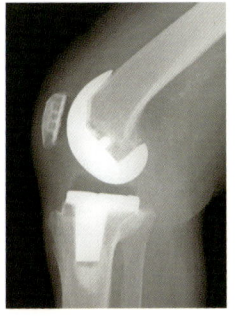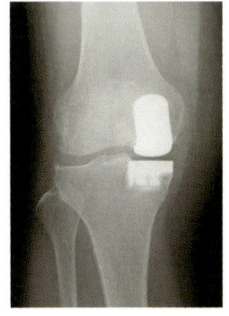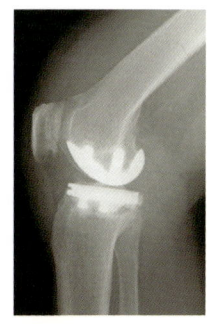

人工膝関節置換術（TKA）
➡治療別のケアはp.23

人工膝単顆置換術

注意 金属アレルギー

- 人工関節の材料はチタン合金やコバルトクロム製です．
- 人工関節は生涯インプラントを体内に埋没することになりますので，これらの金属にアレルギーがある場合は使用できません．
- そのため，金属アレルギーの患者にはセラミックやポリエチレン素材の特殊人工関節を使用することになります．

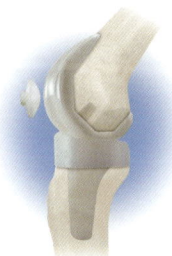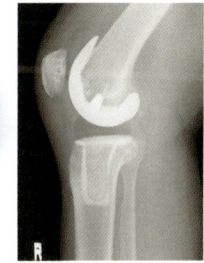

資料提供：京セラメディカル

最小侵襲手術（MIS）手技によるTKA

- 小型の手術器械を使用し関節切開を最小限にとどめることで，軟部組織への侵襲を少なくすることを目的としています．
- 皮膚切開の長さも小さくなります．

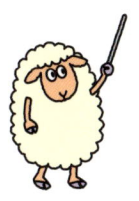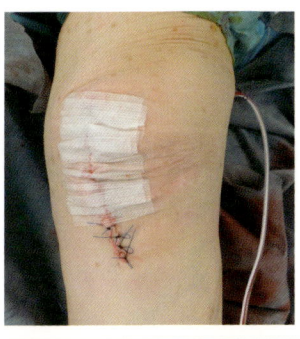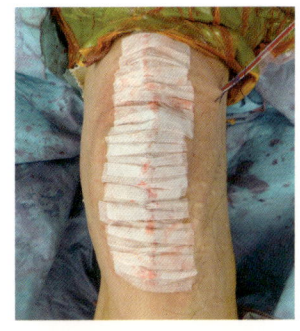

MIS TKAの皮切（約9cm）　　通常の皮切（約13cm）

第1部 主な疾患とその看護　1 膝関節〜足　① 変形性膝関節症

13

1 膝関節～足 病態生理

② 前十字靱帯損傷

どんな疾患？

- 膝関節は大腿骨と脛骨でできた関節で，骨同士は4つの靱帯で連結されています．前十字靱帯は脛骨が大腿骨に対して前方にずれるのを防止している最も重要な靱帯で，これが切れると膝の亜脱臼（ぐらつき）がひんぱんに起こります．

- とくにスポーツのときに受傷することが多く，損傷時にプツッと靱帯が切れる感じを自覚するときもあります．損傷直後は膝関節内血腫と疼痛・腫脹がありますが，適切な治療を受けなくても2週間くらいで疼痛・腫脹は軽減します．その時点で「治った」と感じてスポーツ活動を再開する人もいますが，多かれ少なかれ膝のぐらつきや膝くずれを自覚します．

- 前十字靱帯損傷が起こると負担が半月板に集中して，最終的には半月板が断裂して関節内にひっかかったりします．また亜脱臼を繰り返すことにより，関節軟骨が少しずつ削れてきます．

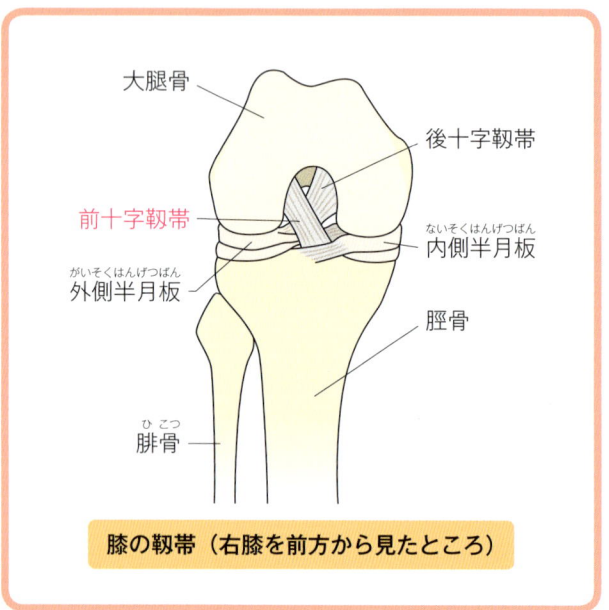

膝の靱帯（右膝を前方から見たところ）

「前十字靱帯損傷」の代表的な症状	①歩いていると急に膝くずれが起こる ②階段や下り坂で膝が不安定で怖い ③スポーツで急な方向転換などのときに不安定で怖い ④走っていて急に止まれない ⑤寝返りをすると膝がずれる感じがする ⑥踏ん張りがきかない
受傷後しばらく時間が経過しており「半月板損傷」も併発していることが疑われる症状	⑦膝の屈伸時にひっかかり感がある ⑧正座ができなくなった ⑨急に膝がひっかかり，屈伸が不可能になる ⑩膝関節の腫脹

診断〜治療法決定のながれ

[診断]

診察
- 膝関節の前方動揺性の有無
- 膝関節穿刺で血性の関節液が確認される

X線撮影
- 前十字靭帯はX線写真には写らないが，とくにストレスX線撮影による脛骨の前方動揺性が確認される

MRI撮影
- 前十字靭帯の損傷が確認される

内視鏡検査
- 麻酔下での関節鏡による検査
- 靭帯の断裂部位とその程度を確認する
- 半月板や関節軟骨の損傷の有無を確認する

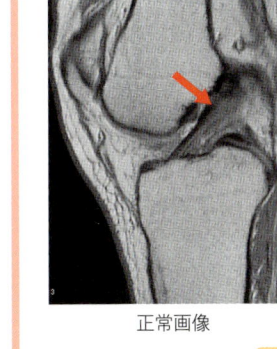
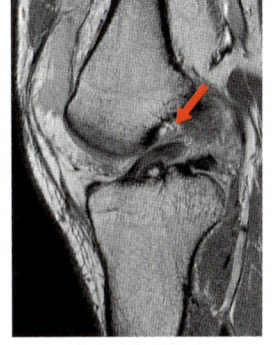

正常画像　　　前十字靭帯断裂

MRI画像

[治療法]

靭帯の断裂部位と程度によっては保存治療が可能 → 保存療法

- 膝関節のぐらつきを抑える装具を3カ月間装着しますが，治療後も膝関節の不安定感が残り，日常生活に支障があれば手術をすることもあります．

靭帯が完全に断裂 → 手術療法（靭帯再建術）

- 靭帯には強い力がかかるために，縫い合わせるだけでは簡単に切れてしまいます．そのため，自家組織による靭帯再建が行われます．

どんな治療？

[保存療法]
- 膝関節装具の装着

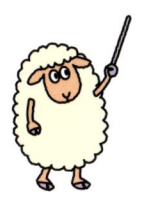
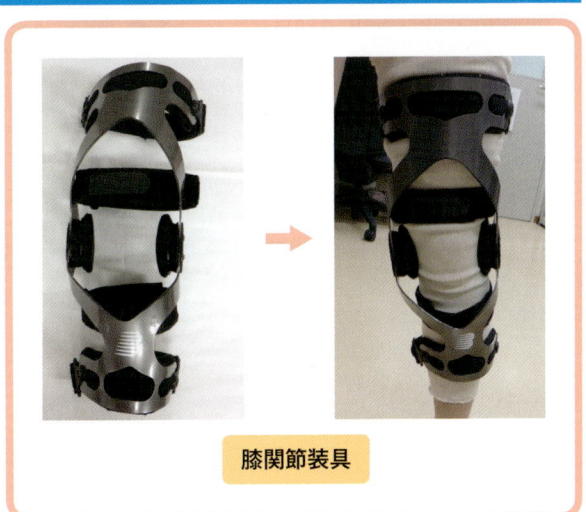

膝関節装具

[手術療法]

靱帯再建術 ➡治療別のケアはp.34

- 再建靱帯に使用されるのは，膝の内側にある屈筋腱や膝蓋靱帯です．膝内側には鵞足と呼ばれる3本の屈筋腱がありそのうち1〜2本を使用しますが，残った筋肉が代わりに働くため支障ありません．膝蓋靱帯の場合も一部を使用しますので困ることはありません．
- 採取した自家組織を前十字靱帯の形状に細工し，関節鏡視下で靱帯の付着部に骨トンネルをつくり，膝関節内に通していきます．
- 再建靱帯は膝関節の中を通され金属の固定器具で固定されます．これは1年をめどに抜釘されますが，その際に再度，関節鏡検査を行い再建靱帯の評価を行います．

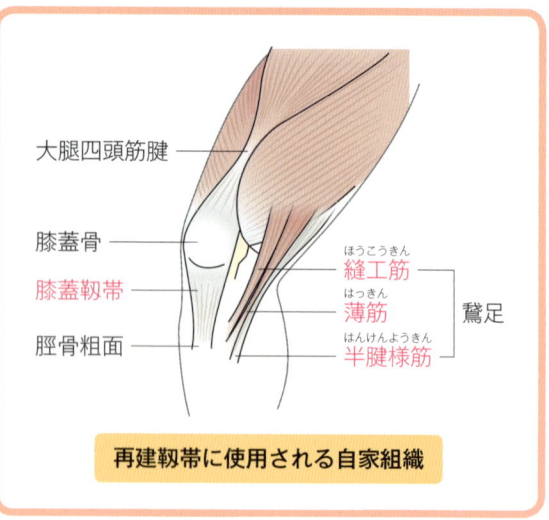

再建靱帯に使用される自家組織

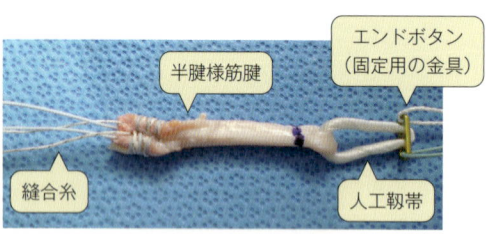

細工した半腱様筋腱

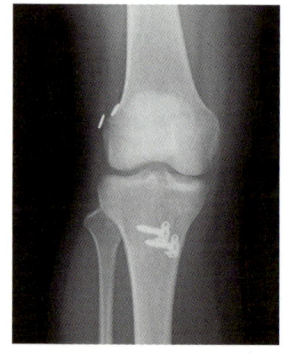

前十字靱帯再建術後

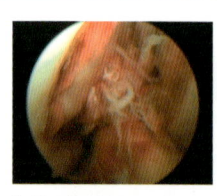

靱帯の線維がほつれているのが確認できる

断裂した前十字靱帯

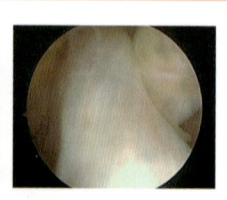

半腱様筋腱でつくった靱帯

再建直後の前十字靱帯

再建した靱帯が滑膜で覆われ太く成長している

再建1年後

- 前十字靱帯再建とは自分の屈筋腱や膝蓋靱帯を靱帯の代用として移植する手術であり，1年かけてこれを大事に育てていくものです．そのため，退院後も定期的な検査を行ってスポーツ復帰の時期を検討していく必要があります．

手術後〜スポーツ復帰までの経過

術後〜3カ月まで	3カ月〜	6カ月〜	10カ月〜	1年
装具装着	サポーターを装着しジョギング	ダッシュ・ジャンプ	スポーツ復帰	抜釘

3 膝蓋骨骨折

1 膝関節〜足 | 病態生理

どんな疾患？

- 膝蓋骨（しつがいこつ）は膝関節の前面にあって，皮膚のすぐ下に触れます．膝屈曲位から伸展の際に重要なはたらきをしており，骨折の場合は多くが関節内骨折です．
- このため膝蓋骨軟骨面の適合性の具合や膝蓋大腿関節面の損傷の程度が，治療後のADLに関係してきます．

[原因]

- 直達外力（ちょくたつ）：転倒や交通事故によるもの
- 介達外力（かいたつ）：スポーツなどで膝を伸ばした際，大腿四頭筋が急激に緊張することによるもの

[症状]

- 強い痛み
- 膝関節の自動伸展不能
- 膝関節血症

[骨折の種類]

- 縦骨折：⎫ 直達外力による骨折
- 粉砕骨折：⎭ に多い
- 横骨折：介達外力による骨折に多い

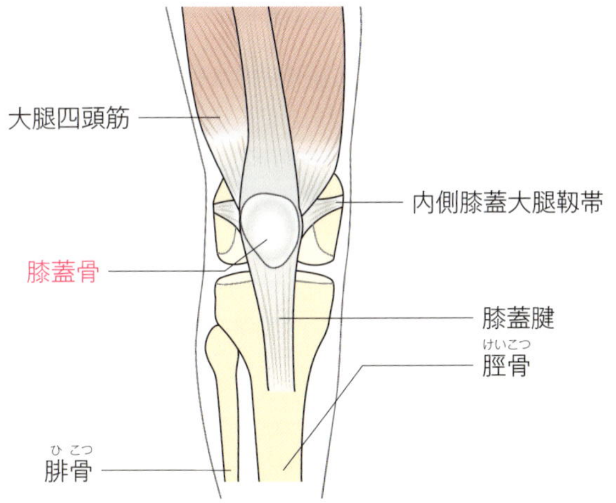

膝関節（右膝を前面から見たところ）

ラベル：大腿四頭筋／内側膝蓋大腿靱帯／膝蓋骨／膝蓋腱／脛骨（けいこつ）／腓骨（ひこつ）

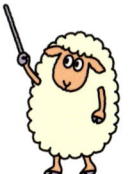

鑑別が必要な疾患

分裂膝蓋骨

- 成長期の男性に多いのが特徴です．先天的に膝蓋骨が分裂しており，X線写真で一見骨折のように見えることがあります．
- スポーツなどで膝蓋骨に付着している大腿四頭筋に何度もひっぱられることで負荷が蓄積したり，事故や転倒などのけがで膝を強く打撲したりした際に炎症が生じ，痛みが起こります．

診断～治療法決定のながれ

[診断]

X線撮影
- 正面，側面，軸射の撮影

CT撮影
- 転位が少なく膝関節の自動伸展が可能な場合など精密検査に有用

MRI撮影
- 大腿四頭筋断裂や膝蓋腱断裂が疑われる際に有用

[治療法]

骨片の離開が少ないもの ──────────→ 保存療法

横骨折で離開があるもの ──────────→ 手術療法

開放性骨折（膝蓋骨前面に骨にまで達する傷がある場合）*

*緊急手術で洗浄・デブリードマンを行い感染に対する処置を行う

どんな治療？

[保存療法]

- 4～6週間膝伸展位固定装具を装着して固定し，歩行を許可します．その後，徐々に膝関節可動域訓練を行います．

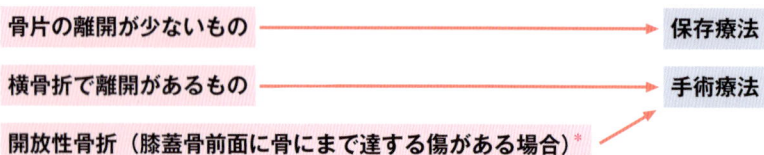

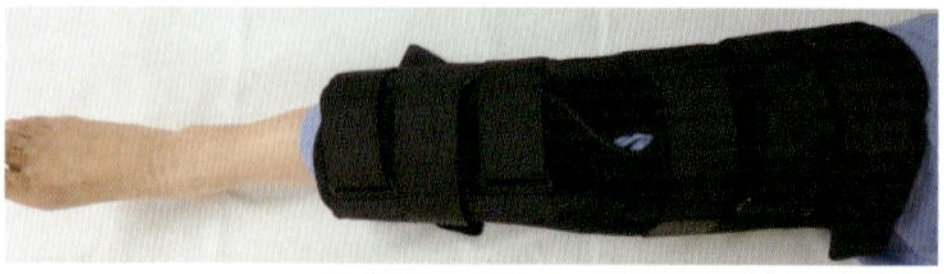

膝伸展位固定装具

[手術療法] ➡治療別のケアはp.46

膝蓋骨骨折骨接合術
- 骨折によりバラバラになった骨片を組み合わせて整復し，スクリューやワイヤーにより固定します．

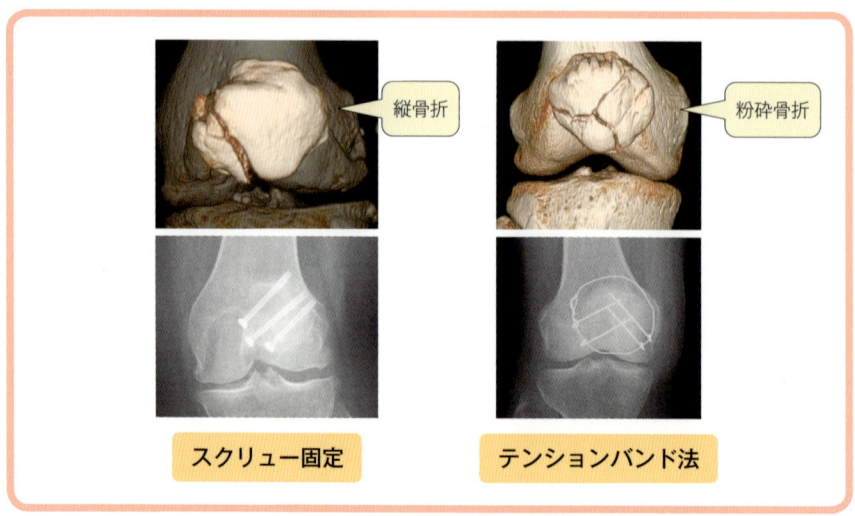

縦骨折 ／ 粉砕骨折

スクリュー固定 ／ テンションバンド法

1 膝関節〜足 病態生理

④ アキレス腱断裂

どんな疾患？

- 7〜8割はスポーツ中に発生するといわれています．
- 30〜50歳代のスポーツ愛好家に多く，断裂は腱の退行性変化を基に起こすといわれています．そのため10歳代ではほとんどなく，20歳代後半から発生し始め，30歳代に入って急増します．30〜40歳代ではレクリエーション，50歳代以上では日常生活のなかで受傷することが多くなってきます．
- 足関節を底屈する筋が切れてしまい，筋肉からの力を踵骨に伝えることができないので底屈ができなくなります．
- ゆっくりとした歩行は可能ですが，走ったりジャンプしたりすることができなくなります．

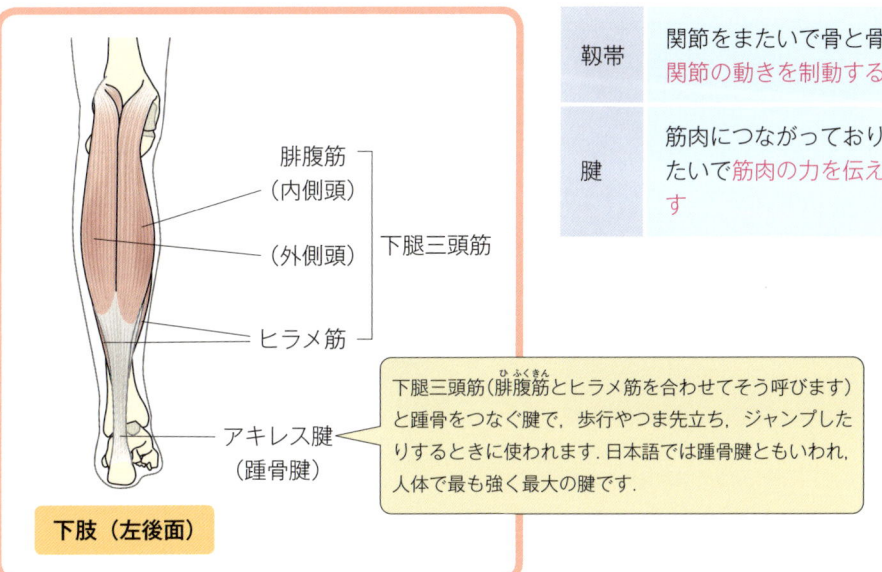

靱帯	関節をまたいで骨と骨をつなぎ，関節の動きを制動する
腱	筋肉につながっており，関節をまたいで筋肉の力を伝え関節を動かす

下腿三頭筋（腓腹筋とヒラメ筋を合わせてそう呼びます）と踵骨をつなぐ腱で，歩行やつま先立ち，ジャンプしたりするときに使われます．日本語では踵骨腱ともいわれ，人体で最も強く最大の腱です．

下肢（左後面）

診断〜治療法決定のながれ

[診断]

診察
- 患部の腫脹・皮下出血の有無
- 断裂部の陥没（へこみ）が触診される
- 腓腹部をぎゅっと握っても足関節が底屈しない（トンプソンテスト）

超音波検査

MRI撮影
- 陳旧例には有用

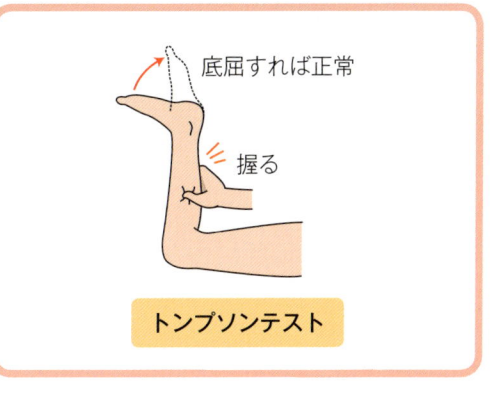

トンプソンテスト

X線撮影
- 石灰化の有無や踵骨の剥離骨折の診断のために行う

[治療法]

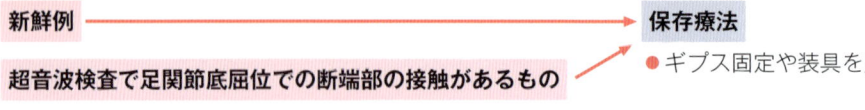

- 新鮮例 ──────────────→ 保存療法
- 超音波検査で足関節底屈位での断端部の接触があるもの ↗
  - ギプス固定や装具を用いる
- 超音波検査で足関節底屈位での断端部の接触がないもの → 手術療法
  - 新鮮例：アキレス腱縫合術
  - 陳旧例：アキレス腱再建術

どんな治療？

[保存療法]
- ヒール付きギプス包帯やアキレス腱装具の装着

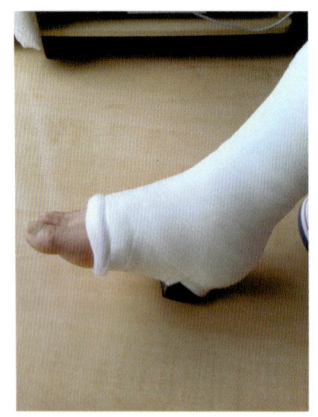

踵にゴムのヒールを付けて加重するための固定．底屈の程度で巻き替えが必要

ヒール付きギプス包帯

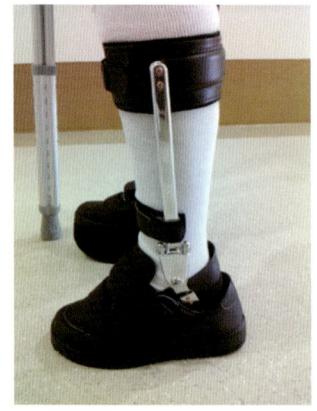

ヒールアップした長靴のような装具

アキレス腱装具

[手術療法]

アキレス腱縫合術 ➡ 治療別のケアはp.52

- 切れたアキレス腱の断端を直接縫い合わせる手術です．ポリエステル製などの丈夫な非吸収糸を用い，強固な縫合を行います．

術後の経過
- 手術後は6週間程度のギプス固定を行います．アキレス腱装具は徐々に踵の高さを低くしていきます．
- その後筋力増加と足関節可動域を改善するためのリハビリを行います．
- スポーツ復帰は4カ月後です．

5 足関節外側靱帯損傷

どんな疾患？

- 一般的に足関節捻挫（そく（あし）かんせつねんざ）といわれることが多く、関節を支持している靱帯（じんたい）が損傷することです。
- 足関節の外側靱帯は、前距腓靱帯（ぜんきょひじんたい）・踵腓靱帯（しょうひじんたい）・後距腓靱帯（こうきょひじんたい）の3本です。
- 足関節を内側にひねって生じ、前距腓靱帯が損傷されることが最も多いです。スポーツなどのほかに、歩行時でも段差などで生じることがあります。
- 外果（がいか）（外くるぶし）の前や下に腫脹と圧痛があります。

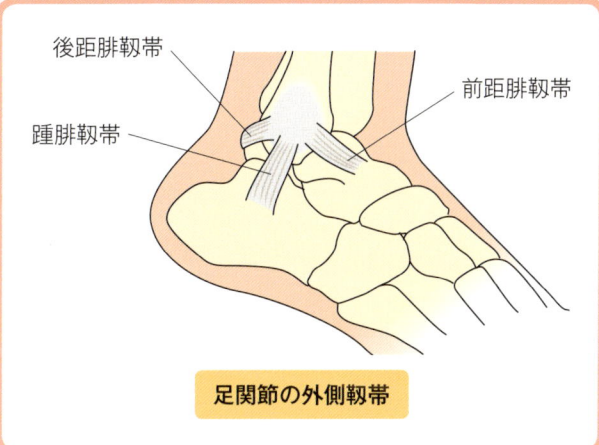

足関節の外側靱帯

［分類］

分類	状態	症状
1度（軽症）	靱帯が伸びた状態	軽度の腫脹と圧痛があるが、関節の不安定性はない
2度（中等症）	靱帯が部分的に断裂した状態	広範囲の腫脹と圧痛があるが、関節の不安定性はほとんどない
3度（重症）	靱帯が完全に断裂した状態	強い腫脹と圧痛があり、皮下出血や関節の不安定性がある

診断～治療法決定のながれ

［診断］

問診
- 足をひねったというエピソードがある
- 受傷歴の確認（初回か複数回か）

診察
- 外果の前や下の腫脹・圧痛がある

X線撮影
- 靱帯損傷が高度の場合、ストレスをかけてX線撮影を行う

MRI撮影
- 軟骨損傷など他の合併症の診断のために行う

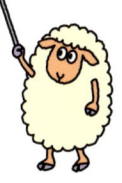

[治療法]

- 重症度により治療法が異なります．

1度（軽症）	→	RICE療法後，テーピングやサポーターで痛みが和らぐのを待つ
2度（中等症）	→	RICE療法に加え，外固定（シーネ・ギプスなど）が必要となる
3度（重症）	→	関節の不安定性が強ければ手術（靱帯縫合・靱帯再建）

> **RICE療法**（ライス）
> **R**est（安静）：無理に動かしたり加重しない
> **I**ce（冷却）：局所の炎症を抑えるため冷やす
> **C**ompression（圧迫）：腫脹を最小限にするため，包帯を軽く巻いて圧迫する
> **E**levation（挙上）：局所の循環を改善し，腫脹と内出血を予防するため，患部を心臓より高い位置に保持する

どんな治療？

[保存療法]

- 腫脹が軽減するまでは取り外しができるようU字シーネを装着し，その後歩行ギプスに変更します．受傷後約3週間の固定を行います．
- その後装具を利用してリハビリを開始します．

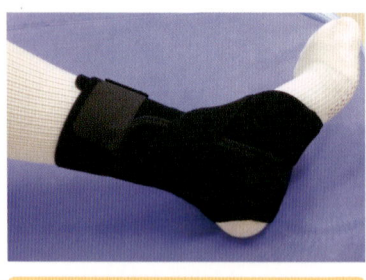

足関節用装具（軟性短下肢装具）

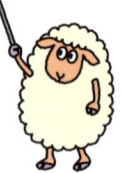

[手術療法]

- 新鮮例では，損傷した靱帯が縫合できれば靱帯同士を縫い合わせる手術を行いますが，縫い合わせることができない場合は，骨に糸付きのアンカーを埋め込み縫合します．
- 陳旧例では半腱様筋腱を利用した再建術や，腓骨骨膜弁を利用した靱帯修復（Glas法）を行います．
  ➡治療別のケアはp.56

1 膝関節〜足 治療別のケア

A 人工膝関節置換術（TKA）標準看護計画

看護目標の経過チャート

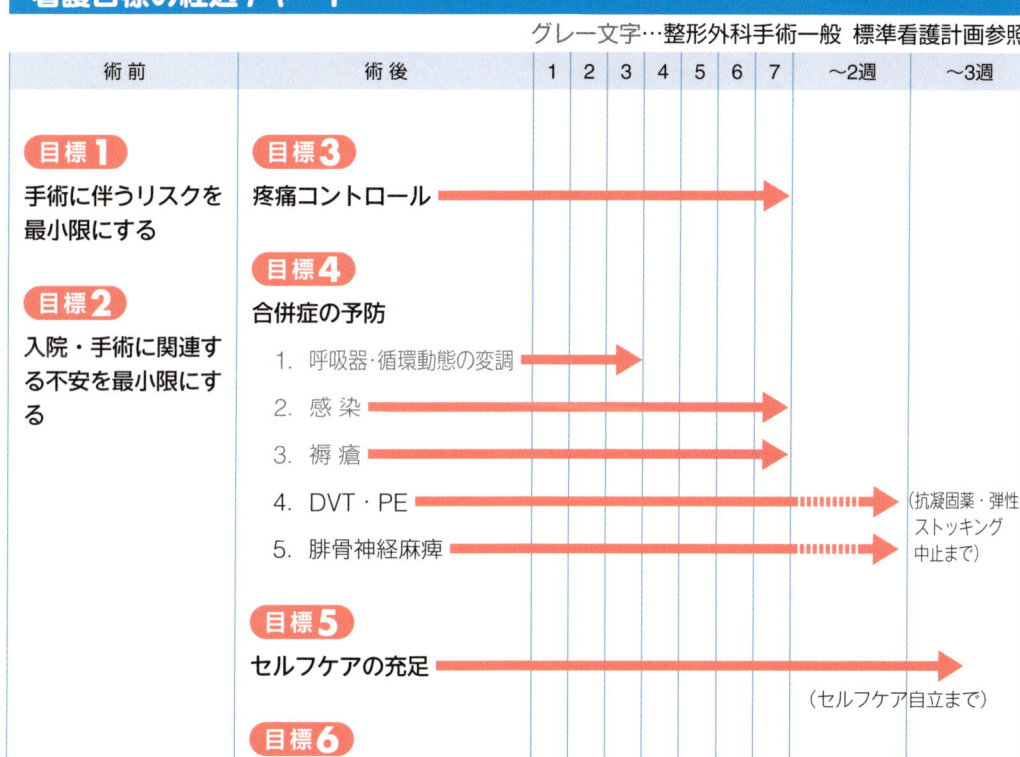

グレー文字…整形外科手術一般 標準看護計画参照

| | 術前 | 術後 | 1 | 2 | 3 | 4 | 5 | 6 | 7 | 〜2週 | 〜3週 |

目標1 手術に伴うリスクを最小限にする

目標2 入院・手術に関連する不安を最小限にする

目標3 疼痛コントロール

目標4 合併症の予防
1. 呼吸器・循環動態の変調
2. 感染
3. 褥瘡
4. DVT・PE （抗凝固薬・弾性ストッキング中止まで）
5. 腓骨神経麻痺

目標5 セルフケアの充足 （セルフケア自立まで）

目標6 筋力とROMの改善 （屈曲120〜130°目標）

看護計画（術前）

| アウトカム●手術に臨むための身体的・精神的準備ができている |

#1 手術に伴うリスク

目標 手術に伴うリスクを最小限にする

- O-1 バイタルサイン
- O-2 既往歴・治療状況
- O-3 持参薬の確認
- O-4 アレルギーの有無（食物・ゴム・薬剤・金属），禁忌薬確認
- O-5 貯血スケジュール・量・輸液・造血剤使用の有無
- O-6 検査データ，下肢エコー
- O-7 感染性疾患（膀胱炎，虫歯，爪白癬など）
- O-8 喫煙歴
- T-1 金属アレルギーがあれば，医師の指示によりアレルギーテストを実施
- E-1 感染のリスクとその予防法について説明する
- E-2 禁煙の必要性について説明する

| #2
入院・手術に関連する不安
目標
入院・手術に関連する不安を最小限にする | O-1 言動・表情
O-2 術前面談についての理解度
O-3 睡眠状態
O-4 家族のサポート体制
T-1 治療内容について，医師から十分説明が受けられるように配慮する
T-2 不眠時は医師の指示薬を使用する
T-3 医師の説明に対する理解度を把握し，不足している点があればわかりやすく補足説明する
T-4 家族の支援をうながす
T-5 必要時，MSWと連携を図る
T-6 同じ手術をした患者を紹介し，術後の状態をイメージしてもらう
T-7 スクリーニングシートを用いて退院支援の必要性をアセスメントする
E-1 パスを用いて経過を説明する
E-2 術前オリエンテーションおよび，訓練を行う（DVDの視聴，DVT・PEのパンフレットを用いて指導，筋力訓練指導，松葉杖歩行指導，術前オリエンテーションボードを用いて説明） |

看護計画（術後）

アウトカム●合併症の徴候がなく安静度の拡大ができる

| #3
疼痛
目標
疼痛コントロール | O-1 疼痛の部位と程度
O-2 患者の言動と表情
O-3 患部の腫脹と熱感の有無・程度
O-4 睡眠状態
O-5 鎮痛薬使用時の効果，副作用の有無
O-6 ADL自立度・補助具の使用の状況
T-1 安楽な体位の工夫・気分転換を図る
T-2 疼痛時は医師の指示薬を使用する
T-3 希望により，アイシングまたは温罨法を行う
E-1 疼痛時は鎮痛薬を使用できることを説明する
E-2 必要に応じた補助具の使用法について説明する |
| #4-4
合併症（DVT・PE）の危険性
目標
合併症（DVT・PE）の予防 | O-1 患肢の腫脹・圧痛の有無
O-2 バイタルサイン
O-3 Dダイマー・下肢エコー
O-4 水分出納バランス
O-5 DVT・PEの既往・肥満の程度
T-1 異常時は医師にすみやかに報告する
T-2 術当日（術後）〜術後1日目まで，フットポンプを行う
T-3 両足趾・足関節の運動をうながす
T-4 弾性ストッキングの装着
T-5 指示された抗凝固療法を確実に行う
E-1 異常徴候について説明し，症状出現時は看護師に知らせるように説明する |

	E-2	フットポンプ・弾性ストッキングの必要性について説明する
	E-3	水分摂取の必要性を説明する
#4-5 合併症（腓骨神経麻痺）の危険性 **目標** 合併症（腓骨神経麻痺）の予防	O-1	母趾背屈状態，足趾運動状態，知覚障害の有無・程度
	O-2	包帯・ガーゼ・シーネの圧迫の有無
	O-3	肢位
	T-1	腓骨小頭の圧迫を避け，肢位調整を行う
	T-2	足関節以下の運動ができなくなったら，硬膜外注入をいったん中止する
	E-1	腓骨神経麻痺の症状と不良肢位について説明する
	E-2	異常を感じたら看護師へ知らせるように指導する
#5 セルフケア不足 **目標** セルフケアの充足	O-1	術前のADLの状態（清潔・移動・排泄・食事）
	O-2	体動による疼痛や疲労の程度
	O-3	術後のADLの自立状態
	T-1	清潔　①全身清拭：適宜 ②洗髪・足浴：適宜 ③初回シャワー時は，セルフケア状態に応じて援助を行う ④ベッドサイドでの口腔ケアの援助を行う
	T-2	移動動作　①適切な歩行補助具を選択する ②歩行が不安定なときは，看護師が付き添う
	T-3	排泄　①尿道留置カテーテル抜去後は，トイレ移動への援助，または床上排泄の援助を行う
	T-4	食事　①術翌日～：ベッド上長座位・ベッドサイド端座位が行えないときはセッティングを行う
	E-1	術翌日～：セルフケア能力に合った自立の方法を説明する
	E-2	できないことは，看護師に知らせるように説明する
#6 筋力低下と関節拘縮の危険性 **目標** 筋力とROMの改善	O-1	腫脹・熱感・疼痛の有無，程度（安静時，運動後）
	O-2	筋力の程度，歩行状態，ROM
	T-1	リハビリ室でのリハビリ
	T-2	CPMを行う
	T-3	床上またはベッドサイドでの筋力訓練・屈曲運動
	E-1	理学療法士と情報交換を行う
	E-2	筋力・可動域・歩行訓練の必要性，方法について説明する

1 膝関節〜足　治療別のケア

A 人工膝関節置換術（TKA）

クリニカルパス項目【1】

経過	入院〜	手術前日
アウトカム	手術に臨むための身体的・精神的準備ができている	
検査	入院セット 　CBC・生化学検査・感染症 　PT・APTT ①**Dダイマー・CRP** 　尿検査・胸部X線 ①**呼吸機能検査・下肢エコー** ②**金属アレルギー（必要時）**	CBC（自己血準備時） クロスマッチ（同種血準備時）
処置	ネームバンドの装着 必要時同種血輸血準備	術前マーキング
薬剤	③**持参薬の確認** **術前中止薬の確認**	自己管理薬の一時預かり
リハビリ	④**術前リハビリ** **松葉杖での歩行訓練**	
安静・清潔	安静度制限なし シャワーまたは入浴	シャワーまたは入浴 爪切り
食事・排泄	一般食（必要時治療食） 排便調整	麻酔科医の指示により絶飲食
観察	バイタルサイン 現病歴・既往歴 身長・体重 アレルギーの有無 喫煙の有無 ⑤**入院時スクリーニング（介護度・ 　サービス利用状況・キーパーソン）** **生活環境調査（家屋状況）** 症状（疼痛・腫脹・可動域） 歩行状態	バイタルサイン・一般状態 不安言動・表情・睡眠状況 ⑥**皮膚状態**
指導・説明	入院時オリエンテーション 入院診療計画書説明 人工関節についてのDVD視聴 パス説明 必要物品の確認 術前面談 手術室看護師の術前訪問 DVT予防指導（パンフレット）	手術前オリエンテーション 必要物品の最終確認 同意書確認

パスと看護のポイント

看護のポイント【1】

1 Dダイマー／下肢エコー → 深部静脈血栓症（DVT）・肺血栓塞栓症（PE）予防
※参照：第2部-14

- **なぜ必要？** 日本血栓止血学会のガイドラインで下肢人工関節手術はPEの高リスクに分類されている．そのため，術前に下肢エコーや血液検査でチェックすることが重要　#1 O-6

Dダイマー
- フィブリンがプラスミンによって分解されるときに生成される物質で，血栓症の判定に用いられる
- 体内で血栓ができていれば線溶現象が起こり高値を示す

入院前に外来で行っておくこと

全身状態のチェック　#1 O-2, 7, 8
- 人工関節置換術を受ける患者は高齢者が多いため，既往歴を確認し，手術に影響がないか術前検査を行い慎重に調べる
- あらかじめ，かかりつけ医などに情報を得ることもある
- 術後の感染予防のため，虫歯や歯槽膿漏・膀胱炎などがある患者は治療を済ませておく

自己血輸血の採血　#1 O-5
- 人工関節の手術時には出血が伴うため，輸血が必要となる
- 同種血輸血にはウイルス感染などの副作用もあるため，手術までの時間が十分あり，造血能力が良好な場合は自己血輸血を行う
- 200～400mLの血液を数回に分けて採血する
- 採血が難しい場合は，必要に応じて同種血を準備する

3 持参薬の確認　#1 O-3
- 持参薬のなかには術前に中止しなければならない薬（抗凝固薬，ホルモン剤など）がある
- 内容を把握して，医師の指示のもと，適切な時期に中止する

2 金属アレルギー検査
- **なぜ必要？** 人工膝関節の材質はチタン合金とコバルトクロム合金があり，いずれも生体材料としては高い信用性を得ているが，ごくまれに金属アレルギーを起こすことがある
- **なぜ起こる？** 金属アレルギーは，金属が体内でイオン化して溶け出し，体内のタンパク質と結合・変化し，アレルゲンとなることで生じる
- **患者がもしも金属アレルギーだったら？** 発症すると治療に苦渋することが多く，難治性の場合は，人工関節の抜去や再置換が必要になることがある
- **金属パッチテスト** 金属アレルギーが疑われる場合に行い，陽性の場合は，金属以外（セラミックなど）の人工関節の素材を検討する
- **Point❗** 問診で，時計やネックレス・ピアスで発赤やかゆみが出ないか確認！　#1 O-4 T-1

4 術前リハビリ／松葉杖での歩行訓練
- **なぜ必要？** TKAの術後は大腿四頭筋訓練と可動域訓練が基本．訓練の方法を術前から指導を受け覚えておくと，術後のリハビリがスムーズに進む
- はじめて松葉杖を使用する患者も多いため，杖の使い方の指導を受け，松葉杖使用を経験しておく　#2 E-2

5 入院時スクリーニング／生活環境調査 → 退院支援
- **なぜ必要？** 早期から退院後の生活を見据えたかかわりをすることにより，患者は不安なくスムーズに退院することができる
- **Point❗** 入院時にスクリーニングを行い，状況に応じてMSW（医療ソーシャルワーカー）に介入を依頼する．家庭での日常生活の状況や，生活環境，周囲のサポート体制なども把握しておく　#2 T-5, 7

6 手術部位の皮膚状態
- **なぜ必要？** 患者は膝が痛むため，湿布を貼り続けて皮膚がかぶれていることもある．切開する部分がひどくかぶれている場合は，感染リスクが高まり，創傷が治癒の妨げになる
- **Point❗** 手術が決まったら，湿布を貼らないように説明しておく　#1 E-1

第1部　主な疾患とその看護　1 膝関節～足　Ⅰ 人工膝関節置換術（TKA）

27

クリニカルパス項目【2】

経過	手術当日	
	手術前	手術後
アウトカム	手術に臨むための身体的・精神的準備ができている	バイタルサインに異常がなく，合併症の徴候がない
検査	血糖（糖尿病既往患者）	CBC X線 下肢エコー（手術直後）
処置	血管確保 尿道カテーテル留置 （通常は，手術室入室後） 更衣 術後ベッド準備（除圧マット）	患肢挙上 1▶ **ドレーン管理** 補液 硬膜外チューブ管理 尿道留置カテーテル管理 酸素投与 2▶ **フットポンプ** 3▶ **褥瘡予防処置**
薬剤	特殊薬のみ麻酔科指示で内服 補液 抗菌薬投与（30分前）	輸血（自己血・同種血） 補液 抗菌薬・ガスター® 4▶ **鎮痛薬（持続硬膜外注入・坐薬・ペンタジン®筋注・ロピオン®点滴）** ※喘息患者は別指示
リハビリ		
安静・清潔		ベッド上
食事・排泄	絶飲食	許可後飲水・流動食 尿道カテーテル留置中
観察	バイタルサイン 水分出納（輸液量・尿量）	5▶ **バイタルサイン** 疼痛 出血量（ドレーン・創部） 6▶ **患肢の状態（運動・知覚・循環）** 一般状態 皮膚状態（褥瘡好発部位含む） 心電図モニター
指導・説明		家族への説明 7▶ **足趾・足関節運動の指導**

看護のポイント【2】

静脈血栓予防

2 フットポンプ → 間欠的空気圧迫法	● 術直後は麻酔の影響で下肢の自動運動ができず，またベッド上安静のため，下肢静脈のうっ滞が起こり，血栓ができやすい状況である．静脈還流をうながすため，手術終了直後からフットポンプを開始する ● ただし，術前のエコーで血栓を認めた場合は，術後のフットポンプをしない場合もある	**#4-4** T-2 E-2
5 バイタルサイン → 動脈血酸素飽和度（SPO₂）のチェック	● 肺血栓塞栓症（PE）になると呼吸困難などの訴えとともに，動脈血酸素飽和度（SPO₂）の著明な低下がみられる ● 術後は必ず血圧や脈拍などのバイタルサインチェック時にSPO₂のチェックも行う	**#4-4** O-2
7 足趾・足関節運動の指導 → 自動運動をうながす	● 麻酔がさめて下肢の運動ができるようになったら，自動運動を開始する ● 患者は術後，下肢は動かさず，じっと安静にしなければならないと思いがち．下肢の自動運動が静脈血栓予防になると説明し，積極的な自動運動をうながす	**#4-4** T-3

---

1 ドレーン管理 → **出血量チェック** ※参照：第2部-9
- どんなドレーン？　閉鎖的持続吸引ドレーン
- 目的は？　関節内の血液など貯留液の排泄
- **Point❶** チューブが抜去・閉塞しないように注意して管理する
- **注意!** 排液量の急激な増減
  - 急激な出血量の増加→プレショック状態となる可能性がある！
  - 急激な減少→何らかの理由で効果的なドレナージが行われていない可能性がある！　**目標4** 2

---

3 褥瘡予防処置 → **体位変換** ※参照：第2部-13
- なぜ必要？　術後は麻酔の影響もあり下半身を動かすことができず，自己で体位変換ができない
- **Point❶** 介助側臥位にする場合は，ドレーンやチューブ類がひっぱられて抜去されないように注意！
- 他には？　術後ベッドは「体圧分散マットレス」を使用する　**目標4** 3

---

4 効果的な鎮痛薬の使用 → **疼痛コントロール**
- どんな方法？　薬剤（ボルタレン®坐薬などのNSAIDs〈非ステロイド系消炎鎮痛薬〉・ペンタジン®などの麻薬拮抗性鎮痛薬）によるものや硬膜外麻酔など．それらを効果的に組み合わせて使用し，疼痛緩和に努める
- ここがコツ！　痛みがピークに達する前に鎮痛薬を使用すると効果があるといわれている
- **Point❶** 患者には「多少痛くても我慢するもの」と思っている方もいる．表情やバイタルサインから痛みのサインを見逃さないようにしよう

#3 O-1〜5　T-2　E-1

6 患肢の状態 → **足関節の背屈確認** ※参照：第2部-12
- なぜ必要？　術後，安静臥床をしていると患肢が外旋位をとりやすく，腓骨神経を長時間圧迫すると，腓骨神経麻痺を起こす可能性がある！
- **Point❶** 術後は必ず，下肢の運動状態を確認する．とくに足関節や足趾が「背屈」できているかを確認することが重要

#4-5 O-1

第1部　主な疾患とその看護　**1** 膝関節〜足　**A** 人工膝関節置換術（TKA）

クリニカルパス項目【3】

経過	術後1日目	術後2日目	術後3日目	術後4〜7日目
アウトカム	合併症の徴候がなく安静度の拡大ができる			疼痛コントロールができ，リハビリに積極的に取り組むことができる
検査	① **CBC** ② **下肢エコー**		CBC Dダイマー CRP	CBC Dダイマー 生化学検査 CRP
処置	硬膜外チューブ抜去 ③ **創傷処置（適宜）** ───── 尿道留置カテーテル抜去 ④ **弾性ストッキング装着（2週間）** ───── ⑤ **アイシング**	ドレーン抜去 ─────→		
薬剤	輸血（自己血・同種血） 抗菌薬点滴（1日3回）───── 抗凝固薬（注射・内服）開始 ───── 鎮痛薬内服開始，坐薬頓用 ⑥ **持参薬再開（抗凝固薬は指示による）**			
リハビリ	⑦ **CPM開始** ───── 足趾・足関節運動 ───── 大腿四頭筋等尺訓練		理学療法開始 （ベッドサイドで）─────→（リハビリ室で）	
安静・清潔	⑧ **端座位〜歩行器歩行** ───── 全身清拭 ─────			両松葉杖歩行 カバーしてシャワー浴
食事・排泄	全粥〜一般食 トイレで			
観察	バイタルサイン ───── 疼痛 ───── 出血（ドレーン性状・量）───── 創状態（発赤・腫脹・熱感・滲出液）───── 患肢の状態（運動・知覚・循環）───── 一般状態 ───── 皮膚状態（褥瘡好発部位含む）─────			
指導・説明			疼痛コントロールについて説明 合併症予防について説明 DVT予防指導 筋力訓練指導 褥瘡予防指導 転倒予防指導	

看護のポイント【3】

1 CBC → 術後貧血の評価
- **なぜ必要？** 術前，貯血による貧血状態に加え，術中・術後は800mL程度出血する．最近では，DVT予防のために術中ターニケットを使用しなかったり抗凝固療法を行うため，さらに出血量が増える傾向にある
- **貧血が強い場合は？** 必要な場合は，造血剤の注射や内服，また，同種血を追加で輸血することもある．出血が続き，データが悪ければ抗凝固療法を中止したり，NSAIDsの副作用による消化管出血を疑い精査することもある
- **Point!** 血液データに加え顔色不良やふらつき・気分不良などの自覚症状の観察が必要！　　目標4　1

2 起立前に下肢エコー　　#4-4 O-2, 3
- **目的は？** DVTの評価
- **遠位に小さい血栓を認めた場合** 主治医の指示のもと慎重に安静拡大を進める．SPO₂をモニターし，胸痛や息苦しさがないかを確認しながら離床する
- **近位に血栓を認めた場合** 治療を要することがあり，その場合はベッド上安静となる
- **注意！** 転倒　　目標4　1　#6 O-2
- **背景** DVT予防のための抗凝固療法，術後出血による貧血状態→転倒・頭部打撲による急性硬膜下血腫を起こすリスクが高まる
- **Point!** 歩行自立の際は十分なアセスメントが必要！

3 創傷処置　　目標4　2
- **方法は？** 一次閉鎖した創は，術後24〜48時間は滅菌ドレッシング材で被覆保護する．ドレッシング材交換時は清潔操作で，創傷の状態の観察を行う
- **一次治癒創の上皮化** 48時間で完了し，外界に対するバリア機能を持つようになる
- **Point!** 人工関節術後は患肢全体が腫脹する．創の状態を正しく記録し，表創感染・人工関節感染など異常の早期発見に努める

4 弾性ストッキング装着　　#4-4 T-4 E-2
- **なぜ必要？** 弾性ストッキングによって静脈径が収縮し，血流速度が速くなることで，表在静脈の圧迫閉塞によって深部の血流量が増加した結果DVT予防に効果がある
- **Point!** 術後なるべく早期に，正しく装着する
- **注意！** ズレによるしわなどは，逆に血流のうっ滞を招いたり，褥瘡の原因にもなる！

5 アイシング　　#3 O-3 T-3
- **なぜ必要？** 術後のROM拡大には，急性炎症期の持続冷却が有効といわれる．術後の腫脹・熱感・疼痛緩和のため術後早期からアイシングを開始する

6 持参薬再開
- **条件は？** 術翌日から経口摂取が可能であれば，基本的には内服薬を再開する．ただし，降圧薬や血糖降下薬は，患者の状態により主治医が判断して再開の時期を指示する
- **抗凝固薬の再開は？** 術前に内服していた抗凝固薬は，DVT予防で行われている抗凝固療法が終了してから再開になることが多い

7 CPM開始　　#6 T-2 E-2
- **目的は？** 関節拘縮の予防・ROMの獲得・軟部組織・皮膚の治癒促進
- **Point!** 術後は痛みや倦怠感により運動に対して拒否的な反応を示すことがある．運動の必要性を説明し，安心できるような働きかけが必要
- **注意！** 角度の制限はないが，過度な痛みを伴うまでの運動は逆効果

CPM（持続的他動運動）

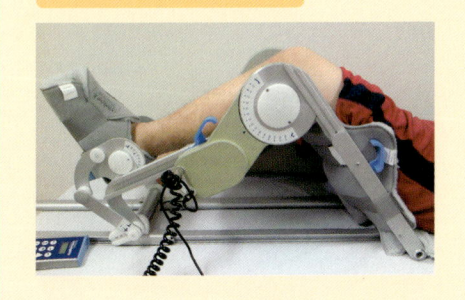

8 端座位〜歩行器歩行 → 安静度拡大
- 人工関節の術後は，安静度の制限はない
- 痛みの状況や筋力を評価しながら個人に合わせてT字杖まで進めていく
- 早期離床はDVT予防にも必要なため，手術前から早期離床の必要性を説明しておくことが大切
- **注意！** DVT・PE　　#6 O-2 T-3 E-2

第1部　主な疾患とその看護　1 膝関節〜足　A 人工膝関節置換術（TKA）

クリニカルパス項目【4】

経 過	術後8〜14日目	術後15日目〜
アウトカム	疼痛コントロールができ，リハビリに積極的に取り組むことができる	
検 査	X線 生化学検査 CRP ※7日目Dダイマー10以上の場合は，14日目に再検 ※Dダイマー13以上orDVTがあれば，下肢エコー再検	
処 置	創傷処置（適宜）──────→抜糸 弾性ストッキング装着（2週間）────────→	
薬 剤	抗凝固薬（注射・内服）──────→ 鎮痛薬内服適宜	
リハビリ	CPM 足趾・足関節運動 大腿四頭筋等尺訓練 理学療法	▶4 地域包括ケア病棟 または 後方支援病院へ
安静・清潔	両松葉杖歩行──────→片松葉杖歩行 カバーしてシャワー浴──→シャワー浴（抜糸後）	
食事・排泄	一般食 トイレで	
観 察	バイタルサイン ▶1 疼痛 創状態（発赤・腫脹・熱感・滲出液） ▶2 患肢の状態（運動・知覚・循環） 皮膚状態（褥瘡好発部位含む）	
指導・説明	▶3 転棟説明	

看護のポイント【4】

1 リハビリに伴う疼痛
- この時期は亜急性期にあり，炎症（発赤・熱感・腫脹・疼痛）が残存している．そのような症状が強いときに，無理をしてROM訓練を行うとリラクセーションができず，可動域の改善が遅延する場合がある

Point! CPMやリハビリを行う際は，強い疼痛を与えないように，患者の状態に応じて進めていく

#3 O-1, 3

2 患肢の状態 → 自力屈曲の目標
- 術後は120〜130°の屈曲が可能だが，もともと極端に屈曲が不良な場合は改善が難しいこともある
- 椅子から立ち上がるには約100°の可動域が必要といわれており，最低100°の屈曲を獲得することを目標とする

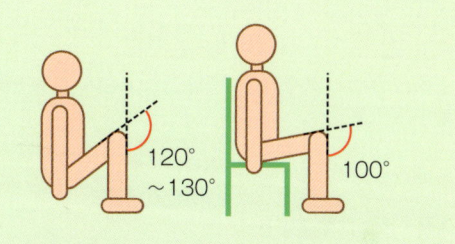

120°〜130°　　100°

#6 O-2

3 転院・転棟
- 病院は現在機能分化しており，急性期病院（病棟）では，在院日数短縮のために，術後2週間程度でリハビリを目的として後方支援病院または地域包括ケア病棟へ転院・転棟する
- 不安なく治療が継続できるよう，家族を含めて説明をするとともに，病院・病棟間の連携が必要となる

4 退院指導

試験外泊
- **なぜ必要？** 入浴やトイレでの動作・居室での立ち座りなど，困ることがないように退院前に確認しておく必要があるため，退院前に一度自宅へ外泊をすすめる

腫脹と熱感への不安
- 膝は他の部位と比べて，体の表面に近いところに人工関節を設置するので腫れやすい傾向にある．持続する腫脹・熱感に対して，不安を感じる患者は少なくない
- 症状には個人差があり，数カ月持続することもあることを説明する

体重管理
- 人工膝関節を長持ちさせるためにも適切な体重管理が必要
- BMI30を超えている場合は栄養士から栄養指導を受けることもある

健康管理
- 退院後も，人工関節の感染について注意が必要
- すり傷をつくってしまったら医師に相談すること．術前と同様に，感染性疾患（虫歯や歯槽膿漏，膀胱炎など）に罹患したら早めに治療することをすすめる

人工関節LIFE→定期的な受診が必要！
- 退院後は，3カ月に1回受診しその後は半年に1回の受診をすすめている
- X線撮影で緩みや摩耗がないかを調べ，ROMをチェックする

スポーツ
- 日常動作以外のトレーニングは筋力の維持にもつながり，可動域を保つためにも推奨する
- ただ，とび跳ねたり衝撃がかかる動作は人工関節に負担がかかるので控えてもらう
- スポーツの適応は個々の状況に左右されることが多く，主治医と相談しながら進めていく

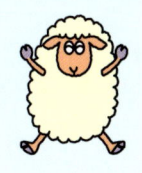

1 膝関節〜足 | 治療別のケア

B 鏡視下前十字靱帯再建術 標準看護計画

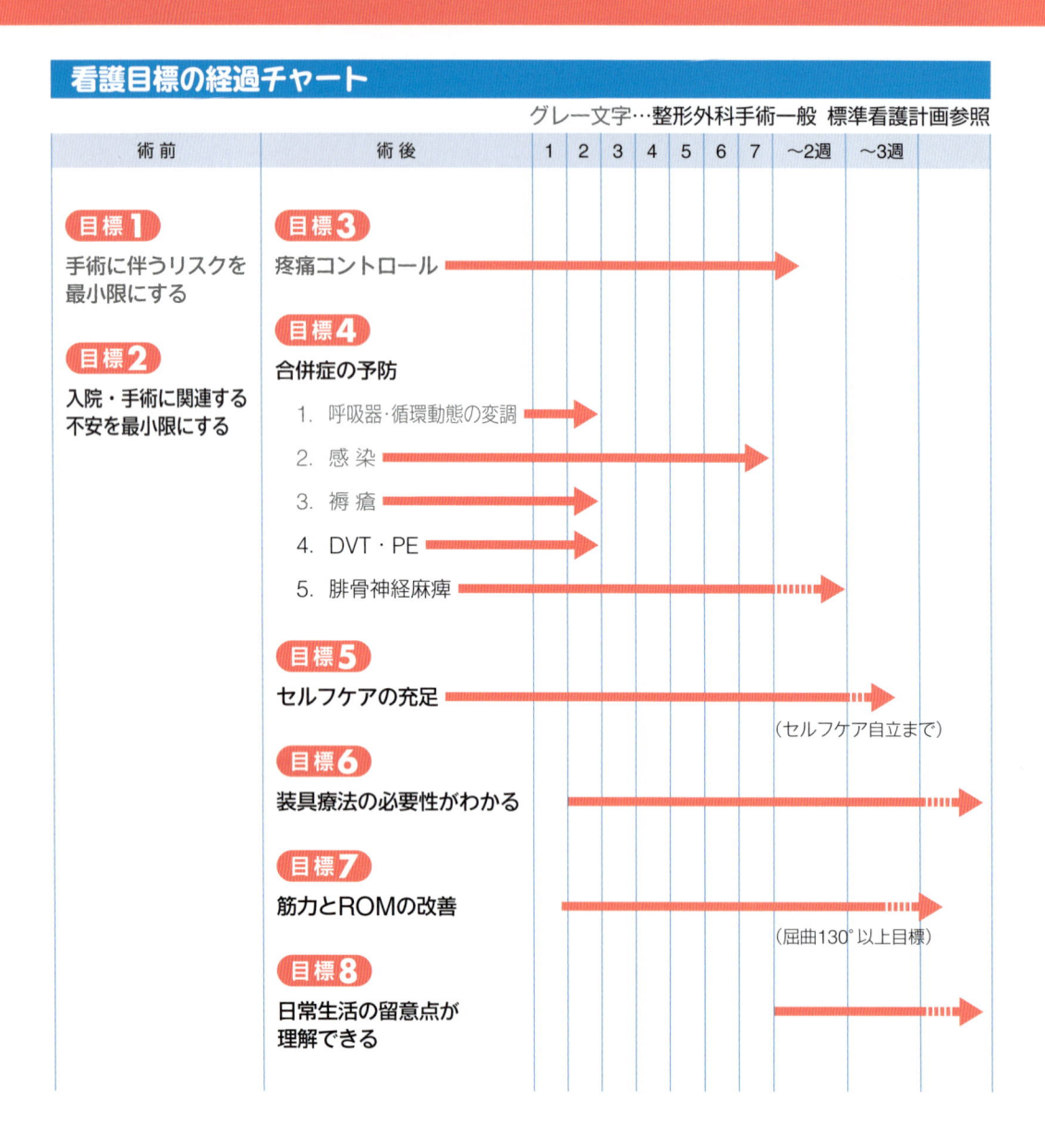

看護目標の経過チャート

グレー文字…整形外科手術一般 標準看護計画参照

術前	術後	1	2	3	4	5	6	7	〜2週	〜3週

目標1 手術に伴うリスクを最小限にする

目標2 入院・手術に関連する不安を最小限にする

目標3 疼痛コントロール →（〜2週）

目標4 合併症の予防
1. 呼吸器・循環動態の変調 →（〜3日）
2. 感染 →（〜2週）
3. 褥瘡 →（〜2日）
4. DVT・PE →（〜3日）
5. 腓骨神経麻痺 →（〜2週）

目標5 セルフケアの充足 →（セルフケア自立まで）

目標6 装具療法の必要性がわかる →（〜3週）

目標7 筋力とROMの改善 →（屈曲130°以上目標）

目標8 日常生活の留意点が理解できる →（〜3週）

34

看護計画（術前）

アウトカム ● 手術に臨むための身体的・精神的準備ができている

#2 入院・手術に関連する不安 **目標** 入院・手術に関連する不安を最小限にする	O-1 言動・表情 O-2 術前面談についての理解度 O-3 睡眠状態 O-4 家族のサポート体制 T-1 治療内容について，医師から十分説明が受けられるように配慮する T-2 不眠時は医師の指示薬を使用する T-3 医師の説明に対する理解度を把握し，不足している点があればわかりやすく補足説明する T-4 家族の支援をうながす E-1 パス・前十字靱帯再建術後プログラム※を用いて経過を説明する（未成年者には家族を含め説明を行う）※参照：p.45 E-2 術前オリエンテーション（術前オリエンテーションボードを用いて説明）

看護計画（術後）

アウトカム ● 合併症の徴候がなく安静度の拡大ができる

#4-4 合併症（DVT・PE）の危険性 **目標** 合併症（DVT・PE）の予防	O-1 患肢の腫脹・圧痛の有無 O-2 バイタルサイン O-3 検査データ O-4 水分出納バランス O-5 DVT・PEの既往・肥満の程度 T-1 異常時は医師にすみやかに報告する T-2 両足趾・足関節の運動をうながす E-1 異常徴候について説明し，症状出現時は看護師に知らせるように説明する E-2 水分摂取の必要性を説明する
#4-5 合併症（腓骨神経麻痺）の危険性 **目標** 合併症（腓骨神経麻痺）の予防	O-1 母趾背屈状態，足趾運動状態，知覚障害の有無・程度 O-2 包帯・ギプスシーネ・装具による圧迫の有無 T-1 腓骨小頭の圧迫を避け，肢位調整を行う T-2 足関節以下の運動ができなくなったら，硬膜外注入をいったん中止する E-1 腓骨神経麻痺の症状と不良肢位について説明する E-2 異常を感じたら看護師へ知らせるように指導する

#5 セルフケア不足	O-1	術前のADLの状態（清潔・移動・排泄・食事）
	O-2	体動による疼痛や疲労の程度
目標	O-3	術後のADLの自立状態
セルフケアの充足	T-1	清潔　①全身清拭：適宜
		②洗髪・足浴：適宜
		③装具除去でシャワーできるまで，装具内清拭を行う
		④初回シャワー時は，セルフケア状態に応じて援助を行う
		⑤ベッドサイドでの口腔ケアの援助を行う
	T-2	移動動作　①適切な歩行補助具を選択する
		②歩行が不安定なときは，看護師が付き添う
	T-3	排泄　①尿道留置カテーテル抜去後は，トイレ移動への援助，または床上排泄の援助を行う
	T-4	食事　①術翌日〜：ベッド上長座位・ベッドサイド端座位が行えないときはセッティングを行う
	E-1	術翌日〜：セルフケア能力に合った自立の方法を説明する
	E-2	できないことは，看護師に知らせるように説明する
#6 過度の運動による再断裂の危険性	O-1	膝装具装着状態，圧迫・緩みの有無
	O-2	膝装具の必要性に対する理解度
	T-1	指示通りの角度であるか，装具を確認する
目標	T-2	装具の圧迫・緩みが生じた場合は，装具士に相談する
装具療法の必要性がわかる	E-1	装具を自己判断で外さないように説明する（再断裂の可能性について説明）
	E-2	装具の正しい装着方法について説明する
	E-3	シャワー時に装具を除去する場合は，膝を過度に屈曲しないように説明する
#7 筋力低下と関節拘縮の危険性	O-1	腫脹・熱感・疼痛の有無，程度（安静時，運動後）
	O-2	筋力の程度，歩行状態，ROM
	O-3	リハビリ室でのリハビリ状況，パスの経過確認
目標	T-1	CPMを行う
筋力とROMの改善	T-2	指示された安静度での歩行ができているか確認する
	T-3	床上またはベッドサイドでの筋力・ROM運動
	T-4	リハビリ後はアイシングを行う
	E-1	前十字靱帯再建術後プログラムについて説明する
	E-2	理学療法士と情報交換を行う（筋力・可動域・歩行訓練の必要性，方法について補足説明）
	E-3	制限された可動域以上の運動や急激な運動は避けるように説明する

#8 退院後の生活に対する不安	O-1	不安内容
	O-2	ADL状態
目標	O-3	生活環境（生活スタイル，スポーツの種類，職種）
日常生活の留意点が理解できる	O-4	退院後のリハビリ予定
	O-5	定期的外来受診の必要性の理解（MRI，筋力・膝関節弛緩測定）
	O-6	パスに沿った装具着脱に対する経過
	T-1	患者・家族とのコミュニケーションを図り，信頼関係を築く
	T-2	生活環境の調整を行う
	T-3	必要時，試験外泊・外出を設定し評価を行う
	E-1	理学療法士と情報交換を行う
	E-2	パンフレット・前十字靱帯再建術後プログラムを使用し，退院指導をする（未成年者の場合，家族を含め指導する）

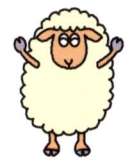

1 膝関節〜足 治療別のケア

B 鏡視下前十字靱帯再建術

クリニカルパス項目【1】

経過	入院〜
アウトカム	手術に臨むための身体的・精神的準備ができている
検査	**①入院セット** 　CBC・生化学検査 　感染症・PT・APTT 　尿検査・胸部X線 　呼吸器検査 　金属アレルギー（必要時） **②MRI**
処置	ネームバンドの装着 **③膝装具の準備**
薬剤	持参薬の確認 術前中止薬の確認
リハビリ	**④術前筋力評価**　●KNEELAX（ニーラックス）　●BIODEX（バイオデックス） **⑤術前リハビリ**
安静・清潔	安静度制限なし 指示により装具装着 シャワー浴か入浴
食事・排泄	一般食（必要時治療食） 排便調整
観察	バイタルサイン 現病歴・既往歴 身長・体重 アレルギーの有無 喫煙の有無 症状（疼痛・腫脹・可動域） 歩行状態
指導・説明	入院時オリエンテーション 入院診療計画書 パス説明 必要物品の確認 術前面談 手術室看護師の術前訪問

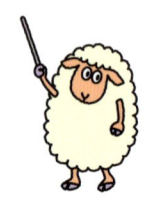

パスと看護のポイント

看護のポイント【1】

		入院前に外来で行っておくこと
1 全身状態のチェック	●なぜ必要？	若年者が多い術式だが，全身麻酔を併用するため評価として一般的な術前検査は必要
2 MRI	●なぜ必要？ ●何を診断？	靱帯損傷の評価のため 合併する半月板や軟骨の損傷の有無，後十字靱帯や側副靱帯の複合損傷がないか
3 膝装具の準備	●なぜ必要？	術後は再断裂を予防するために3カ月装具を装着する．入院前に装具を採型し，準備をしておく
4 術前筋力評価	●靱帯動揺性の計測（KNEELAX）　前方・後方の動揺性を計測する ●筋力測定（BIODEX）　術後の筋力回復評価の指標となるため，筋力測定を行っておく	

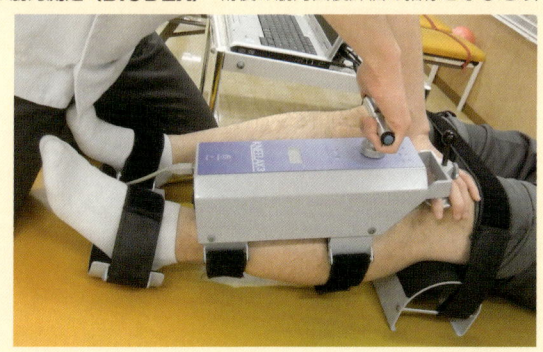

KNEELAX

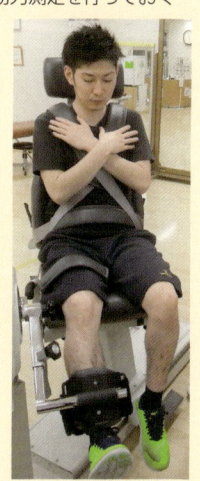

BIODEX

5 術前リハビリ
- ●なぜ必要？　前十字靱帯を損傷すると，痛みや血液の貯留により膝の屈曲不良や，大腿四頭筋の筋力低下が起こる．手術をするまでの間に膝関節のROMをできるだけ改善し，筋力が低下しないよう，リハビリを行う

その他のポイント
- 交通事故やスポーツでの受傷が多い．手術後もスポーツ復帰を希望することが多いので，今後の治療経過を十分に説明しておく必要がある
- 就労者には職場の理解度や，リハビリ通院が可能かを確認する
- 学校やクラブのスポーツ活動で受傷したケースは開始時期の再確認を行う

第1部　主な疾患とその看護　1 膝関節〜足　8 鏡視下前十字靱帯再建術

39

クリニカルパス項目【2】

経 過	手術前日	手術当日 手術前
アウトカム	手術に臨むための身体的・精神的準備ができている	
検 査		
処 置	術前マーキング	血管確保 尿道カテーテル留置 　（通常は，手術室入室後） 更衣 術後ベッド準備 　（除圧マット）
薬 剤	自己管理薬の一時預かり	麻酔科指示薬の内服 補液 抗菌薬投与（30分前）
リハビリ		
安静・清潔	シャワー浴または入浴 爪切り	
食事・排泄	麻酔科医の指示により絶飲食	絶飲食
観 察	バイタルサイン 　一般状態 　不安言動・表情・睡眠状況 　皮膚状態	バイタルサイン 水分出納（輸液量・尿量）
指導・説明	手術前オリエンテーション 必要物品の最終確認 同意書確認 褥瘡予防説明	

手術当日	
手術後	

バイタルサインに異常がなく，合併症の徴候がない

X線

患肢挙上
ドレーン管理
補液
硬膜外チューブ管理
酸素投与

補液
抗菌薬
鎮痛薬（持続硬膜外注入・坐薬・ペンタジン®筋注・ロピオン®点滴）
※喘息患者は別指示

ベッド上
ギプスシーネ装着

許可後飲水・食事

バイタルサイン
心電図モニター
疼痛
出血量（ドレーン・創部）
1 患肢の状態（運動・知覚・循環）
一般状態
2 皮膚状態
（褥瘡好発部位含む）

家族への説明
疼痛コントロール
足趾・足関節運動

看護のポイント【2】

1 患肢の状態 → 腓骨神経麻痺のチェック

- **なぜ必要？** 術後は麻酔の影響で下肢が動かないこともあり，患肢が外旋しやすい．患肢が外旋し，腓骨神経を圧迫することで腓骨神経麻痺が起こる
- **どう予防する？** 術後はクッションなどを用いて，患肢が外旋しないようにポジショニングする

注意！ 包帯や弾性ストッキングの圧迫

- 腓骨神経麻痺の原因になることがあるので，圧迫の有無の確認と他覚的な観察が大切
- 足趾のしびれや足趾・足関節の運動状態が不良のときは，圧迫を取り除き，医師へ報告する

#4-5 O-1, 2
T-1, 2
E-1, 2

2 皮膚状態 → 褥瘡予防

- **なぜ必要？** 膝靱帯再建患者は若年者が多いが，まれに術後に褥瘡が発生することがある
- **原因は？** 疼痛コントロールのために鎮痛薬の持続硬膜外注入を行っており，下肢の入力困難があるため，自分で体位変換ができないことが原因だと思われる
- **どう予防する？** 他の手術と同様，術後は体圧分散マットレスを使用し，疼痛コントロールをしながら，体位変換を行い，褥瘡予防に努める必要がある

目標4 3

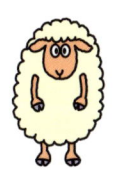

第1部 主な疾患とその看護

1 膝関節〜足

8 鏡視下前十字靱帯再建術

クリニカルパス項目【3】

経過	術後1日目	術後2日目	術後3日目	術後4～7日目
アウトカム	合併症の徴候がなく安静度の拡大ができる			疼痛コントロールができ，リハビリに積極的に取り組むことができる
検査				
処置	硬膜外チューブ抜去 創傷処置（適宜）――――――――――――――――――――→ 抜糸 尿道留置カテーテル抜去 ▶1 **アイシング** ――――――――――――――――――――――→ 　　　　　　　　　　ドレーン抜去 ―――――→			
薬剤	抗菌薬点滴 ――――――――――――――→ ▶2 **鎮痛薬内服開始，坐薬頓用** ―――――――――――――――→ 持参薬再開（抗凝固薬は指示による）			
リハビリ			▶4 **CPM開始（ドレーン抜去後）**―――→	
	足趾・足関節運動 ―――――――――――――――――――――→ 大腿四頭筋等尺訓練 ――――――――――――――――――――→		理学療法開始 ――――――→	
安静・清潔	▶3 **歩行器歩行もしくは**―――――――――――――――――――→ 　　**両松葉杖歩行（1/2荷重）** 　　　　　　　　　　　　　　　　▶5 **装具装着（10°固定）**――→ 屈曲制限90° 全身清拭 ――――――――――→ カバーしてシャワー浴　▶6 **抜糸後シャワー浴** 　　　　　　　　　　　　　　　　　　　　　　　　　　　　※医師の許可があれば装具除去してシャワー可			
食事・排泄	全粥～一般食 トイレで			
観察	バイタルサイン ――――――――――――――――――――――→ 疼痛 ―――――――――――――――――――――――――――→ 出血（ドレーン性状・量）―――――――――→ 創状態（発赤・腫脹・熱感・滲出液）――――――――――――→ 患肢の状態（運動・知覚・循環）―――――――――――――――→ 一般状態 ―――――――――――――――――――――――――→ 皮膚状態（褥瘡好発部位含む）――――――――――――――――→ ギプスシーネ装着中の合併症 ――――→ 装具装着状態 ―――――→			
指導・説明				

看護のポイント【3】

1 アイシング　　　　　　　　　　　　　　　　　　　　　　　　　目標3
- **なぜ必要？**　熱感や腫脹を抑え，疼痛軽減を図るため　　　　　　　#7 O-1 T-4
- **方法は？**　術後早期から氷嚢やアイスパックを用いる
- **Point!**　とくに，リハビリ後は熱感・腫脹・疼痛が増強するので積極的に行う

2 鎮痛薬内服開始，坐薬頓用：効果的な鎮痛薬の使用 → 疼痛コントロール　目標3
- 術翌日から鎮痛薬の内服が開始になる
- **内服薬だけでは鎮痛が図れない場合**　他の鎮痛薬（坐薬や持続硬膜外注入・注射薬）を併用する
- **Point!**　疼痛が，離床の妨げにならないようにコントロールすることが重要

3 歩行器歩行もしくは両松葉杖歩行 → 安静度拡大
- **方法は？**　術翌日から部分荷重ができ，歩行補助具を使用して移動する．患肢下垂で疼痛が増強する場合は，下肢挙上対応車椅子で移動することもある
- **疼痛コントロールのため持続硬膜外注入を行っている場合**　下肢の入力困難による転倒に注意しながら歩行を開始する
- **注意!** ドレーンを挿入しているとき
- 移動や歩行時に抜去しないように注意する．チューブが何かにひっかからないようにドレーンバッグへ入れるなどの工夫をする
- **進め方は？**　前十字靭帯再建術後プログラム®に沿って，歩行器〜両松葉杖〜片松葉杖〜独歩へと進めていく
- ※参照：p.45

目標3　#7 O-2 T-2 E-1

4 CPM開始 → ROM訓練　※参照：第2部-15　　　　　　　　　#7 O-2 T-1
- **制限は？**　靭帯再建後のROM訓練は，1週までは90°度制限，3週目で制限なしとする
- **Point!**　早期の社会復帰や退院を目標として，制限を超えてがんばろうとすることがあるが，再建した靭帯の保護のためには制限を守ることが大切．屈伸は痛みや不安感がない範囲で行う
- 理学療法士による早期リハビリも3日目から開始となる

5 装具装着 → 再断裂予防　※参照：第2部-4　　　　#6 O-1, 2 T-1 E-1〜3
- **方法は？**　手術後は下肢をギプスシーネまたはニーブレースで固定する．ドレーン抜去後，装具を装着する
- **覚えておこう！**　膝を完全伸展すると，再建靭帯に緊張がかかるため，装具は伸展10°で装着する場合が多い
- **Point!**　装具は安静時・就寝時も装着する
- **注意!** 術後下肢の腫脹が強い時期は，装具による圧迫・接触に注意する

6 抜糸後シャワー浴
- **Point!**　シャワー時は一時的に装具を外すことができる．靭帯再建術を受ける患者は，若年者が多く新陳代謝が活発で，加えてリハビリで汗をかくことが多いので，とくに装具内は清潔にすることが必要
- **注意!** シャワー時に装具を除去する場合は膝を過度に屈曲しないようにする

#5 O-3 T-1 E-1, 2
#6 E-3

クリニカルパス項目【4】

経過	術後8〜13日目	術後14〜20日目	術後21〜28日目	
アウトカム	疼痛コントロールができ，リハビリに積極的に取り組むことができる	退院に向け準備ができる	歩行が安定し不安なく退院できる	
検査				
処置				
薬剤	鎮痛薬内服適宜			
リハビリ	CPM ──────────────────────────────→ 理学療法 ──────────────────────────→			
安静・清潔	シャワー浴 ────────────────────────→ ※医師の許可あれば装具除去してシャワー可	片松葉杖歩行 ──────→	独歩 屈曲制限なし	
食事・排泄	一般食 トイレで			
観察	バイタルサイン 疼痛 患肢の状態（運動・知覚・循環） 装具装着状態			
指導・説明			▶ 退院指導	

看護のポイント【4】

1 退院指導

#8 O-1〜6 T-1〜3 E-1, 2

再断裂予防
- なぜ必要？　移植した腱は術後1〜2カ月ごろにいったん壊死し，その後再生が始まる．退院時期と重なる時期であり，装具装着の必要性や過度な運動をしないことを理解する必要がある

継続リハビリ
- なぜ必要？　リハビリは退院後も継続しないと可動域が悪くなったり，筋力の低下が起こることがある
- 頻度は？　週に2〜3回のリハビリ継続が理想
- 退院時に目標可動域に達しない場合　必ず外来リハビリを継続する

定期受診
- なぜ必要？　再建した靱帯の評価のために，定期的にMRIを撮影する．また可動域や筋力もこのときに評価する

抜釘
- 時期は？　再建した靱帯の状態を確認するため，関節鏡でのセカンドルックを兼ねて，1年後に抜釘を行う

スポーツ復帰
- 時期は？　スポーツ復帰開始時期は，前十字靱帯再建術後プログラムに沿って行うが，患者に合わせ，理学療法士とゴールを設定し，具体的な時期を検討する

その他のポイント

- 使用する装具は，術後は下肢腫脹のため圧迫を感じることが多いが，経過とともに腫脹が軽減し，緩みが生じてくることがある．そのような場合は，装具士に相談し，膝側面に装着するパッドを変更するなどの調整を行う
- パスでは術後4週で退院だが，患者の事情（学生，育児中，仕事の都合など）により，術後3週で装具の角度がフリーになったら退院するケースもある

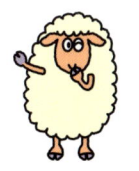

前十字靱帯再建術後プログラム

術前	術後	翌日	1週	2週	3週	4週	5週	8週	3カ月	6カ月	8〜10カ月	10カ月〜1年
●BIODEX評価	荷重	両松葉杖 1/2荷重	片松葉杖 全荷重		独歩							
●KNEELAX評価	装具	0°または10°	0〜90°		制限なし				装具除去			
	ROM訓練	3日目〜 CPM開始				*0〜140°を目標						
●術前筋力評価	筋力訓練	術直後 同時収縮訓練 足趾把持運動 1週 リハビリ室で訓練開始 タオルギャザー TAチューブ抵抗運動 レッグカール（座位） 股関節周囲筋アイソメトリック 静止スクワット荷重訓練	2週〜 レッグカール（腹臥位） 半歩前進位保持 不安定面での片脚立ち 静止スケーティング トレッドミル 3週〜 エアロバイク カーフレイズ ハーフスクワット サイドウォーク 階段昇降訓練	4週〜 ニーベントウォーク DYJOCボード CYBEX（70°制限） 5週〜 レッグカール（立位） コンビネーションカーフレイズ 8〜10週 自転車（実用乗車） 不安定面でのスクワット	3カ月 ジョギング 水泳 ツイスト 4カ月 カッティング ランニング 円走法 背走 PIVOT停止 5カ月 ダッシュ 6カ月 ジャンプ 制限なし全力疾走 9カ月〜1年 競技復帰

1 膝関節〜足 治療別のケア

C 膝蓋骨骨折骨接合術　標準看護計画

看護目標の経過チャート

グレー文字…整形外科手術一般 標準看護計画参照

| 術前 | 術後 | 1 | 2 | 3 | 4 | 5 | 6 | 7 | 〜2週 | 〜3週 |

目標1 疼痛コントロール

目標2 手術に伴うリスクを最小限にする

目標3 入院・手術に関連する不安を最小限にする

目標4 ギプス・装具による合併症（腓骨神経麻痺・循環障害・褥瘡）の予防

目標5 セルフケアの充足

目標6 疼痛コントロール

目標7 合併症の予防
1. 呼吸器・循環動態の変調
2. 感染
3. 褥瘡

目標8 筋力とROMの改善

目標9 日常生活の留意点を理解できる

（セルフケア自立まで）

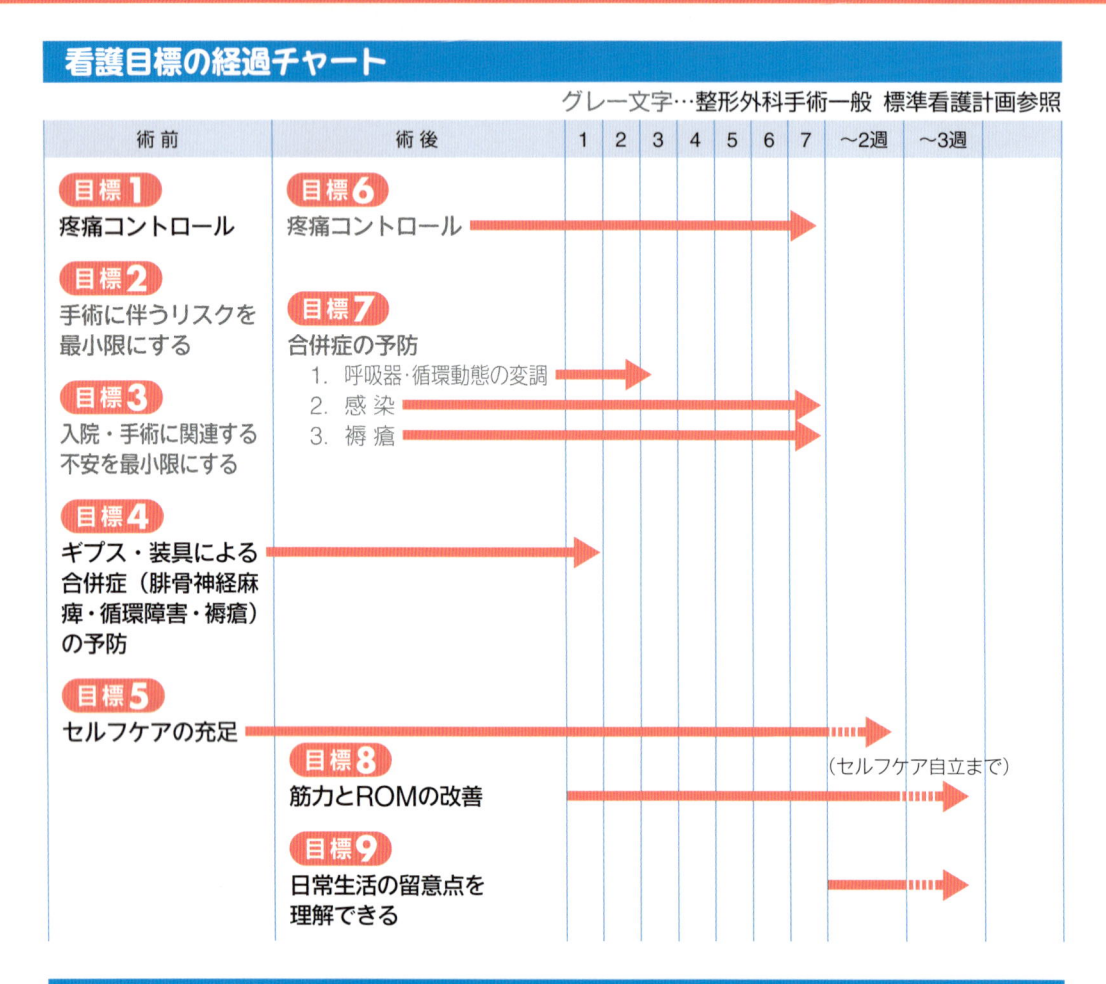

看護計画（術前〜）

アウトカム　手術に臨むための身体的・精神的準備ができている

#1 疼痛

目標 疼痛コントロール

- O-1　疼痛の部位と程度
- O-2　患者の言動と表情
- O-3　患部の腫脹と熱感の有無・程度
- O-4　睡眠状態
- O-5　鎮痛薬使用時の効果，副作用の有無
- O-6　ADL自立度，補助具の使用の状況
- T-1　安楽な体位の工夫，気分転換を図る
- T-2　下肢挙上枕で患肢を挙上する
- T-3　疼痛時は医師の指示薬を使用する
- T-4　希望により，アイシングを行う
- E-1　疼痛時は鎮痛薬を使用できることを説明する
- E-2　下肢挙上対応車椅子を使用し，患肢を長時間下垂しないように説明する

#4 ギプス・装具による合併症（腓骨神経麻痺・循環障害・褥瘡）の危険性 **目標** ギプス・装具による合併症（腓骨神経麻痺・循環障害・褥瘡）の予防	O-1 O-2 O-3 O-4 T-1 T-2 T-3 E-1 E-2	母趾背屈状態，足趾運動状態，知覚障害の有無・程度 患肢の腫脹・足背動脈の触知・爪甲色・足趾冷感 包帯，ギプスシーネ，装具による圧迫・疼痛の有無 皮膚状態・瘙痒感の有無 腓骨小頭の圧迫を避け，肢位調整を行う 安楽な体位・枕で患肢を挙上する 瘙痒時はギプス上からアイシングを行う 腓骨神経麻痺・循環障害・褥瘡の症状と不良肢位について説明する 異常を感じたら看護師へ知らせるように指導する
#5 セルフケア不足 **目標** セルフケアの充足	O-1 O-2 O-3 T-1 清潔 T-2 移動動作 T-3 排泄 E-1	ADLにおける疼痛や疲労の程度 安静度 ADLの自立度 ①患肢はビニールで保護し，シャワー浴とする．セルフケア状態に応じて援助を行う ②医師の指示により，ギプスシーネ（装具）内清拭を行う ①患肢下垂で疼痛増強時は，下肢挙上対応車椅子を使用する ②適切な歩行補助具を選択する ③歩行が不安定なときは看護師が付き添う ①トイレ移動への援助を行う セルフケア能力に合った自立の方法を説明する

看護計画（術後）

アウトカム　●疼痛コントロールができ，安静度が拡大できる

#8 筋力低下と関節拘縮の危険性 **目標** 筋力とROMの改善	O-1 O-2 O-3 T-1 T-2 T-3 T-4 E-1 E-2 E-3	腫脹・熱感・疼痛の有無，程度（安静時，運動後） 筋力の程度，歩行状態，ROM リハビリ室でのリハビリ状況，パスの経過確認 術翌日から床上またはベッドサイドでの筋力・歩行・ROM訓練を行う ドレーン抜去後からCPMによるROM訓練を行う 運動後は患部のアイシングを行う 疼痛時は医師の指示薬を使用する 理学療法士と情報交換を行う（筋力・可動域・歩行訓練の必要性，方法について補足説明） パスに沿って，歩行補助具の使用方法について指導を行う 制限された可動域以上の運動や急激な運動は避けるように説明する
#9 退院後の生活に対する不安 **目標** 日常生活の留意点を理解できる	O-1 O-2 O-3 O-4 O-5 T-1 T-2 T-3 E-1 E-2	不安内容 ADL状態 生活環境（生活スタイル，スポーツの種類，職種） 退院後のリハビリ予定 定期的外来受診の必要性の理解 患者・家族とのコミュニケーションを図り，信頼関係を築く 生活環境の調整を行う 必要時，試験外泊・外出を設定し評価を行う 理学療法士と情報交換を行う パンフレットを使用し，退院指導をする（未成年者の場合，家族を含め指導する）

1 膝関節〜足　治療別のケア

C 膝蓋骨骨折骨接合術

クリニカルパス項目【1】

経過	入院〜	手術前日	手術当日 手術前
アウトカム	手術に臨むための身体的・精神的準備ができている		
検査	入院セット 　CBC・生化学検査 　感染症・PT・APTT 尿検査・胸部X線 呼吸器検査 金属アレルギー（必要時）		
処置	ネームバンドの装着 ▶1 **患肢挙上** 　**アイシング**	術前マーキング	血管確保 尿道カテーテル留置 　（通常は，手術室入室後） 更衣 術後ベッド準備 　（除圧マット）
薬剤	▶2 **持参薬のチェック** 　**術前中止薬の確認**	自己管理薬の一時預かり	特殊薬のみ 麻酔科指示薬の内服 補液 抗菌薬投与
リハビリ			
安静・清潔	安静度制限なし シャワー浴か入浴	シャワー浴または入浴 爪切り	
食事・排泄	一般食（必要時治療食）	麻酔科医の指示により絶飲食	絶飲食
観察	バイタルサイン ▶2 **現病歴・既往歴** 　身長・体重 ▶2 **アレルギーの有無** 　喫煙の有無 　症状（疼痛・腫脹・熱感・ 　知覚障害・神経障害） 　歩行状態 ▶3 **皮膚状態** 　**ギプス装着中の合併症**	バイタルサイン 一般状態 不安言動・表情・睡眠状況 皮膚状態	バイタルサイン 水分出納（輸液量・尿量）
指導・説明	▶2 **入院時オリエンテーション** 　入院診療計画書 　パス説明 　必要物品の確認 　術前面談 　手術室看護師の術前訪問	手術前オリエンテーション 必要物品の最終確認 同意書確認	

パスと看護のポイント

看護のポイント【1】

手術当日
手術後
バイタルサインに異常がなく，合併症の徴候がない
X線
患肢挙上
ドレーン管理
補液
硬膜外チューブ管理
酸素投与
補液
抗菌薬
❹ 鎮痛薬（持続硬膜外注入・坐薬・ペンタジン®筋注・ロピオン®点滴） ※喘息患者は別指示
ベッド上
許可後飲水・流動食
バイタルサイン 麻酔覚醒状態 心電図モニター 疼痛 出血量（ドレーン・創部） 患肢の状態 （運動・知覚・循環） 一般状態 皮膚状態
術後面談 足趾・足関節運動

❶ 患肢挙上／アイシング　　　　　　　　　　#1 O-3 T-2, 4 E-2
- **なぜ必要？**　骨折に伴い，患部を中心に腫脹と熱感がある
- **方法は？**　ベッド上ではクッションで患肢を挙上し，アイシングを行う
- **移動時は？**　長時間，患肢を下垂すると，腫脹が増強するため，下肢挙上対応車椅子を使用する

❷ 持参薬のチェック／術前中止薬の確認／現病歴・既往歴／アレルギーの有無／入院時オリエンテーション → 緊急入院時の注意点
> **注意！** 事故などで緊急入院になった場合，すみやかに確認すること
- アレルギーの有無や，既往歴，持参薬
- **不整脈や脳梗塞の既往があり，抗凝固薬などを服用中の場合**　医師の指示のもと，内服を一時中止する
- **Point❗** 急な入院により患者本人・家族ともに動揺していることが考えられる．入院・手術に関する説明は，患者の理解を確認しながら進める
- 医師からの手術説明に対し，理解しているかを確認し，必要時は補足説明する　　　　　　　　　　　　　　　　　　　　　目標2　目標3

術前の観察のポイント

❸ 皮膚状態
- **なぜ必要？**　膝蓋骨骨折の患者は外傷での受傷であり，皮膚への損傷を確認し，感染を予防する必要がある
- **開放骨折の場合**　洗浄の対象となり，初期治療が重要．ゴールデンタイム（6〜8時間）のできるだけ早期に洗浄を行う

❸ ギプス装着中の合併症
- **なぜ必要？**　ギプスなどの固定具による圧迫や接触の有無を確認する
> **注意！** 腓骨神経麻痺による神経障害
※参照：第2部-12　　　　　　　　　　#4 O-1〜4 T-1〜3 E-1, 2

❹ 鎮痛薬：効果的な鎮痛薬の使用 → 疼痛コントロール　目標6
- 鎮痛薬の内服は術翌日から開始になる
- **内服薬だけでは鎮痛が図れない場合**　他の鎮痛薬（坐薬や持続硬膜外注入，注射薬）を併用する
- **Point❗** 疼痛が，離床の妨げにならないようにコントロールすることが重要

第1部　主な疾患とその看護　1 膝関節〜足　C 膝蓋骨骨折骨接合術

クリニカルパス項目【2】

経過	術後1日目	術後2日目	術後3日目
アウトカム	合併症の徴候がなく安静度の拡大ができる		
検査			
処置	硬膜外チューブ抜去 創傷処置（適宜）―――――――――――――――――――― 尿道留置カテーテル抜去 患肢挙上 ▶1 **アイシング** ドレーン抜去――――――――――		
薬剤	抗菌薬点滴―――――――――――――――――――――― 鎮痛薬内服開始，坐薬頓用――――――――――――― 持参薬再開（抗凝固薬は指示による）―――――――		
リハビリ	▶1 **足趾・足関節運動**―――――――――――――――― **大腿四頭筋訓練**―――――――――――――――――		▶1 **CPM開始（ドレーン抜去後）**
安静・清潔	▶2 **歩行器歩行もしくは**―――――――――――――― **両松葉杖歩行** 全身清拭―――――――――――――――	カバーしてシャワー浴	
食事・排泄	全粥～一般食 トイレで		
観察	バイタルサイン―――――――――――――――――― 疼痛―――――――――――――――――――――― 出血（ドレーン性状・量）―――――――― 創状態（発赤・腫脹・熱感・滲出液）――――――― 患肢の状態（運動・知覚・循環）―――――――――― 一般状態―――――――――――――――――――― 皮膚状態（褥瘡好発部位含む）―――――――――――		
指導・説明			

50

～術後7日目	術後2週～退院
疼痛コントロールができ，安静度の拡大ができる	退院に向け準備ができる 不安なく退院できる
X線	X線
	③ 超音波治療（アクセラス®）
抜糸	
	～徐々に独歩
	④ 退院指導 退院

看護のポイント【2】

① アイシング／足趾・足関節運動／大腿四頭筋訓練／CPM開始 → 筋力訓練・ROM訓練

- **開始時期は？** ベッド上で行える筋力訓練（セッティング，SLR）は術翌日から．CPMはドレーン抜去後から
- **方法は？** 痛みに応じて角度を上げていく．訓練後は患部のアイシングを行う

Point❶ 骨折の程度によって，可動域の拡大には個人差がある

#8 O-1, 2 T-1～3 E-1

② 歩行器歩行もしくは両松葉杖歩行 → 安静度拡大

- **方法は？** 術翌日から荷重ができ，車椅子や歩行器を使用して移動する
- **患肢下垂で疼痛が増強する場合** 下肢挙上対応車椅子で移動することもある
- **疼痛コントロールのため持続硬膜外注入を行っている場合** 下肢の入力困難による転倒に注意しながら歩行を開始する
- **安静度拡大の進め方は？** 歩行器～両松葉杖～片松葉杖

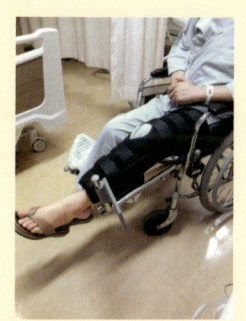

下肢挙上対応車椅子

#5 T-2 #8 E-2

③ 超音波治療（アクセラス®）

- **目的は？** 骨癒合の促進
- **方法は？** 医師が骨折部にマーキングを行い，20分間超音波治療を行う

Point❶ 退院後に継続して行う場合もあり，自己で行えるように指導する

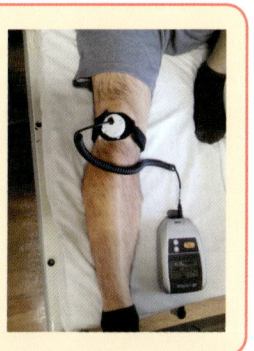

④ 退院指導   #9 O-4, 5 E-2

- **継続リハビリは必要？** 膝屈曲が不良な場合は，退院後に外来で継続リハビリを行うことがある
- **定期受診の必要性** 骨癒合確認のために，定期的に外来受診してもらい，X線撮影を行う必要がある

第1部 主な疾患とその看護　1 膝関節～足　C 膝蓋骨骨折骨接合術

51

1 膝関節〜足 治療別のケア

D アキレス腱縫合術　標準看護計画

看護目標の経過チャート

グレー文字…整形外科手術一般 標準看護計画参照

術前	術後	1	2	3	4	5	6	7	〜2週

目標1 手術に伴うリスクを最小限にする

目標2 入院・手術に関連する不安を最小限にする

目標3 ギプス固定による合併症の予防
1. 腓骨神経麻痺
2. 循環障害・褥瘡

目標4 セルフケアの充足

目標5 疼痛コントロール

目標6 合併症の予防
1. 呼吸器・循環動態の変調
2. 感染
3. 褥瘡
4. DVT・PE

（セルフケア自立まで）

目標7 再断裂を起こさず，ADL拡大が図れる

目標8 日常生活の留意点を理解できる

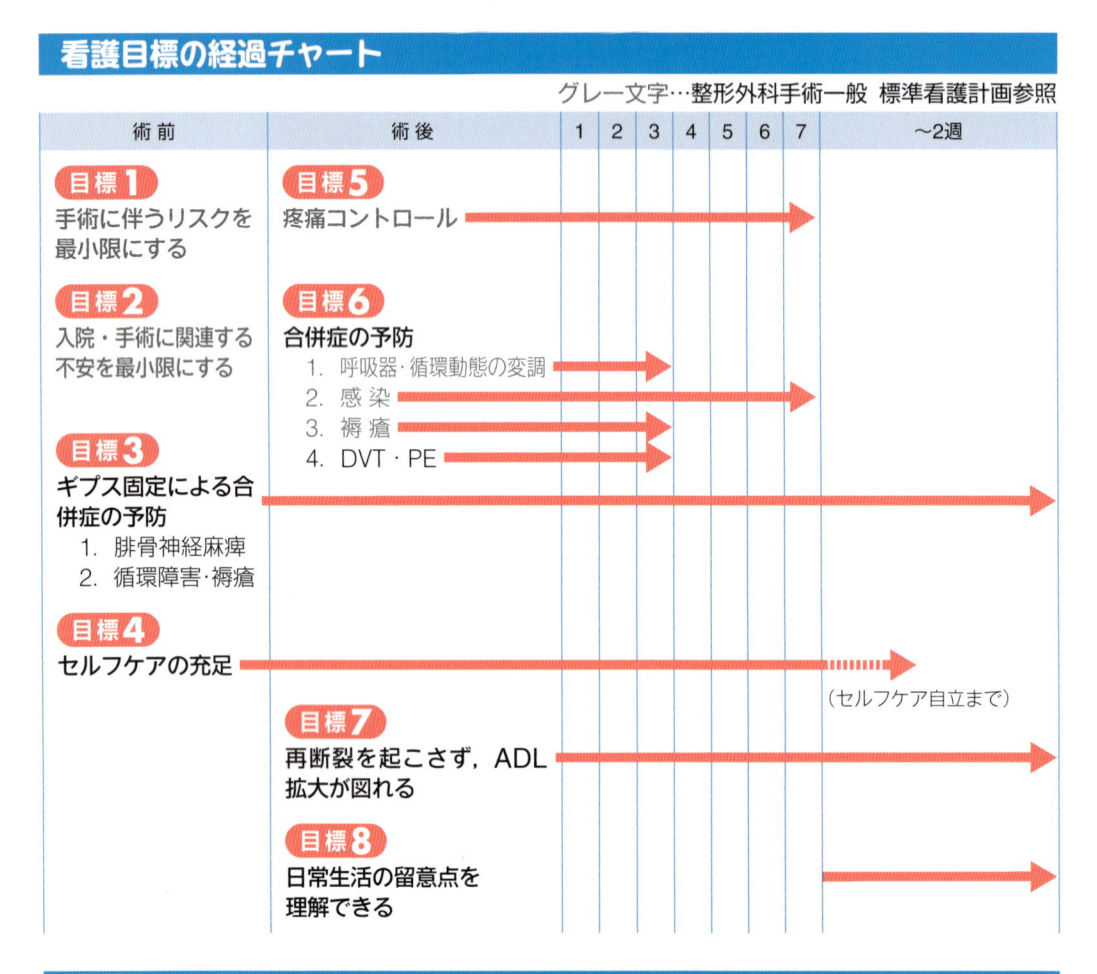

看護計画（術前〜）

アウトカム ● 手術に臨むための身体的・精神的準備ができている

#3 ギプス・装具による合併症（腓骨神経麻痺・循環障害・褥瘡）の危険性

目標 ギプス・装具による合併症（腓骨神経麻痺・循環障害・褥瘡）の予防

O-1 母趾背屈状態，足趾運動状態，知覚障害の有無・程度
O-2 患肢の腫脹，足背動脈の触知，爪甲色，足趾冷感
O-3 包帯・ギプスシーネ・ヒール付きギプス包帯・装具の圧迫，疼痛の有無
O-4 皮膚状態，瘙痒感の有無
T-1 腓骨小頭の圧迫を避け，肢位調整を行う
T-2 安楽な体位・枕で患肢を挙上する
T-3 瘙痒時は，ギプス上からアイシングを行う
E-1 腓骨神経麻痺・循環障害・褥瘡の症状と不良肢位について説明する
E-2 異常を感じたら看護師へ知らせるように指導する

#4 セルフケア不足	O-1	ADLにおける疼痛や疲労の程度
	O-2	安静度
目標 セルフケアの充足	O-3	ADLの自立度
	T-1	清潔　①患肢はビニールで保護し，シャワー浴とする．セルフケア状態に応じて援助を行う
		②医師の指示により，ギプスシーネ内清拭を行う
	T-2	移動動作　①適切な歩行補助具を選択する
		②歩行が不安定なときは看護師が付き添う
	T-3	排泄　①トイレ移動への援助を行う
	E-1	セルフケア能力に合った自立の方法を説明する

看護計画（術後）

アウトカム ● 合併症の徴候がなく安静度の拡大ができる

#6-4 合併症（DVT・PE）の危険性	O-1	患肢の腫脹・圧痛の有無
	O-2	バイタルサイン
	O-3	水分出納バランス
目標 合併症（DVT・PE）の予防	O-4	DVT・PEの既往・肥満の程度
	T-1	異常時は医師にすみやかに報告する
	T-2	両足趾・健側足関節の運動をうながす
	E-1	異常徴候について説明し，症状出現時は看護師に知らせるように説明する
	E-2	水分摂取の必要性を説明する

#7 過度の運動による再断裂の危険性	O-1	ギプス（装具）装着状態，圧迫の有無
	O-2	ギプス（装具）固定の必要性に対する理解度
	O-3	リハビリ室でのリハビリ状況，パスの経過確認
目標 再断裂を起こさず，ADL拡大が図れる	T-1	パスに沿い，歩行訓練を行う
	E-1	ギプスシーネ（装具）を自己判断で外さないように説明する（再断裂の可能性について説明）
	E-2	理学療法士と情報交換を行う（筋力・歩行訓練の必要性，方法について補足説明）

#8 退院後の生活に対する不安	O-1	不安内容
	O-2	ADL状態
	O-3	生活環境（生活スタイル，スポーツの種類，職種）
	O-4	退院後のリハビリ予定
目標 日常生活の留意点を理解できる	O-5	定期的外来受診の必要性の理解
	O-6	ヒール付ギプス包帯・装具の装着状態
	T-1	患者・家族とのコミュニケーションを図り，信頼関係を築く
	T-2	生活環境の調整を行う
	T-3	必要時，試験外泊・外出を設定し，評価する
	E-1	パンフレットを使用し，退院指導をする（未成年者の場合，家族を含め指導する）
	E-2	ギプス固定で退院の場合，固定中の注意事項について説明する
		①ギプス障害　②患肢の安静　③ギプスの管理

1 膝関節〜足 治療別のケア

D アキレス腱縫合術

クリニカルパス項目

経過	術後1日目	術後2日目	術後3日目	〜術後7日目	術後8〜14日目
アウトカム	合併症の徴候がなく安静度の拡大ができる			疼痛コントロールができ，安静度が拡大できる	退院に向け準備ができる 不安なく退院できる
検査					
処置	硬膜外チューブ抜去 ▶①**創傷処置（適宜）**――――――――――→ 抜糸 尿道留置カテーテル抜去 患肢挙上 ドレーン抜去 ――――→			▶③**アキレス腱装具またはヒール付きギプス包帯**	
薬剤	抗菌薬点滴 ――――――――→ 鎮痛薬内服開始，坐薬頓用 ――――――――――→ 持参薬再開（抗凝固薬は指示による）――――――→				
リハビリ	足趾・足関節運動 ――――――――――――――→ 大腿四頭筋訓練 ――――――――――――――→				
安静・清潔	▶②**歩行器歩行もしくは両松葉杖歩行（免荷）** ――――→			荷重歩行〜徐々に独歩	
	全身清拭 ――――→ カバーしてシャワー浴 ――――→				
食事・排泄	全粥〜一般食 トイレで				
観察	バイタルサイン ――――――――――――――→ 疼痛 ――――――――――――――――――→ 出血（ドレーン性状・量）――→ 創状態（発赤・腫脹・熱感・滲出液）―――――→ 患肢の状態（運動・知覚・循環）―――――――→ 一般状態 ――――――――――――――――→ 皮膚状態（褥瘡好発部位含む）――――――――→ ギプス装着中の合併症 ―――――――――――→				
指導・説明					▶④**退院指導** 退院

パスと看護のポイント

看護のポイント

1 創傷処置 → 創は足関節後面

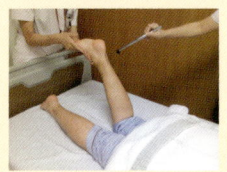

Point❶ 創は足関節後面にあるため，消毒するときは腹臥位で行う

2 歩行器歩行もしくは両松葉杖歩行（免荷） → 安静度拡大

- **方法は？** 術翌日から免荷で，車椅子か歩行補助具を使用して移動する
- **患肢下垂で疼痛が増強する場合** 下肢挙上対応車椅子で移動することもある
- **安静度拡大の進め方は？** 術後1週目にヒール付きギプス包帯を装着してから荷重歩行を開始する

3 アキレス腱装具またはヒール付きギプス包帯 → 固定

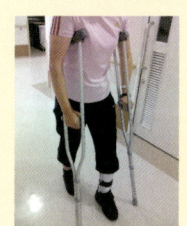

#7 O-1〜3　T-1　E-1, 2
#8 O-6

- **目的は？** 再断裂予防
- **期間は？** 術後6週間は固定が必要
- **方法は？** アキレス腱に過度に緊張がかからないよう，術後1週目にアキレス腱装具，またはヒール付きギプス包帯を使用する

Point❶ 片方の脚にヒールがついていることで，歩きづらさを感じることもあるが，徐々に慣れてくることを説明する

アキレス腱装具

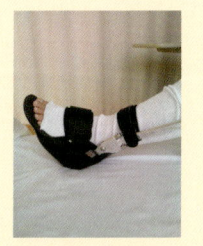

段階に応じてヒールの高さを調整（徐々に低くする）

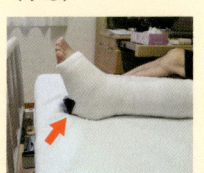

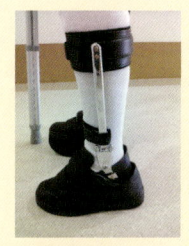

装具専用の靴を着用（健側は補高靴を着用して高さを合わせる）

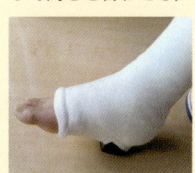

松葉杖歩行時

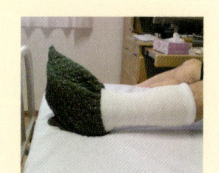

ヒール付きギプス包帯

靴は履かずに歩く

ベッド上ではカバーをつける

4 退院指導

#8 O-1〜6　T-1〜3　E-1, 2

- **通勤する患者** アキレス腱断裂は壮年期の患者が多い．交通機関を利用する際や階段昇降時の注意点を説明する
- **ギプス固定のまま退院する場合** ギプスに関するトラブル（破損・圧迫・接触・水汚染）について説明し，注意点を指導する
- **ギプス除去後** 足関節の可動域訓練・筋力訓練の通院リハビリが開始となる場合がある
- **スポーツ復帰** 術後4カ月以降からスポーツ復帰ができる

Point❶ アキレス腱断裂は再断裂が多いため，それまでは過度の運動は控えるように説明する

1 膝関節〜足 治療別のケア

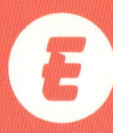

E 前距腓靱帯再建術（Glas法） 標準看護計画

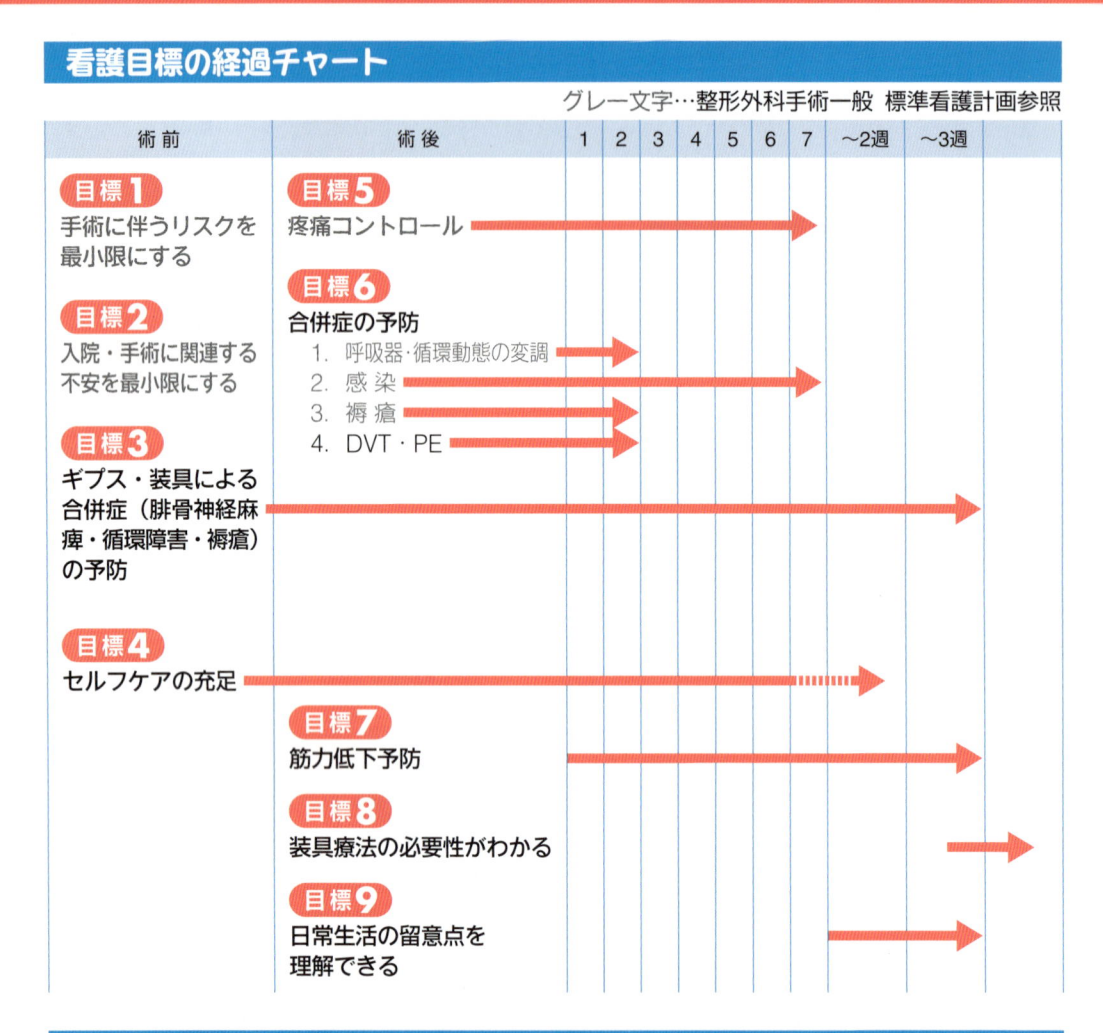

看護目標の経過チャート

グレー文字…整形外科手術一般 標準看護計画参照

術前	術後	1	2	3	4	5	6	7	〜2週	〜3週

目標1 手術に伴うリスクを最小限にする

目標2 入院・手術に関連する不安を最小限にする

目標3 ギプス・装具による合併症（腓骨神経麻痺・循環障害・褥瘡）の予防

目標4 セルフケアの充足

目標5 疼痛コントロール

目標6 合併症の予防
1. 呼吸器・循環動態の変調
2. 感染
3. 褥瘡
4. DVT・PE

目標7 筋力低下予防

目標8 装具療法の必要性がわかる

目標9 日常生活の留意点を理解できる

看護計画（術前〜）

アウトカム ●手術に臨むための身体的・精神的準備ができている

#3 ギプス・装具による合併症（腓骨神経麻痺・循環障害・褥瘡）の危険性

目標 ギプス・装具による合併症（腓骨神経麻痺・循環障害・褥瘡）の予防

O-1	母趾背屈状態，足趾運動状態，知覚障害の有無・程度
O-2	患肢の腫脹，足背動脈の触知，爪甲色，足趾冷感
O-3	包帯・ギプスシーネ・ギプス包帯・装具の圧迫，疼痛の有無
O-4	皮膚状態・瘙痒感の有無
T-1	腓骨小頭の圧迫を避け，肢位調整を行う
T-2	安楽な体位・枕で患肢を挙上する
T-3	瘙痒時は，ギプス上からアイシングを行う
E-1	腓骨神経麻痺・循環障害・褥瘡の症状と不良肢位について説明する
E-2	異常を感じたら看護師へ知らせるように指導する

#4 セルフケア不足
目標 セルフケアの充足

- O-1 ADLにおける疼痛や疲労の程度
- O-2 安静度
- O-3 ADLの自立度
- T-1 清潔　①患肢はビニールで保護し，シャワー浴とする．セルフケア状態に応じて援助を行う
　　　　　②医師の指示により，ギプスシーネ内清拭を行う
- T-2 移動動作　①適切な歩行補助具を選択する
　　　　　　　②歩行が不安定なときは看護師が付き添う
- T-3 排泄　①トイレ移動への援助を行う
- E-1 セルフケア能力に合った自立の方法を説明する

看護計画（術後）

アウトカム●合併症の徴候がなく安静度の拡大ができる

#6-4 合併症（DVT・PE）の危険性
目標 合併症（DVT・PE）の予防

- O-1 患肢の腫脹・圧痛の有無
- O-2 バイタルサイン
- O-3 水分出納バランス
- O-4 DVT・PEの既往・肥満の程度
- T-1 異常時は医師にすみやかに報告する
- T-2 両足趾・足関節（健側）の運動をうながす
- E-1 異常徴候について説明し，症状出現時は看護師に知らせるように説明する
- E-2 水分摂取の必要性を説明する

#7 筋力低下の危険性
目標 筋力低下予防

- O-1 腫脹・熱感・疼痛の有無，程度（安静時，運動後）
- O-2 筋力の程度，歩行状態
- O-3 リハビリ室でのリハビリ状況，パスの経過確認
- T-1 指示された安静度での歩行ができているか確認する
- T-2 床上またはベッドサイドでの筋力訓練
- T-3 ギプス装着時は，ギプス用カバーを装着，歩行しやすいように配慮する
- E-1 理学療法士と情報交換を行う（筋力・歩行訓練の必要性，方法について補足説明）
- E-2 制限された可動域以上の運動や急激な運動は避けるように説明する

#8 再断裂の危険性
目標 装具療法の必要性がわかる

- O-1 足関節装具装着状態，圧迫の有無
- O-2 装具の必要性に対する理解度
- T-1 装具装着状態を確認する
- E-1 装具を自己判断で外さないように説明する（再断裂の可能性について説明）
- E-2 装具の正しい装着方法について説明する

#9 退院後の生活に対する不安
目標 日常生活の留意点を理解できる

- O-1 不安内容
- O-2 ADL状態
- O-3 生活環境（生活スタイル，スポーツの種類，職種）
- O-4 退院後のリハビリ予定
- O-5 定期的外来受診の必要性の理解
- O-6 ギプス包帯・装具の装着状態
- T-1 患者・家族とのコミュニケーションを図り，信頼関係を築く
- T-2 生活環境の調整を行う
- T-3 必要時，試験外泊・外出を設定し，評価する
- E-1 パンフレットを使用し，退院指導をする（未成年者の場合，家族を含め指導する）
- E-2 ギプス固定で退院の場合，固定中の注意事項について説明する
　　　①ギプス障害　②患肢の安静　③ギプスの管理

第1部　主な疾患とその看護　1 膝関節〜足　E 前距腓靱帯再建術（Glas法）

1 膝関節～足　治療別のケア

E　前距腓靱帯再建術（Glas法）

クリニカルパス項目

経過	術後1日目	術後2日目	術後3日目	～術後7日目	術後2週～退院
アウトカム	合併症の徴候がなく安静度の拡大ができる			疼痛コントロールができ，安静度の拡大ができる	退院に向け準備ができる 不安なく退院できる
検査					
処置	硬膜外チューブ抜去 創傷処置（適宜）――――――――――――→ 抜糸 尿道留置カテーテル抜去 ▶1 **患肢挙上** **アイシング** ドレーン抜去――――――→			▶4 **ギプス包帯**	
薬剤	抗菌薬点滴――――――――→ 鎮痛薬内服開始，坐薬頓用――――――――――――――――→ 持参薬再開（抗凝固薬は指示による）――――――――――→				
リハビリ	足趾・足関節運動――――――――――――――――――――→ 大腿四頭筋訓練――――――――――――――――――――→				
安静・清潔	▶2 **歩行器歩行もしくは**――――――→ **両松葉杖歩行（免荷）** 全身清拭―――→ ▶3 **カバーしてシャワー浴**――――――――→			荷重歩行～徐々に 独歩	
食事・排泄	全粥～一般食 トイレで				
観察	バイタルサイン――――――――――――――――――――→ 疼痛―――――――――――――――――――――――→ 出血（ドレーン性状・量）―→ 創状態（発赤・腫脹・熱感・滲出液）―――――――――→ 患肢の状態（運動・知覚・循環）―――――――――――→ 一般状態――――――――――――――――――――――→ 皮膚状態（褥瘡好発部位含む）―――――――――――→ ギプス装着中の合併症―――――――――――――――→				
指導・説明				▶5 **退院指導**	退院

パスと看護のポイント

看護のポイント

注意！ 術前の水疱形成
- 患肢の腫脹が増強すると，皮膚に水疱を形成することがある
- 切開予定部に多数水疱を形成すると，手術を延期することもあるため，できるだけ安静をうながし，ベッド上では患肢を挙上しておく

1 患肢挙上／アイシング　#3 O-1～4 T-1～3 E-1, 2

- **患肢挙上はなぜ必要？**　長時間患肢を下垂していると，腫脹が増強する．腫脹が増強すると，ギプス圧迫が生じ，循環障害・神経障害を起こす危険があるため，長時間の歩行や，患肢下垂しての歩行は避け，ベッドの上では下肢挙上枕で患肢を挙上する．椅子に座る際は，台で患肢を挙上することをすすめる
- **アイシングはなぜ必要？**　疼痛緩和のため

2 歩行器歩行もしくは両松葉杖歩行（免荷）→ 安静度拡大　#7 T-3

- **方法は？**　術翌日から免荷で，車椅子か歩行補助具を使用して移動する
- **患肢下垂で疼痛が増強する場合**　下肢挙上対応車椅子で移動することもある
- **安静度拡大の進め方は？**　術後1週目にギプス包帯を装着後から荷重歩行を開始する．靴が履けないので，ギプス用のカバー（キャストブーツ®・キャストサンダル®など）を装着する．骨折も合併している場合は若干変更がある

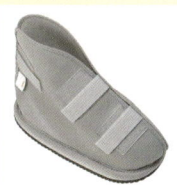

キャストブーツ® 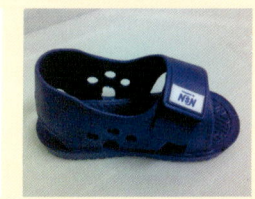　　キャストサンダル®

3 カバーしてシャワー浴　#4 T-1 E-1

- **方法は？**　ギプスの上にビニールをかぶせてシャワー浴を行う
- **Point❶** ギプス内が汗で湿潤しないよう，シャワー浴は短時間で終わらせる
- **注意！ ギプスが水汚染しないように注意する．** もし，水汚染した場合はドライヤーで乾燥させる
- 退院後もギプス固定のまま，シャワー浴を行うので，自己でビニールが装着できるように指導する

4 ギプス包帯 → 固定　#3 O-3 E-1, 2

- **期間は？**　術後3週間はギプス固定が必要．1週目にギプスシーネからギプス包帯へ変更する．骨折も合併している場合は若干変更がある
- **Point❶** ギプス包帯作製時は，踵部にはオルソラップを多めに巻いて，圧迫による褥瘡を予防する

5 退院指導　#9 O-1～6 T-1～3 E-1, 2

- **ギプス管理**　ギプス固定のまま退院するため，ギプスに関するトラブル（破損・圧迫・接触・水汚染）について説明し，注意点を指導する
- **社会復帰**　通学・通勤する患者には，交通機関を利用する際や階段昇降時の注意点を説明する
- **退院後の予定**
  - 手術後4週：ギプスカットして足関節装具（軟性短下肢装具）を装着（装具は3カ月装着）
  - 手術後5週：入浴時は装具除去
  - 手術後6週：ジョギング開始
  - 手術後2カ月：スポーツ復帰

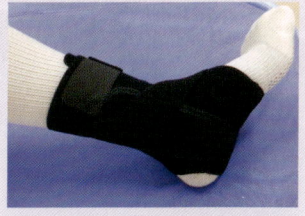

足関節装具（軟性短下肢装具）装着時

第1部　主な疾患とその看護　1 膝関節～足　8 前距腓靱帯再建術（Glas法）

2 股関節〜大腿 病態生理

1 大腿骨近位部骨折

どんな疾患？

[骨折部位]

- 大腿骨近位部の骨折は，関節面に近い側から
a：骨頭
b：頸部
c：頸基部
d：転子部
e：転子下
に発生します．

- そのほとんどが<u>大腿骨頸部</u>または<u>大腿骨転子部</u>で発生します．

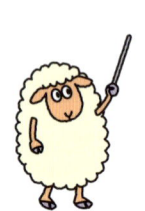

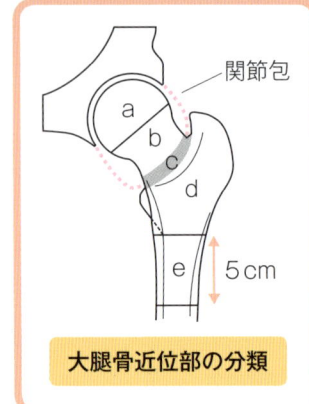

大腿骨近位部の分類

[好発年齢と受傷機転]

- この骨折は50歳以下での発生は少ないのですが，60歳以上で徐々に増加し，70歳以降になると急増します．

- 高齢者にこの骨折が多い理由は，骨粗鬆症で骨が弱くなっていることに加え，身のこなしが鈍くなり転倒しやすくなっているからです．高齢者は室内でつまずいたり，ベッドからずり落ちたりなどの小さな外力で骨折します．

- 骨折すると，多くの場合は痛みと力が入らないことで，転んだその場で動けなくなります．ごくまれに骨折部がかみこんだり，ひびが入った程度だったりする場合は歩行可能なこともありますが，股関節部の強い痛みが続きます．

[特徴]

- 治りにくい骨折の代表格で，保存治療は長い時間がかかり，高齢者ではその間に筋力低下や関節拘縮，褥瘡などの合併症を起こします．
- このような理由で多くの場合は手術療法が選択されます．
- 手術時期についてもできるだけ早期の手術が望ましく，<u>受傷後1週間以内</u>が推奨されています．

大腿骨頸部骨折が治りにくい理由

- 骨頭には骨膜がないため，仮骨が形成されない
- 大腿骨骨頭部への血行は，主として頸部側から供給されており，この血行が絶たれると壊死してしまう
- 頸部は斜めになっているため，骨折線がずれやすい
- 骨粗鬆症が多い高齢者に多発するため，骨再生能力が低下している

診断～治療法決定のながれ

[診断]
- X線撮影
- CT撮影
- 骨折線が細い場合は，X線だけではわかりにくいためCT撮影を行います．

[治療法]
- 重篤な合併症があり，麻酔や手術に耐えられない場合を除いては手術療法が選択されます．
- 骨折部位と骨折の重症度で手術方法を選択します．

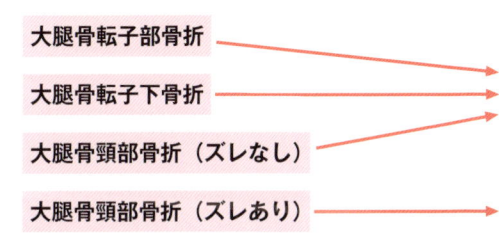

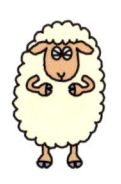

- 大腿骨転子部骨折 ─┐
- 大腿骨転子下骨折 ─┼→ 大腿骨近位部骨折骨接合術
- 大腿骨頸部骨折（ズレなし）─┘
- 大腿骨頸部骨折（ズレあり）─→ 人工骨頭置換術

大腿骨転子部骨折 大腿骨転子下骨折	・血流が保たれているため，骨接合術により骨折の治癒が期待される ・固定材料はさまざまなものがあり，病院の方針によって選ばれているケースが多い
大腿骨頸部骨折	・大腿骨頸部には骨頭を養う大事な血管がある．転倒し骨折して骨にズレが生じると，この血管を損傷することがある ・この血管はとても小さいので，実際に血管が損傷しているのを確認するのは困難で，多くはX線での骨折のズレの程度で判断する ・血管が損傷していた場合は，骨折部が癒合しても骨頭部の血流が途絶えているので，徐々に骨頭が壊死していく ・ズレが少ないときは骨接合術を行うが，ズレが大きいときは骨頭壊死の発生を考慮して，人工骨頭置換術を行う

どんな治療？

[大腿骨近位部骨折骨接合術] →治療別のケアはp.66

- 手術はX線透視下で行われます．麻酔導入後に下肢を牽引できる手術台の上で骨折を整復します．
- 大腿骨頸部の前後像と側面像が両方確認できる透視装置を使って，骨内の適切な位置に固定器具を挿入していきます．

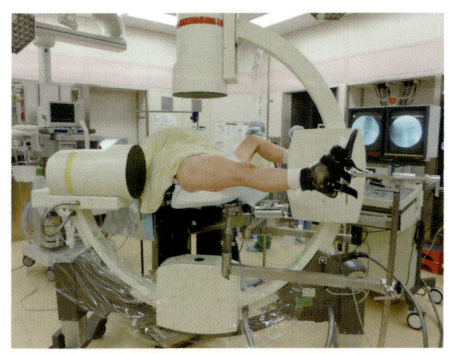

骨接合の手術の様子

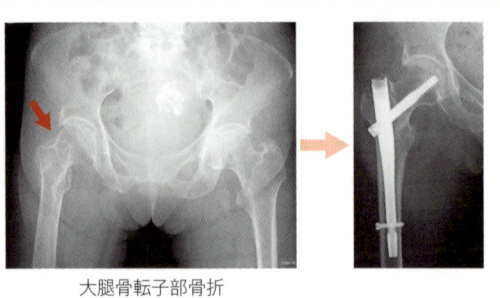

大腿骨転子部骨折
- 髄内（骨の中心）にロッドを挿入し，回旋予防のためにスクリュー（ねじ）で固定します．

ガンマネイル®

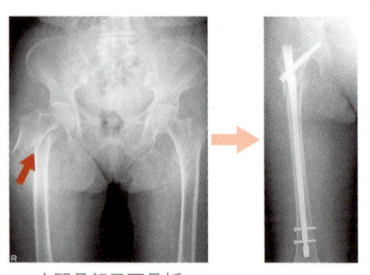

大腿骨転子下骨折
- 転子下骨折は転子部骨折よりも長いロッドで固定します．

ロングガンマネイル®

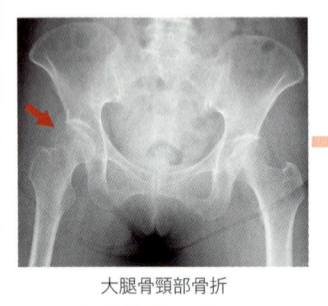

大腿骨頸部骨折

- 頸部に平行にピンを打って骨折部を固定していきます．ピンは先端から爪が出せるような構造になっており，しっかりとした固定ができます．
- この手術では手術創は3cmくらいで出血もほとんどありません．

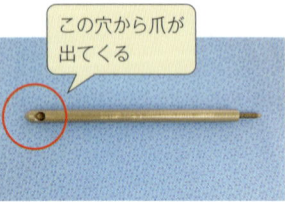

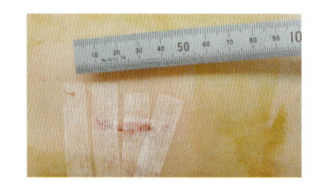

この穴から爪が出てくる

固定のためのピン　　手術創

ハンソンピン®

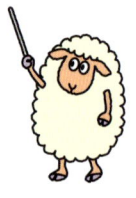

[人工骨頭置換術]

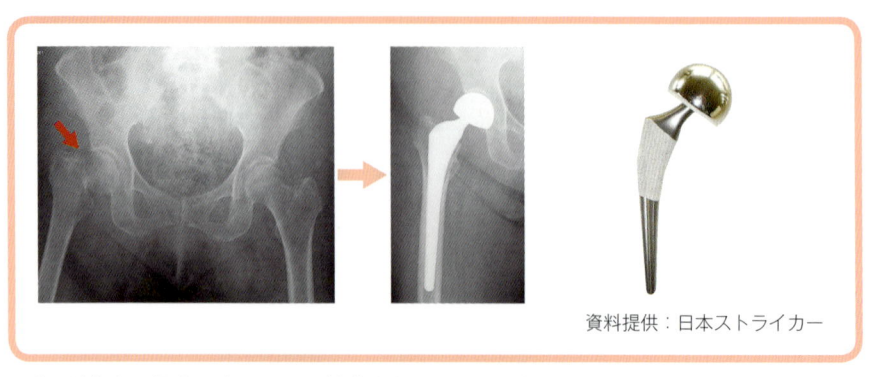

資料提供：日本ストライカー

- 骨頭のズレが大きい場合は人工骨頭置換術を行います．関節を切開して骨頭を切り離すので，骨接合術に比べると出血が多く，手術時間も長くなります．

2 変形性股関節症

どんな疾患？

[発症機序]

- 股関節は臼蓋(きゅうがい)の中に大腿骨頭(こっとう)がはまり込んだ構造をしています．臼蓋の中を大腿骨頭がいろんな方向に動くことで，歩いたり，しゃがんだり，あぐらをかいたりすることができます．また，関節の表面にはツルツルの軟骨があり，それによって関節はなめらかに動くことができます．
- ところが，何らかの原因で徐々に軟骨がすり減ってくると，関節がなめらかに動くことができなくなり，痛みを生じるようになります．これが変形性股関節症の始まりです．
- 軟骨のすり減りが進んでくると関節の骨がゴツゴツと変形し，さらに強い痛みを伴うようになってきます．

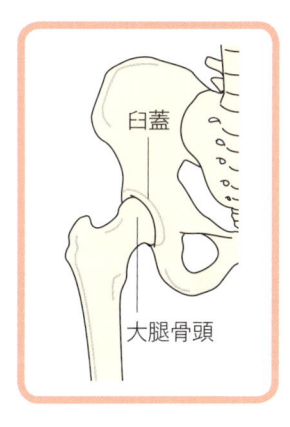

[原因]

- 日本人における変形性股関節症の原因の多くが，先天性股関節脱臼や亜脱臼，臼蓋形成不全といった発達障害やその後遺症によるものだといわれています．つまり，臼蓋のくぼみにしっかり収まっていないために，関節の縁に過度の負担がかかり，軟骨がすり減ってしまうのです．
- 頻度は女性に多く，発症して初めて病院を受診する人の多くが30〜50歳代です．
- その他の原因としては，大腿骨頭壊死，脱臼や骨折といった外傷性，化膿性股関節炎，代謝異常（痛風・偽痛風）などがあります．

[症状]

- はじめは，立ち上がりや階段昇降時，長時間歩いたり重いものを持ったりしたときなどに股関節周囲の重だるさを感じるようになり，徐々に痛みも出てきます．膝周辺に痛みを感じることもあります．
- 変形が進むにしたがって痛みは強くなり，夜間痛も出現してきます．
- ROMも小さくなるため，和式トイレでしゃがめなくなったり，あぐらをかけなくなったり，靴下の着脱や足の爪切りが困難になってきたりします．
- 筋力が低下して下肢の長さが短くなってくると，跛行(はこう)も出現します．

診断〜治療法決定のながれ

[診断]

X線撮影

- 関節の隙間がどの程度開いているかによって軟骨のすり減り具合を評価し，骨の変形の程度と併せて評価します．
- 初期では軟骨がわずかに薄くなっている程度ですが，進行期になると軟骨は明らかにすり減り，骨がゴツゴツしてきます．末期になると関節の隙間はなくなり，骨がかなり強く変形した状態となります．

正常な股関節　　　変形性股関節症

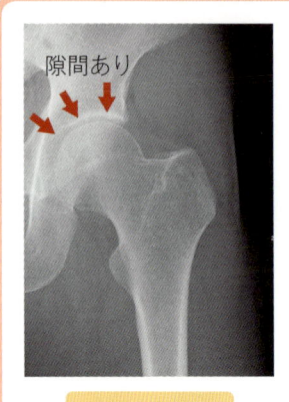

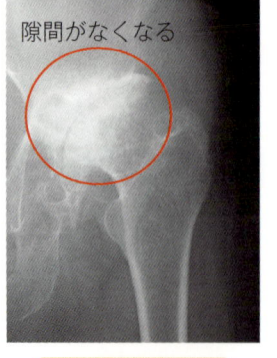

[治療法]

保存療法 → 手術療法

- 変形性股関節症は，放置していると徐々に進行します．
- 治療法を選ぶうえで重要なのが，痛みの程度とX線上の進行度です．
- まずは保存療法を行ってみて，それでも改善しない場合には手術療法を行います．

どんな治療？

[保存療法]

運動療法	●股関節周囲の筋力アップにより関節を安定させる ●体重コントロール
対症療法	●温熱療法 ●鎮痛薬・湿布の処方
生活指導	●重い荷物を持つことを避ける ●長時間歩行を避ける ●階段よりもエレベーターやエスカレーターを使う ●歩行時は運動靴を履き，杖を使う

股関節に負担がかからないプールでの水中運動がおすすめ

[手術療法]

寛骨臼移動術（かんこつきゅう）

- 臼蓋形成不全のある股関節を長持ちさせるために行う手術
- 適応：人工関節置換術を行うほど進行していない初期の股関節症

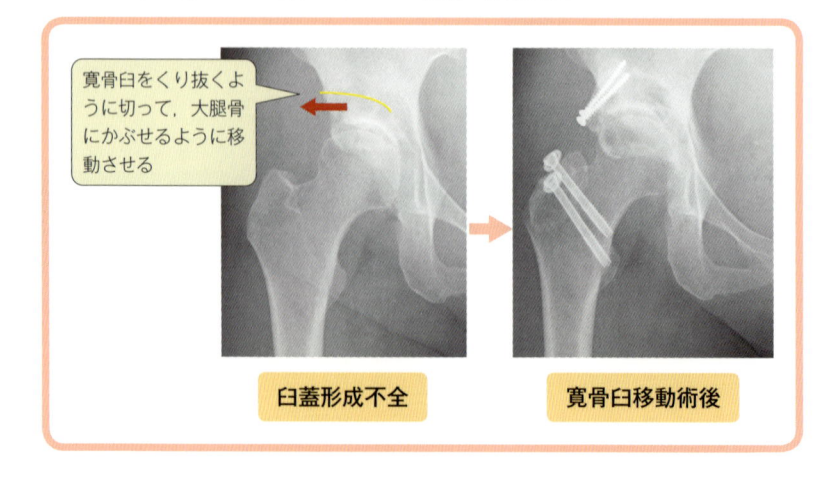

寛骨臼をくり抜くように切って，大腿骨にかぶせるように移動させる

臼蓋形成不全　→　寛骨臼移動術後

人工股関節置換術（THA） ➡治療別のケアはp.78

- 関節の傷んだ部分を取り除いて人工関節に入れ替える手術
- 適応：進行した変形性股関節症
- 人工関節の耐久年数は15〜20年程度であり，60歳以下への適応は慎重に検討する必要がある

人工股関節の構造は
①カップ（臼蓋の代わりになる屋根の部分）
②ステム（大腿骨の心棒になる部分）
③骨頭（ステムに取りつけるボールの部分）
④インサート（骨頭とカップの隙間に入れるもの）
からできている．
- 骨頭とインサートの間で股関節の動きをする構造になっている．
- 各部品のサイズは体格によって選択できる．

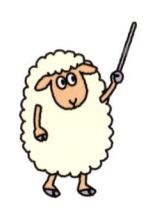

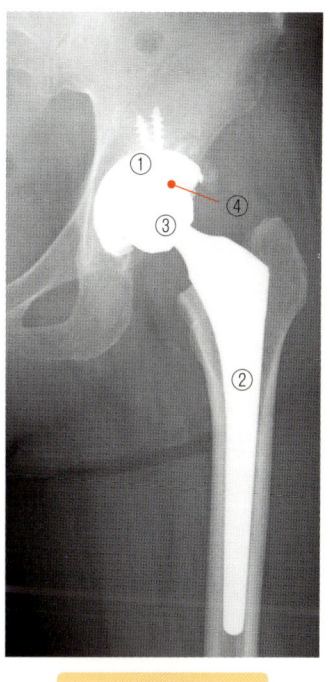

人工股関節置換術

人工股関節と人工骨頭の違い

	置換部位	適応疾患
人工股関節置換術	臼蓋と大腿骨頭	変形性股関節症
人工骨頭置換術	大腿骨頭	大腿骨頸部骨折

人工股関節の脱臼予防

- 一般的に行われている人工股関節置換術の術式である後方進入法では，術後に股関節の内転・内旋位をとると脱臼しやすく，この肢位をとらなくても日常生活ができるよう，退院までに指導を行います．
- トイレ・入浴・更衣方法など作業療法士が指導を行います．
- 看護師は術前からパンフレットなどを用いて，脱臼肢位をとらないように指導を行うとともに，日常生活でそれが守られているか確認を行います．

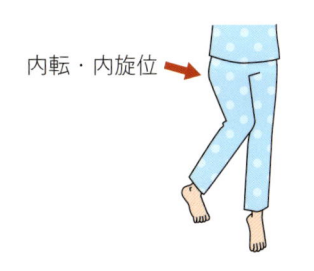

内転・内旋位

第1部 主な疾患とその看護
2 股関節〜大腿
❷ 変形性股関節症

2 股関節〜大腿 治療別のケア

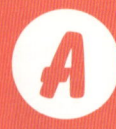

A 大腿骨近位部骨折骨接合術　標準看護計画

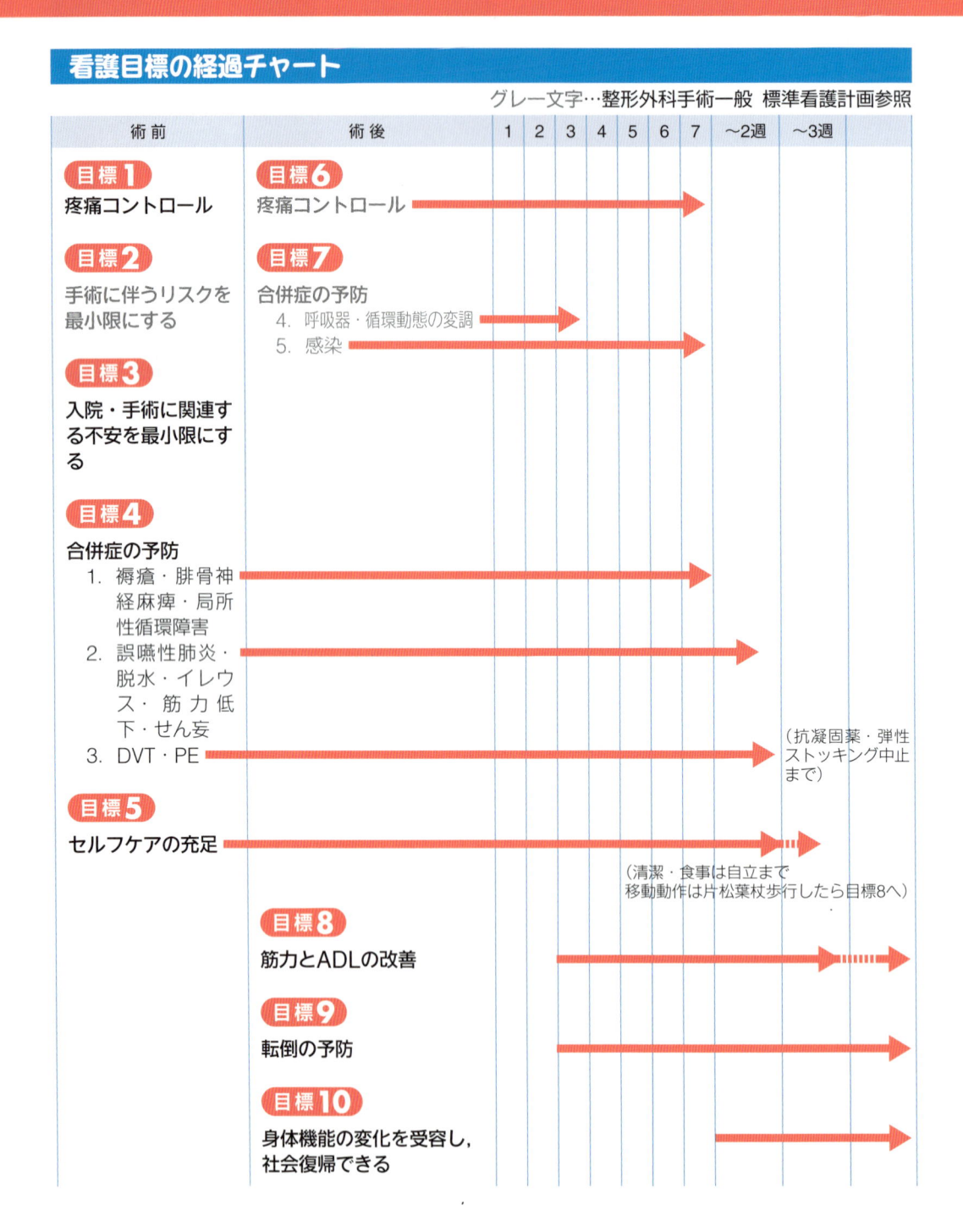

看護目標の経過チャート

グレー文字…整形外科手術一般 標準看護計画参照

術前	術後	1	2	3	4	5	6	7	〜2週	〜3週

目標1 疼痛コントロール

目標6 疼痛コントロール →

目標2 手術に伴うリスクを最小限にする

目標7 合併症の予防
　4. 呼吸器・循環動態の変調 →
　5. 感染 →

目標3 入院・手術に関連する不安を最小限にする

目標4 合併症の予防
　1. 褥瘡・腓骨神経麻痺・局所性循環障害 →
　2. 誤嚥性肺炎・脱水・イレウス・筋力低下・せん妄 →
　3. DVT・PE → （抗凝固薬・弾性ストッキング中止まで）

目標5 セルフケアの充足 → （清潔・食事は自立まで 移動動作は片松葉杖歩行したら目標8へ）

目標8 筋力とADLの改善 →

目標9 転倒の予防 →

目標10 身体機能の変化を受容し，社会復帰できる →

看護計画（術前〜）

アウトカム ● 手術に臨むための身体的・精神的準備ができている

#1 疼痛
目標 疼痛コントロール

- O-1 疼痛の部位，患部の腫脹と熱感の有無・程度
- O-2 患者の言動と表情
- O-3 睡眠状態
- O-4 鎮痛薬使用時の効果，副作用の有無
- T-1 安楽な体位の工夫・気分転換を図る
- T-2 疼痛時は医師の指示薬を使用する
- E-1 疼痛時は鎮痛薬を使用できることを説明する

#3 入院・手術に関連する不安
目標 入院・手術に関連する不安を最小限にする

- O-1 言動・表情
- O-2 術前面談についての理解度
- O-3 睡眠状態
- O-4 受傷前のADLの状況や介護保険・福祉サービスの使用状況
- T-1 治療内容について，医師から十分説明が受けられるように配慮する
- T-2 不眠時は薬剤の指示を受け，使用する
- T-3 医師の説明に対する理解度を把握し，不足している点があればわかりやすく補足説明する
- T-4 家族の支援をうながす
- T-5 必要時MSWと連携を図る
- T-6 スクリーニングシートを用いて退院支援の必要性をアセスメントする
- E-1 パスを用いて経過を説明する
- E-2 術前オリエンテーション（術前オリエンテーションボードを用いて説明）
- E-3 術後早期離床の必要性について説明する

#4-1 合併症（褥瘡・腓骨神経麻痺・局所性循環障害）の危険性
目標 合併症（褥瘡・腓骨神経麻痺・局所性循環障害）の予防

- O-1 褥瘡好発部位の疼痛・発赤の有無
- O-2 骨の突出および関節拘縮の有無
- O-3 基本的動作能力（受傷前のADL・座位姿勢の保持・除圧）
- O-4 栄養状態・食事摂取状態
- O-5 皮膚湿潤因子の有無（多汗・排泄状態）
- O-6 母趾背屈状態，足趾運動状態，知覚障害の有無・程度
- O-7 挙上枕の圧迫の有無，肢位
- O-8 患肢の腫脹，足背動脈の触知，爪甲色，足趾冷感
- T-1 枕を使用し，踵部・仙骨部の圧迫の軽減や背抜きを行う
- T-2 腓骨小頭の圧迫を避け，肢位調整を行う
- T-3 体圧分散マットを使用する
- T-4 必要時，踵部・仙骨部・骨突出部に低摩擦フィルムを貼る
- E-1 足趾・足関節運動を指導する
- E-2 同一体位による苦痛や圧迫部位の疼痛があれば看護師に知らせるように説明する

#4-2 床上安静による合併症（誤嚥性肺炎・脱水・イレウス・筋力低下・せん妄）の危険性 **目標** 床上安静による合併症（誤嚥性肺炎・脱水・イレウス・筋力低下・せん妄）の予防	O-1 O-2 O-3 O-4 O-5 O-6 O-7 O-8 O-9 O-10 T-1 T-2 T-3 T-4 T-5 T-6 T-7 E-1 E-2 E-3	言動・表情 バイタルサイン，肺エアー入り，肺雑音の有無，腸蠕動音 皮膚や口唇の乾燥状態 水分出納バランス（尿量・排便状態・水分摂取量・食事摂取量） 既往症・治療状態 検査データ 運動の必要性に対する理解度・意欲 食事の嗜好や受傷前の摂取状況 不穏・見当識障害の有無 家族のサポート体制 ベッドギャッチアップを行い，食事をセッティングし，食事・水分量・嚥下の状態を確認，必要時介助する 嚥下の状態で，トロミール®の使用などを栄養科と検討する 床上安静の範囲で筋力訓練を行う 健肢の下肢筋力訓練・足関節底背屈運動をうながす 排便困難時は医師の指示薬を使用する 不穏・見当識障害がみられたら，頻回に訪室し声をかけ，現状説明する 昼夜の区別をつけ，生活のリズムをつくる 水分摂取の必要性について説明する 筋力訓練の必要性・方法について指導する 家族に刺激を与えることの必要性について説明する
#4-3 合併症（DVT・PE）の危険性 **目標** 合併症（DVT・PE）の予防	O-1 O-2 O-3 O-4 O-5 T-1 T-2 E-1 E-2 E-3 E-4	患肢の腫脹・圧痛の有無 バイタルサイン Dダイマー・下肢エコー 水分出納バランス DVT・PEの既往・肥満の程度 異常時は医師にすみやかに報告する 両足趾・足関節の運動をうながす 術後の抗凝固療法について説明する 異常徴候について説明し，症状出現時は看護師に知らせるように説明する フットポンプ（術後〜術後1日目）・弾性ストッキング（術後2週間）の必要性について説明する 水分摂取の必要性を説明する
#5 セルフケア不足 **目標** セルフケアの充足	O-1 O-2 T-1 清潔 T-2 排泄 T-3 食事 E-1 E-2	ADLの状態（清潔・排泄・食事），自立度 体動による疼痛や疲労の程度 ①全身清拭：毎日　セルフケア状態に応じて援助を行う ②洗髪・足浴：適宜 ③ベッドサイドでの口腔ケアの援助を行う ①床上排泄の援助を行う ①セッティングを行い，セルフケア状態に応じて援助を行う セルフケア能力に合った方法を説明する できないことは，看護師に知らせるように説明する

看護計画（術後）

アウトカム 合併症の徴候がなく安静度の拡大ができる

#8 筋力・ADLの低下の危険性 **目標** **筋力とADLの改善**	O-1 腫脹・熱感・疼痛の有無・程度（安静時，運動後） O-2 入院前のADL O-3 筋力の程度，歩行状態，ADL O-4 リハビリ室でのリハビリ状況・パスの確認 T-1 早期から，床上またはベッドサイドでの筋力訓練・歩行訓練を行う T-2 自力側臥位の方法を指導する T-3 術前のADLを検討し，患者の状態に合わせ無理なく安静度の拡大を図る E-1 理学療法士と情報交換を行う E-2 筋力・歩行・ADL訓練の必要性，方法について説明する	
#9 転倒の危険性 **目標** **転倒の予防**	O-1 年齢，既往・転倒歴 O-2 全身状態 O-3 筋力の程度，知覚障害の有無 O-4 起立・歩行状態 O-5 検査データ O-6 ベッド周囲の環境 O-7 睡眠薬・安定剤の内服の有無 T-1 70歳以上および必要時，転倒チェックリストを使用する　※参照：p.176 T-2 適切な歩行補助具を使用する T-3 歩行が安定するまでは，必ず看護師が付き添う T-4 ベッド周囲，廊下の環境整備を行う T-5 睡眠薬使用時は夜間の排泄パターンを把握し，必要時付き添う E-1 転倒の危険因子について説明する 　・靴を履く　・整理整頓をする　・オーバーテーブルを支えにしない E-2 気分不良があれば，すぐに看護師に知らせるように説明する	
#10 退院後の生活に対する不安 **目標** **身体機能の変化を受容し，社会復帰できる**	O-1 不安内容 O-2 ADL状態 O-3 生活環境・自宅の準備（生活スタイル・職種） O-4 日常生活における留意点の理解度 O-5 介護保険・福祉サービスの使用状況，希望の有無 O-6 家族のサポート体制 O-7 階段昇降，屋外歩行練習状況 O-8 浴槽指導・和室動作の進行状況 T-1 自宅生活環境の調整を行う T-2 試験外泊・外出を設定し評価を行う T-3 ケアカンファレンスに参加し，情報を交換する T-4 必要時，家族・理学療法士・MSWとの連絡調整をする E-1 退院時パンフレットを使用し，退院指導を行う E-2 必要に応じて家族へも注意事項を説明する	

第1部　主な疾患とその看護　2 股関節〜大腿　Ⓐ 大腿骨近位部骨折骨接合術

2 股関節〜大腿　治療別のケア

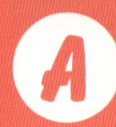

A 大腿骨近位部骨折骨接合術

クリニカルパス項目【1】

経過	入院〜
アウトカム	手術に臨むための身体的・精神的準備ができている
検査	入院セット 　CBC・生化学検査 　感染症・PT・APTT 　Dダイマー・CRP 尿検査・胸部X線 呼吸機能検査・下肢エコー 金属アレルギー（必要時）
処置	ネームバンドの装着
薬剤	持参薬の確認 術前中止薬の確認 ▶1 鎮痛薬開始
リハビリ	
安静・清潔	▶2 ベッド上安静 ギャッチアップ可 全身清拭
食事・排泄	一般食（必要時治療食） 排便調整
観察	バイタルサイン ▶3 現病歴・既往歴 身長・体重 アレルギーの有無 喫煙の有無 ▶4 入院時スクリーニング（介護度・サービス利用状況・キーパーソン） 生活環境調査（家屋状況） 症状（疼痛・腫脹・可動域） 皮膚状態
指導・説明	入院時オリエンテーション 入院診療計画書 パス説明 必要物品の確認 術前面談 手術室看護師の術前訪問

看護のポイント【1】

▶1 **鎮痛薬開始 → 疼痛コントロール**　　#1 O-1〜4 T-1, 2 E-1
- 鎮痛薬による疼痛コントロールを行う
- **Point!** 骨折部の転位の程度にもよるが，体動に伴う疼痛を強く訴える患者もいる．床上排泄時や清拭時・更衣時は看護師2人で短時間で行い，苦痛の緩和に努める

▶2 **ベッド上安静 → セルフケアの援助が必要！**
- 方法は？　自分で食事ができるようにスプーンやフォークを準備したり，食事形態をおにぎりにすることがある
- 他には？　活動制限があるため，身の回りのものは手の届くところに配置するなどの配慮が必要
- **Point!** 高齢者は水分を積極的に摂取しないことが多く，自己摂取しやすいようストロー付きコップや吸い飲みを準備するとともに，声かけを行う

注意！ 脱水
- なぜ必要？　高齢者は身体の水分量が減少しても口渇を感じない傾向にある．またベッド上安静に伴い，自分で飲水しにくい場合は，日ごろから水分摂取が少なくなり，ますます脱水傾向になる恐れがある．脱水になると，尿路感染症や血栓のリスクも高くなる
- チェック事項　尿回数・尿量，水分摂取量

#4-2 O-3〜6 T-1 E-1

▶3 **現病歴・既往歴 → 全身状態のチェック**
- なぜ必要？　大腿骨頸部骨折の患者は高齢者が多いため，既往歴を確認し，手術に影響がないか慎重に調べる必要がある
- **Point!** 患者自身が既往歴や内服薬について十分理解していない場合もあるため，かかりつけ医などから情報を得ることもある

目標2

パスと看護のポイント

4 入院時スクリーニング／生活環境調査
#3 O-2, 4 T-4〜6

→ 退院調整…入院時から退院後の生活を見据えて

- **何を把握する？** 家庭での日常生活の状況や，生活環境，周囲のサポート体制など
- **家族と医療者との認識のギャップを埋める** 家族は入院前の状態で退院できることを望むが，1人で歩いていた患者でもシルバーカーやステッキの状態で退院することになり，家庭内で見守りが必要なこともある
- **介護保険申請** この機会に介護保険申請を希望する患者・家族も多い．入院時にスクリーニングを行い，状況に応じてMSWに介入を依頼する

退院先を決める

- **なぜ必要？** 自宅で受傷した場合，患者は自宅へ戻ることを望むが，独居や，認知症が進んだなどの事情から，家族が施設への入所を希望することがある．現在は家族関係も多様化しており，身寄りのない高齢者や，家族と疎遠で援助が望めない高齢者もいる．入院時に得た情報から，早期に退院に向けた調整が必要
- **介護サービスを利用していた患者** MSWを介して，ケアマネジャーと情報交換を行う

生活環境を見直す

- **なぜ必要？** 自宅へ退院する場合は，転倒による再受傷を防ぐためにも，この機会に生活環境を振り返り，見直す必要がある
- **自宅改修** 必要があれば，手すりの設置・洋式トイレへの変更・玄関の段差解消などの自宅改修を行う．寝室を2階から1階へ移動したり，布団からベッドへの移行をすすめる

退院支援スクリーニングシート

患者氏名：＿＿＿＿ 年齢：＿＿歳 性別：＿＿
疾患名：＿＿＿＿ 病棟：＿＿
入院日：＿＿＿＿ 入院期間：＿＿
スクリーニング月日：＿＿＿ 担当看護師：＿＿

□退院支援・調整が必ず必要 □必要性は予想できるが経過を見て判断 □退院支援は不要（自立）

	A.退院調整の必要性が低い	B.退院調整の必要性が高い
①家族の介護力	□あり	□なし □独居である（70歳以上） □介護者が75歳以上の夫婦世帯である □昼間あるいは夜間に独居の時間がある □介護者はいるが病気，障害がある □介護する人がいない
②入院前の住居	□問題なし	□退院先が自宅以外（施設入所など） □住宅改修を今後考えている □必要物品の準備を整えたい □支障をきたしている場所がある
③日常生活自立度：身体面	□ほぼ自立 □生活に影響なし	□移動に介助や見守りが必要 □何らの介助が必要（食事・清潔・排泄） □家事に支障がある（炊事・洗濯・掃除・買い物）
精神面	□ほぼ自立 □生活に影響なし	□内服管理の介助が必要（部分介助・全介助） □意思の疎通に支障がある □繰り返しの説明が必要である □短期記憶に問題がある
④患者の在宅療養への意思	□あり	□在宅で過ごすことに不安を訴えている
⑤家族の在宅療養への意思	□あり	□入院前と違う退院先を検討している（転院含む）
⑥すでに利用しているサービス	□あり 介護保険 認定ランク【　】 サービス内容＿＿ 有効期限【　】 ケアマネージャーへの連絡承諾 □あり・□なし 身体障害者手帳【　】級 その他	□なし □介護保険未申請 □介護保険申請中 □介護認定は受けているがサービスを利用したことがない（担当CMがいない） □介護保険について説明希望 　家族同席：□必要・□不要 　希望日：【　】 □その他【　】

MSW
コメント：＿＿＿
日付：＿＿＿
サイン：＿＿＿

再スクリーニング
（実施日・サイン）

当院では入院時にこのようなシートを用いて情報を収集し，連携を図っています

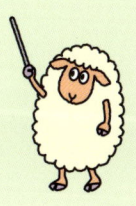

クリニカルパス項目【2】

経過	手術前日	手術当日
		手術前
アウトカム	手術に臨むための身体的・精神的準備ができている	
検査		
処置	術前マーキング	血管確保 尿道カテーテル留置 更衣 術後ベッド準備（除圧マット）
薬剤	自己管理薬の一時預かり	麻酔科指示薬の内服 補液 抗菌薬投与（30分前）
リハビリ		
安静・清潔	爪切り 洗髪 全身清拭	
食事・排泄	麻酔科医の指示により絶飲食	絶飲食
観察	バイタルサイン 一般状態 ▶1 **不安言動・表情・睡眠状況** 皮膚状態	バイタルサイン 水分出納（輸液量・尿量）
指導・説明	手術前オリエンテーション 必要物品の最終確認 同意書確認 ▶2 **褥瘡予防説明**	

手術当日
手術後
バイタルサインに異常がなく，合併症の徴候がない
X線
患肢挙上 ドレーン管理 補液 硬膜外チューブ管理 酸素投与 フットポンプ
補液 抗菌薬 鎮痛薬（持続硬膜外注入・坐薬・ペンタジン®筋注・ロピオン®点滴） ※喘息患者は別指示
ベッド上 介助側臥位 ソフトブラウン架台挙上
許可後飲水・食事
バイタルサイン 麻酔覚醒状態 心電図モニター 疼痛 出血量（ドレーン・創部） 患肢の状態（運動・知覚・循環） 一般状態 皮膚状態（褥瘡好発部位含む）
術後面談

看護のポイント【2】

1 不安言動・表情・睡眠状況
→ **環境の変化に伴うせん妄のチェック**

- **なぜ必要？** 高齢者は認知症の既往がなくても，環境の変化に伴い一時的にせん妄状態となることがある
- **Point❶** ベッドからの転落などの事故防止に努め，患者の訴えに耳を傾け，環境に適応できるように援助する

#4-2 O-1, 9, 10 T-6, 7 E-3

2 褥瘡予防説明

- **なぜ必要？** 疼痛で体動困難となるため，褥瘡予防に努める
- **方法は？** 体圧分散マットを使用し，褥瘡好発部位（仙骨部・踵部など）に低摩擦フィルムを貼用する．褥瘡は殿部・仙骨部のみではなく，踵部に形成することも多いため，踵部の除圧に努める
- **セルフケア** 可能であれば患者自身でヒップアップするように説明し，定期的に行ってもらう

#4-1 O-1〜5, 7 T-1, 3, 4 E-2

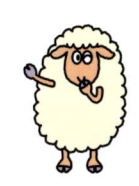

クリニカルパス項目【3】

経過	術後1日目	術後2日目	術後3日目	術後4〜7日目
アウトカム	合併症の徴候がなく安静度の拡大ができる			疼痛コントロールができ，リハビリに積極的に取り組むことができる
検査	CBC 下肢エコー		CBC Dダイマー CRP	CBC Dダイマー 生化学検査 CRP
処置	硬膜外チューブ抜去 創傷処置（適宜）──────────────────────────→ 抜糸 尿道留置カテーテル抜去 弾性ストッキング装着（2週間）──────────────→	ドレーン抜去 ──────→		
薬剤	抗菌薬点滴 ──────────────→ 抗凝固薬（注射・内服）開始 ─────────────→ 鎮痛薬内服開始，坐薬頓用 持参薬再開（抗凝固薬は指示による）─────────→			
リハビリ	足趾・足関節運動 ──────────────────→ 大腿四頭筋等尺訓練 ────────────────→		▶②理学療法開始 ─────→ （ベッドサイドで）　　（リハビリ室で）	
安静・清潔	▶①端座位〜歩行器歩行 ──────────→ 両松葉杖歩行 全身清拭 ────────────────────→			
食事・排泄	全粥〜一般食 トイレで			
観察	バイタルサイン ─────────────────→ 疼痛 ───────────────────────→ 出血（ドレーン性状・量）─────→ 創状態（発赤・腫脹・熱感・滲出液）────────→ 患肢の状態（運動・知覚・循環）──────────→ 一般状態 ───────────────────→ 皮膚状態（褥瘡好発部位含む）──────────→			
指導・説明				

看護のポイント【3】

1 端座位〜歩行器歩行 → 安静度の拡大

- ●**いつから離床可能？**　骨接合術後は荷重の制限はなく，翌日から疼痛に応じて離床可能である
- ●**方法は？**　高齢者が多いため，入院前のADL（もともと歩行していなかった，杖を常用していた）を十分考慮し，患者の状態に合わせ，無理なく安静拡大していく
- ●**どのように進める？**　通常，下肢手術後は車椅子→歩行器→両松葉杖→片松葉杖→ステッキへと移行するが，もともとステッキやシルバーカーを使用していた高齢者は，歩行器からステッキやシルバーカーへ移行することもある

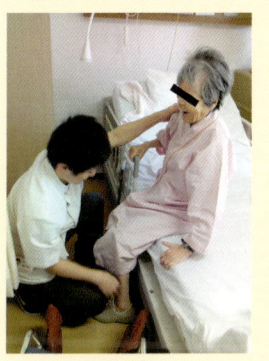

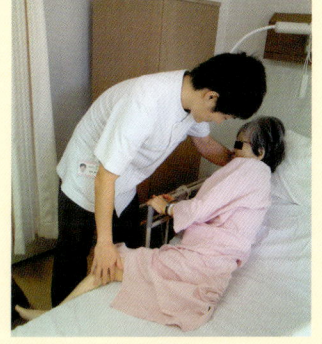

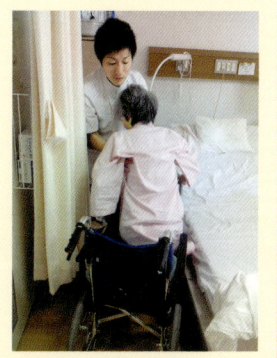

端座位　　　　起き上がり　　　　車椅子移乗

注意！ 術前のベッド上安静の期間が長いと，術後初めての端座位時に気分不良を起こすこともあるため注意する

2 理学療法開始 → 早期リハビリ　　　　#8 O-3, 4　T-1　E-1, 2

- ●**なぜ必要？**　筋力低下を予防するため，術後3日目から，患者の状態に応じて理学療法士によるベッドサイドリハビリを開始する
- ●**本格的なリハビリは？**　術後7日目から，リハビリ室へ移動して開始する

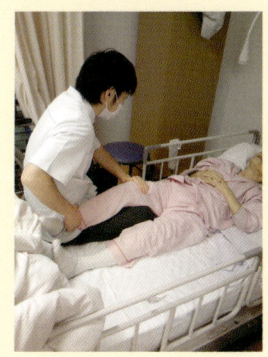

ベッドサイドリハビリ　　　リハビリ室での訓練

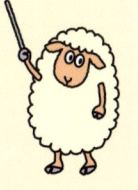

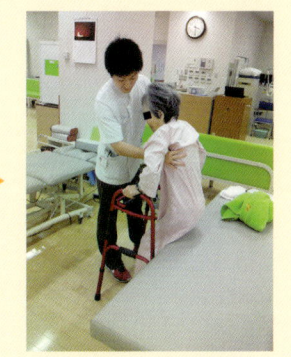

術後のせん妄

- ●高齢者のなかには，術後にせん妄を起こす患者がいる．せん妄の原因は手術によるストレス・手術中に使用される麻酔薬・術後に使用される鎮痛薬などといわれており，認知症とは区別される
- ●通常，数日でせん妄は治まるが，その期間は転倒・転落などの患者の安全上の問題に留意するとともに，精神的な慰安に努める
- ●家族が戸惑うこともあり，せん妄について十分説明し，安心してもらう

第1部　主な疾患とその看護　2 股関節〜大腿　A 大腿骨近位部骨折骨接合術

クリニカルパス項目【4】

経過	術後8〜14日目	術後15日目〜
アウトカム	疼痛コントロールができ，リハビリに積極的に取り組むことができる	
検査	X線 　　　　　　　　　　　　　　　　　　　　生化学 　　　　　　　　　　　　　　　　　　　　CRP ※7日目Dダイマー10以上のとき，14日目に再検 ※Dダイマー13以上 or DVTあれば下肢エコー再検	
処置	創傷処置（適宜）──────→ 抜糸 弾性ストッキング装着（2週間）──────────→	
薬剤	抗凝固薬（注射・内服） 鎮痛薬内服適宜	
リハビリ	足趾・足関節運動 ──────────→ 大腿四頭筋等尺訓練 ─────────→ 理学療法 ─────────────→	▶**2** 地域包括ケア病棟 または 後方支援病院へ
安静・清潔	両松葉杖歩行 ──────→ 片松葉杖歩行 シャワー浴（抜糸後）	
食事・排泄	一般食 トイレで	
観察	バイタルサイン 疼痛 創状態（発赤・腫脹・熱感・滲出液） 患肢の状態（運動・知覚・循環） 皮膚状態（褥瘡好発部位含む）	
指導・説明	▶**1** 転倒・転落予防の説明・指導　　　転棟説明 　　　　　　　　　　　　　　　　　　退院指導	

看護のポイント【4】

1 転倒・転落予防の説明・指導
#9 O-1〜7 T-1〜5 E-1, 2

- **なぜ必要？** 術後しばらくは看護師の見守りのもとで移動するが，術後2週ごろから日中の歩行は歩行補助具を使用し自立する．この時期に転倒する患者が多いため，環境調整，履物の選択，適切な歩行補助具の提供，夜間の見守り援助に留意する必要がある

Point❶ 患者の「自立したい」という気持ちを尊重し，活動範囲を狭めることなく，転倒予防に努める

- **どんなときに転落？** 術後はベッド上で臥床している時間が多いため柔らかい褥瘡（体圧分散）マットを使用しており，浅く端座位をとっているときに，下肢の筋力低下のため中腰姿勢がとれず，ベッドから滑り落ちる患者もいる．できるだけ，深く座るように説明し，転落を防ぐ必要がある．

注意！ 夜間にトイレに行こうとして転倒する人が多い！

- **どう対応？** 患者の夜間の排尿パターンを把握し，排尿誘導をする
- **とくに気をつけるのは？** 睡眠薬を使用している患者，また，立位が安定しない患者は，自分で処理をしようとしたり，立ち上がったりする際，トイレ内で尻もちをつくことが多いので注意を要する！

Point❶ 履物の選択

- スリッパは滑りやすく，脱げやすいので，運動靴を履くように説明する

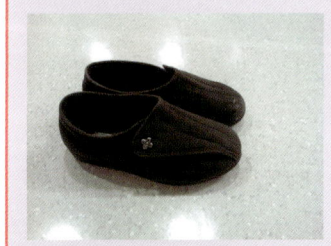

この運動靴は履き口が広く，マジックテープ®で固定するので，履きやすく脱ぎやすい

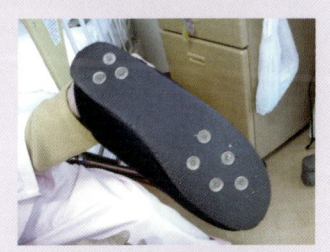

靴底にすべり止めもある

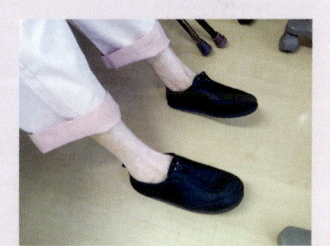

2 転院・転棟

- **なぜ必要？** 病院は現在機能分化しており，急性期病院（病棟）では，在院日数短縮のために，術後2週間程度でリハビリを目的として後方支援病院または地域包括病棟へ転院・転棟することが多い
- **何が必要？** 不安なく治療が継続できるよう，家族を含めて説明をするとともに，病院・病棟間の連携が必要となる
- **地域連携パス** 急性期病院から回復期病院を経て早期に自宅へ帰れるような診療計画を作成し，治療を受けるすべての医療機関で共有して用いるものである．内容は，施設ごとの診療内容と治療経過，最終ゴールなどを明示している

今後の転倒を防ぐために

- 一度転倒した患者は再度転倒しやすい．加齢に伴う下肢の筋力低下，関節可動域の低下，反射神経が鈍くなることが原因であり，持続的な運動が必要である
- 退院後，リハビリに通わない場合は，家庭でできるリハビリを続行する

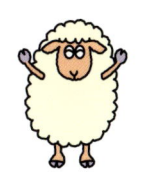

第1部 主な疾患とその看護　2 股関節〜大腿　A 大腿骨近位部骨折骨接合術

2 股関節～大腿　治療別のケア

B 人工股関節置換術（THA） 標準看護計画

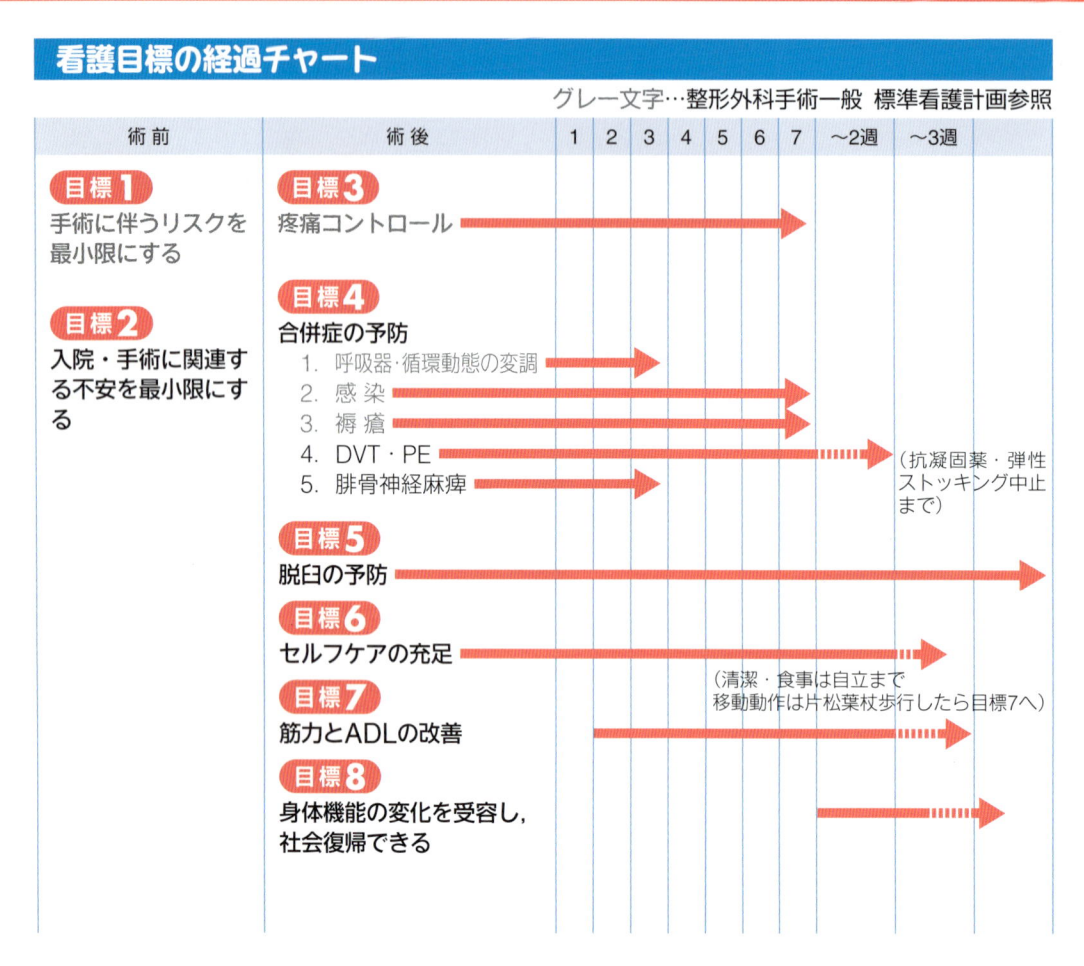

看護目標の経過チャート

グレー文字…整形外科手術一般 標準看護計画参照

術前	術後	1	2	3	4	5	6	7	～2週	～3週

目標1 手術に伴うリスクを最小限にする

目標2 入院・手術に関連する不安を最小限にする

目標3 疼痛コントロール

目標4 合併症の予防
1. 呼吸器・循環動態の変調
2. 感染
3. 褥瘡
4. DVT・PE
5. 腓骨神経麻痺

（抗凝固薬・弾性ストッキング中止まで）

目標5 脱臼の予防

目標6 セルフケアの充足

（清潔・食事は自立まで　移動動作は片松葉杖歩行したら目標7へ）

目標7 筋力とADLの改善

目標8 身体機能の変化を受容し，社会復帰できる

看護計画（術前）

アウトカム●手術に臨むための身体的・精神的準備ができている

#2 入院・手術に関連する不安

目標 入院・手術に関連する不安を最小限にする

- O-1 言動・表情
- O-2 術前面談についての理解度
- O-3 睡眠状態
- O-4 家族のサポート体制
- T-1 治療内容について，医師から十分説明が受けられるように配慮する
- T-2 不眠時は医師の指示薬を使用する
- T-3 医師の説明に対する理解度を把握し，不足している点があればわかりやすく補足説明する
- T-4 家族の支援をうながす
- T-5 必要時，MSWと連携を図る
- T-6 同じ手術をした患者を紹介し，術後の状態をイメージしてもらう

	T-7	スクリーニングシートを用いて退院支援の必要性をアセスメントする
	E-1	パスを用いて経過を説明する
	E-2	術前オリエンテーションおよび，訓練を行う（DVDの視聴，DVT・PEのパンフレットを用いて指導，筋力訓練指導，松葉杖歩行指導，術前オリエンテーションボードを用いて説明）
	E-3	術後合併症（肺合併症・腓骨神経麻痺・感染・褥瘡・転倒の危険性）とその予防法について説明する
	E-4	術後の禁忌肢位・脱臼予防肢位について指導する

看護計画（術後）

アウトカム 合併症の徴候がなく安静度の拡大ができる

#4-4 合併症（DVT・PE）の危険性 **目標** 合併症（DVT・PE）の予防	O-1	患肢の腫脹・圧痛の有無
	O-2	バイタルサイン
	O-3	Dダイマー・下肢エコー
	O-4	水分出納バランス
	O-5	DVT・PEの既往・肥満の程度
	T-1	異常時は医師にすみやかに報告する
	T-2	術当日（術後）〜術後1日目まで，フットポンプを行う
	T-3	両足趾・足関節の運動をうながす
	T-4	弾性ストッキングの装着
	T-5	指示された抗凝固療法を確実に行う
	E-1	異常徴候について説明し，症状出現時は看護師に知らせるように説明する
	E-2	フットポンプ・弾性ストッキングの必要性について説明する
	E-3	水分摂取の必要性を説明する
#4-5 合併症（腓骨神経麻痺）の危険性 **目標** 合併症（腓骨神経麻痺）の予防	O-1	母趾背屈状態，足趾運動状態，知覚障害の有無・程度
	O-2	挙上枕の圧迫の有無・肢位
	T-1	腓骨小頭の圧迫を避け，肢位調整を行う
	T-2	足関節以下の運動ができなくなったら，硬膜外注入をいったん中止する
	E-1	腓骨神経麻痺の症状と不良肢位について説明する
	E-2	異常を感じたら看護師へ知らせるように指導する
#5 脱臼の危険性 **目標** 脱臼の予防	O-1	肢位（外転中間位）が保持できているか
	O-2	禁忌肢位に対する理解度
	O-3	疼痛・腫脹・異常音・違和感の有無
	O-4	ADLの状況
	T-1	患肢の外転位を保持し，ソフトブラウン架台で挙上する
	T-2	介助側臥位時は，外転枕を使用し看護師2人で行う（SLRが可能になれば自力側臥位の指導をする）
	T-3	ADL拡大時は肢位が保たれているか確認する
	T-4	異常時はすみやかに医師に報告する

	E-1	脱臼を起こしやすい禁忌肢位を説明する（①内転・内旋位 ②股関節90°以上の屈曲を避ける）
	E-2	股関節の激痛・違和感・自動運動不能が生じたら，直ちに看護師に知らせるように指導する
	E-3	ADL拡大時はセルフケアの方法を指導する 〈歩行〉内旋しない・トイレは高い便座を使用する 〈更衣〉マジックハンドを用いての更衣を説明 　　　　ストッキングエイドを用いた靴下の着用方法を説明 〈入浴〉柄付きブラシを使用した足尖部洗浄の方法を説明 　　　　浴槽の入り方は，リハビリADL訓練で実施する
	E-4	床に落ちたものを拾うときは，看護師に知らせるか，マジックハンドを使用するように指導する
#6 セルフケア不足 **目標** セルフケアの充足	O-1 O-2 O-3 T-1 清潔 T-2 移動動作 T-3 排泄 T-4 食事 E-1 E-2	術前のADLの状態（清潔・移動・排泄・食事） 体動による疼痛や疲労の程度 術後のADLの自立状態 ①全身清拭：適宜 ②洗髪・足浴：適宜 ③初回シャワー時は，セルフケア状態に応じて援助を行う ④ベッドサイドでの口腔ケアの援助を行う ①適切な歩行補助具を選択する ②歩行が不安定なときは，看護師が付き添う ①尿道留置カテーテル抜去後は，トイレ移動への援助，または床上排泄の援助を行う ①術翌日〜：ベッド上長座位・ベッドサイド端座位が行えないときはセッティングを行う 術翌日〜：セルフケア能力に合った自立の方法を説明する できないことは，看護師に知らせるように説明する
#7 筋力低下と関節拘縮の危険性 **目標** 筋力とADLの改善	O-1 O-2 O-3 T-1 E-1 E-2	腫脹・熱感・疼痛の有無，程度（安静時，運動後） 筋力の程度，歩行状態 リハビリ室でのリハビリ状況 床上またはベッドサイドでの筋力訓練・歩行訓練を行う 理学療法士と情報交換を行う 筋力・歩行・ADL訓練の必要性，方法について説明する
#8 退院後の生活に対する不安 **目標** 身体機能の変化を受容し，社会復帰できる	O-1 O-2 O-3 O-4 O-5 O-6 O-7 O-8	不安内容 ADL状態 生活環境・自宅の準備（生活スタイル・職種） 日常生活における留意点の理解度 介護保険・福祉サービスの使用状況，希望の有無 家族のサポート体制 階段昇降，屋外歩行練習状況 浴槽指導・和室動作の進行状況

- T-1　自宅生活環境の調整を行う
- T-2　試験外泊・外出を設定し評価を行う
- T-3　ケアカンファレンスに参加し，情報を交換する
- T-4　必要時，家族・理学療法士・MSWとの連絡調整をする
- E-1　退院時パンフレットを使用し，退院指導を行う
- E-2　必要に応じて家族へも注意事項を説明する

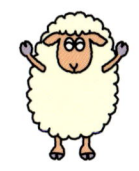

2 股関節～大腿　治療別のケア

B 人工股関節置換術（THA）

クリニカルパス項目【1】

経過	入院～	手術前日
アウトカム	手術に臨むための身体的・精神的準備ができている	
検査	入院セット 　CBC・生化学検査・感染症 　PT・APTT Dダイマー・CRP 尿検査・胸部X線 呼吸機能検査・下肢エコー 金属アレルギー（必要時）	CBC（自己血準備時） クロスマッチ（同種血準備時）
処置	ネームバンドの装着 必要時同種血輸血準備	術前マーキング
薬剤	持参薬の確認 術前中止薬の確認	自己管理薬の一時預かり
リハビリ	術前リハビリ 松葉杖での歩行訓練	
安静・清潔	安静度制限なし シャワーまたは入浴	シャワーまたは入浴 ▶5 爪切り
食事・排泄	一般食（必要時治療食） ▶1 排便調整	麻酔科医の指示により絶飲食
観察	バイタルサイン 現病歴・既往歴 身長・体重 アレルギーの有無 喫煙の有無 入院時スクリーニング（介護度・サービス利用状況・キーパーソン） ▶2 生活環境調査（家屋状況） 症状（疼痛・腫脹・可動域・下肢長） 歩行状態	バイタルサイン 一般状態 不安言動・表情・睡眠状況 皮膚状態
指導・説明	入院時オリエンテーション 入院診療計画書説明 人工関節についてのDVD視聴 パス説明 必要物品の確認 ▶3 術前面談 手術室看護師の術前訪問 DVT予防指導（パンフレット） ▶4 術前指導	手術前オリエンテーション 必要物品の最終確認 同意書確認 褥瘡予防説明

パスと看護のポイント

看護のポイント【1】

1 排便調整
- ●**必要の有無は？** 術後は，翌日から離床できるので，術前に必ず便処置をしなくてもよい
- ●**THA予定で下痢や便秘傾向にある場合** 術中に便失禁してしまうと術野の清潔保持が難しくなるので，前日に坐薬や浣腸を使用し便処置をしておく

2 生活環境調査　　　　　　　　　　　　　　　　　　　　　#2 O-4 T-5, 7 E-4
- ●**なぜ必要？** THAを受けた場合，人工関節への負担軽減や脱臼予防のために，洋式の生活を推奨する．場合によっては自宅改修が必要になる場合もあるため，準備を整えておくことがスムースな退院へとつながる
- ●入院時から生活環境の把握をしておき，必要時は介護保険の申請をすすめておく

3 術前面談 → 職業・社会復帰への意思確認　　　　　　　#2 O-4 T-5, 7 E-4
- ●**なぜ必要？** THA術後は，脱臼予防のために注意すべき肢位があり，職業によってはその特徴を踏まえた訓練が必要となるが，手術を受ける患者は術後の行動の制限をイメージしていない場合がある．術前から職業・仕事内容・社会復帰への意思を確認し，術後に注意が必要であることを話しておくことは大切である

4 術前指導　　　　　　　　　　　　　　　　　　　　　　#2 O-2 T-1, 3 E-1, 2, 4
- ●**なぜ必要？** THAは今までの痛みからの解放と，QOLの向上を目的とした手術である．術後経過を良好にするためには，術前から脱臼予防や感染予防についての意識付けが必要となる
- **Point❶** とくに術後早期は，脱臼のリスクが高い．術前から脱臼肢位や脱臼予防の動作を理解しておくことが必要になる

筋力訓練	●痛みによる筋力低下に加えて，術後は筋肉を切開するためさらに筋力が低下する ●筋力訓練を術後早期から開始する必要があることを説明しておく
脱臼肢位	●股関節の内転・内旋位 ●股関節の過度の屈曲
側臥位	●股関節が内転しないように，側臥位時には大腿の間に枕を挟み，ある程度の筋力を獲得するまでは看護師の介助で側臥位になる必要があることを説明しておく ●筋力獲得の目安として，SLRが可能かを1つの目安にする
起き上がり	●従来の習慣で，側臥位から起き上がる場合があるが，脱臼肢位をとりやすいので，しばらくは電動ベッドのギャッチアップ機能を使用するように説明しておく
術前必要物品	●前屈位を制限するため，マジックハンド・靴べら・入浴用の柄付きブラシを準備しておくと便利である

5 爪切り → 清潔セルフケア
- ●**なぜ必要？** 術前から股関節の屈曲制限があり，足先まで手が届かないことがある．患者に確認し爪切りや足尖部の洗浄の介助を行う

クリニカルパス項目【2】

経過	手術当日	
	手術前	手術後
アウトカム	手術に臨むための身体的・精神的準備ができている	バイタルサインに異常がなく，合併症の徴候がない
検査		CBC X線
処置	血管確保 尿道カテーテル留置 　（通常は手術室入室後） 更衣 ▶1 **電動ベッド準備**	▶2 **ソフトブラウン架台での患肢挙上** ドレーン管理 補液 硬膜外チューブ管理 酸素投与 フットポンプ
薬剤	麻酔科指示薬の内服 補液 抗菌薬投与（30分前）	輸血（自己血・同種血） 補液 抗菌薬 鎮痛薬（持続硬膜外注入・坐薬・ペンタジン®筋注・ロピオン®点滴） ※喘息患者は別指示
リハビリ		
安静・清潔		ベッド上 ▶3 **介助側臥位** ソフトブラウン架台挙上
食事・排泄	絶飲食	許可後飲水・食事
観察	バイタルサイン 水分出納（輸液量・尿量）	バイタルサイン 麻酔覚醒状態 心電図モニター 疼痛 出血量（ドレーン・創部） 患肢の状態（運動・知覚・循環） 一般状態 皮膚状態（褥瘡好発部位含む）
指導・説明		術後面談

看護のポイント【2】

1 電動ベッド準備

#5 O-1〜3

- **なぜ必要？** 術後，座位になるときは，股関節を内転しないような注意が必要である．可能であれば電動ベッドを準備し，ギャッチアップ機能を利用すると安全に座位をとることができる

2 ソフトブラウン架台での患肢挙上 開始

#5 O-1〜3 T-1

- **なぜ必要？** 術後の安静と腫脹の軽減のため
- **方法は？** 股関節が20°程度屈曲位の挙上枕（ソフトブラウン架台）で術後〜1週間は挙上を行う．その後1〜2週間は夜間だけ挙上する

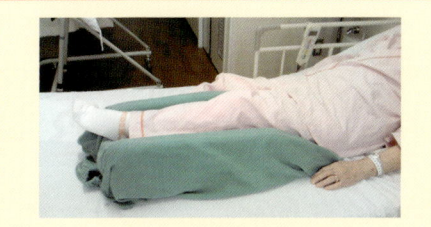

3 介助側臥位

#5 O-1〜3 T-2

- **なぜ必要？** 脱臼予防のために股関節が内転しないように術後から介助側臥位を行う
- **方法は？** 施設によって異なるが，安全に側臥位へと体位変換するために外転挙上枕を使用する

Point❶ 術直後は創痛も伴うために看護師2人で行う

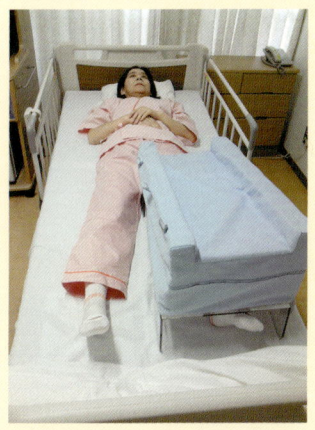

①外転挙上枕をセッティングする 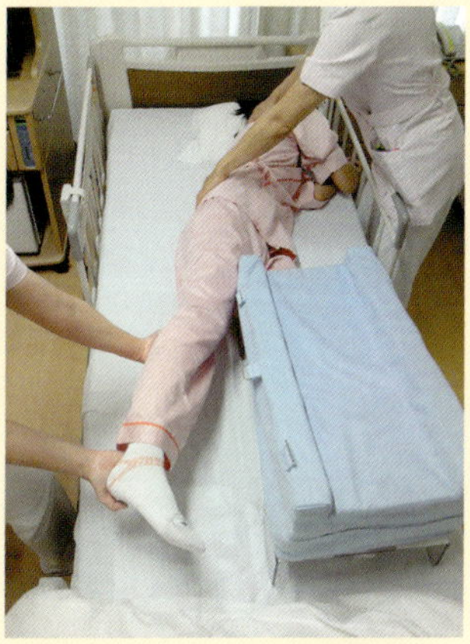　②看護師2人で患肢と体幹を持つ 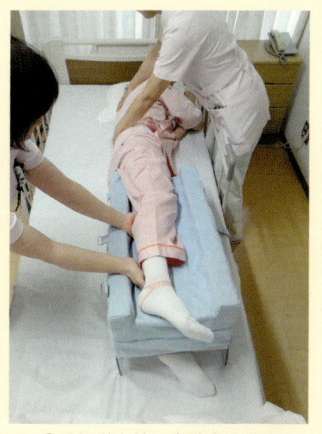　③外転挙上枕に患肢をのせる

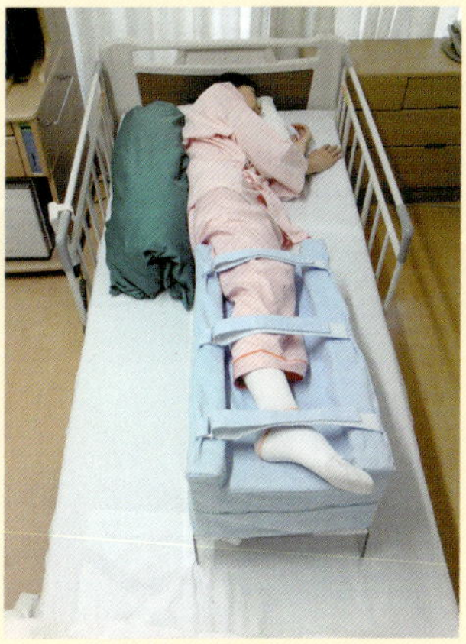

④背部に枕を設置して完了

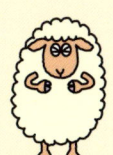

注意！ 開排制限

- **どんな状態？** 術前，股関節の変形拘縮が強く，股関節の外転が十分できなかった患者は，外転挙上枕での側臥位が困難なことがある
- **どう対応？** その場合は下肢枕を使用し側臥位を行う

Point❶ 筋力が回復していない時期は，患肢が枕から落ちないように注意する

クリニカルパス項目【3】

経過	術後1日目	術後2日目	術後3日目	術後4〜7日目
アウトカム	合併症の徴候がなく安静度の拡大ができる			疼痛コントロールができ，リハビリに積極的に取り組むことができる
検査	CBC 下肢エコー		CBC Dダイマー CRP	CBC Dダイマー 生化学 CRP
処置	硬膜外チューブ抜去 ▶1 **創傷処置（適宜）**――――――――――――――――――→ 抜糸 尿道留置カテーテル抜去 ▶2 **弾性ストッキング装着（2週間）**――――――――――――→ 　　　　　　　　　　　ドレーン抜去――→			
薬剤	輸血（自己血・同種血） 抗菌薬点滴――――――――――――――→ 抗凝固薬（注射・内服）開始――――――――――――――→ 鎮痛薬内服開始，坐薬頓用 持参薬再開（抗凝固薬は指示による）――――――――――→			
リハビリ	足趾・足関節運動――――――――――――――――――――→ 大腿四頭筋等尺訓練――――――――――――――――――→		理学療法開始 （ベッドサイドで）――→（リハビリ室で）	
安静・清潔	▶3 **端座位〜歩行器歩行**―――――――――――→ 両松葉杖歩行 全身清拭――――――――――――――――――――――→			
食事・排泄	全粥〜一般食 トイレで			
観察	バイタルサイン――――――――――――――――――――→ 疼痛―――――――――――――――――――――――→ 出血（ドレーン性状・量）――――――――→ 創状態（発赤・腫脹・熱感・滲出液）―――――――――→ 患肢の状態（運動・知覚・循環）―――――――――――→ 一般状態―――――――――――――――――――――→ 皮膚状態（褥瘡好発部位含む）――――――――――――→			
指導・説明	脱臼予防			

看護のポイント【3】

> **脱臼予防への意識付け** → **THAの看護のポイントは何といっても脱臼予防!!**
> - 手術前にあらかじめ脱臼予防について指導しているが，説明を聞くだけと術後に実際行うのとでは違うことが多い
> - 何度も繰り返し説明するとともに，看護師の見守りのもとで実際に何度も実施して動きを意識付けていく　　#5 O-1〜4 T-1〜4 E-1〜4

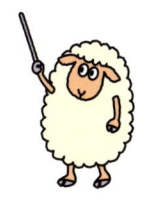

1 創傷処置
- 考え方はTKAに準じる
- **方法は？**　THAのガーゼ交換は，創が転子部にあるため側臥位の体位をとる．準備として，看護師2人で側臥位にする
- **注意!** 創部を露出するときに，パジャマ式ならばズボンを脱いだり，浴衣式ならば裾をまくったりするので，羞恥心に配慮する

2 弾性ストッキング装着　　#4-4 T-4 E-2
- 考え方はTKAに準じる
- **注意!** THAの場合，着脱時の過度な前屈位は後方脱臼のリスクが高まる．しばらくは介助が必要である
- ストッキングエイドを使用する方法もある

3 端座位〜歩行器歩行 → 安静度拡大　　#7 O-2 T-1 E-2
- **Point!** 安静度拡大の考え方はTKAと同様に制限はなく徐々に拡大していく
- **ゴール設定は？**　パスのゴールはT字杖だが，もともとシルバーカー歩行の場合ゴールはT字杖ではない．その人のもともとの歩行状態に合わせてゴール設定をしていく
- **ここに注目!**　筋力低下のため，ベッド上で患肢の移動ができないことがよくある．術後はとくに筋力低下に加え軟部組織の修復も十分ではないため，脱臼のリスクが高まる．肢位に注意し介助を行うとともに，筋力訓練をすすめていく．また，健側で支持をする移動方法を指導する　※参照：p.193
- **チューブ抜去予防**　術後2日間ほどはドレーンを挿入している．移動時はポシェット型のチューブ入れを使用するなどの工夫をしてチューブ抜去を予防する
- **注意!** 起立性低血圧による転倒
- 術後は貧血状態→移動動作がスムースでも貧血項目のデータが悪ければ起立性低血圧を起こす可能性がある！データが安定するまでは付き添い歩行を行う

セルフケア時の自助具　　#5 O-2 E-1, 3, 4
- THA術後，股関節を90°以上屈曲すると後方脱臼のリスクが高い．自助具を準備しておくと便利である　※参照：p.194

マジックハンド	床に落ちたものを拾ったり，ズボンの着脱時にあると便利．靴を履くときにも利用できる
柄付きブラシ	シャワー浴のとき足尖部の洗浄や背中の洗浄時に使用する
長めの靴べら	術後は患肢が腫脹することが多く，履き慣れた靴が入りにくいことがある．前屈位は禁忌なので靴を履くときに長めの靴べらがあると便利である

クリニカルパス項目【4】

経過	術後8〜14日目	術後15日目〜
アウトカム	疼痛コントロールができ，リハビリに積極的に取り組むことができる	
検査	X線 生化学 CRP ※7日目Dダイマー10以上のとき，14日目に再検 ※Dダイマー13以上 or DVTあれば下肢エコー再検	
処置	弾性ストッキング装着（2週間）─────────→	
薬剤	抗凝固薬（注射・内服）─────────→ 鎮痛薬内服適宜	
リハビリ	足趾・足関節運動 ─────────→ 大腿四頭筋等尺訓練 ─────────→ 理学療法 ─────────→	▶2 地域包括ケア病棟 または 後方支援病院へ
安静・清潔	両松葉杖歩行 ─────→ 片松葉杖歩行 シャワー浴（抜糸後）	
食事・排泄	一般食 トイレで	
観察	バイタルサイン 疼痛 創状態（発赤・腫脹・熱感・滲出液） 患肢の状態（運動・知覚・循環） 皮膚状態（褥瘡好発部位含む）	
指導・説明	▶1 退院指導　　　　　　　　　　転棟説明	

看護のポイント【4】

1 退院指導　　　　　　　　　　　　　　　　　　　　　#8 O-1〜8 T-1〜4 E-1, 2

試験外泊
- **なぜ必要？**　入浴やトイレでの動作・居室での立ち座りなど，困ることがないように退院前に確認しておく必要があるため，退院前に一度自宅へ外泊することをすすめる

自宅改修・日常生活の自助具の準備
- **自宅改修の例**　手すりの設置・洋式便座への変更・玄関の段差解消など
- **自助具の例**　股関節に負担がかからない日常生活用品（シャワーチェア・ストッキングエイド・マジックハンドなど）を準備する

Point❶ 人工股関節の耐用年数は20年程度といわれている．できるだけ長持ちするよう，股関節に負担のかからない生活が送れるようにアドバイスする

体重管理
- **なぜ必要？**　人工股関節を長持ちさせるためにも適切な体重管理が必要になる
- **BMI30を超えている場合**　栄養士の栄養指導を考慮する

感染管理
- **なぜ必要？**　退院後も，人工関節感染について注意が必要
- **アドバイスは？**　すり傷をつくったら医師に相談すること，術前と同様に，感染性疾患（虫歯や歯槽膿漏，膀胱炎など）に罹患したら早めに治療することをすすめる

人工関節LIFE → 定期的な受診が必要！
- **頻度は？**　退院後は3カ月に1回受診し，その後は半年に1回の受診をすすめる
- **何を調べる？**　X線撮影で緩みや摩耗がないかを調べ，ROMをチェックする

脱臼予防 → 以下の動作は避けるよう指導
- 足を組む　● 足をひねる　● 低い椅子やソファに深く腰掛ける　● ジャンプ
- 過度の股関節屈曲・内転・内旋・伸展（そらせる動作）　● 重い物（20kg以上）を持つ

スポーツ
- **できること**　日常生活以外の運動は筋力の維持にもつながるため，ウォーキング・ゴルフ・水泳（平泳ぎ以外）などのスポーツは許可する
- **できないこと**　人工関節に負担がかかる激しいスポーツ（サッカー・バスケットボール）は控えるよう説明する

2 転院・転棟
- **なぜ必要？**　病院は現在機能分化しており，急性期病院（病棟）では，在院日数短縮のために，術後2週間程度でリハビリを目的として後方支援病院または地域包括ケア病棟へ転院・転棟することが多い
- **何が必要？**　不安なく治療が継続できるよう，家族を含めて説明をするとともに，病院・病棟間の連携が必要となる

脚長差
- 手術を行うことによって脚長差は少なくなるが，それまでの脚長差がある状態での歩行に身体が慣れているために，術後はかえって歩行がしづらく感じることがある
- リハビリの過程において，補高靴を着用し，徐々に高さを低くしていき，慣れるようにしていく

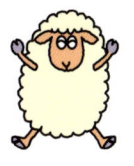

3 肩関節〜上肢 病態生理

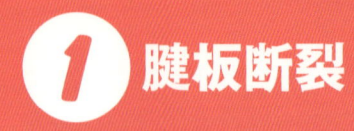

1 腱板断裂

どんな疾患？

[肩関節のしくみ]

- 肩関節は，肩甲骨，鎖骨，上腕骨の3つの骨で構成され，鎖骨のみを介して体幹と連結されています．人体の中で最も大きな可動域を持っており，これらが連動することで肩はスムースに動きますが，その機能は筋や腱など骨以外の要素に大きく依存しています．

- 狭義の肩関節である肩甲上腕関節は，肩甲骨関節窩と上腕骨頭で構成されます．上腕骨頭に対して受け皿である関節窩の大きさが小さく，骨の形態による安定性が低いため，腱板，靱帯，関節包，関節唇が上腕骨頭を包み込んで支えることによって関節を安定化させています．

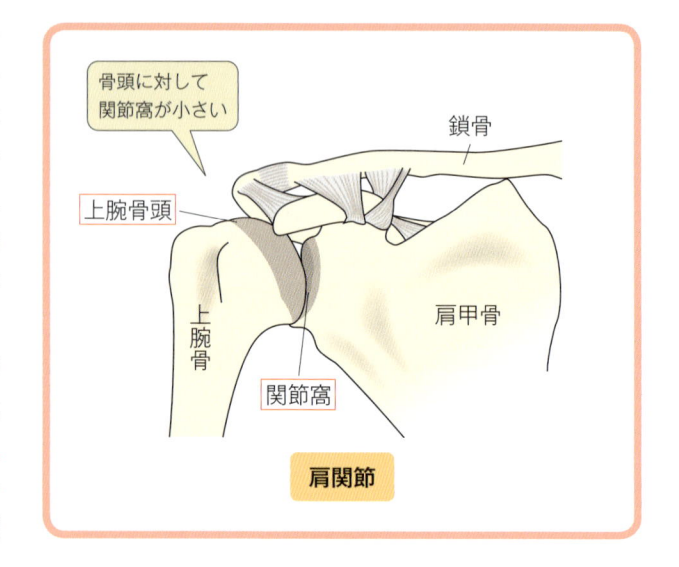

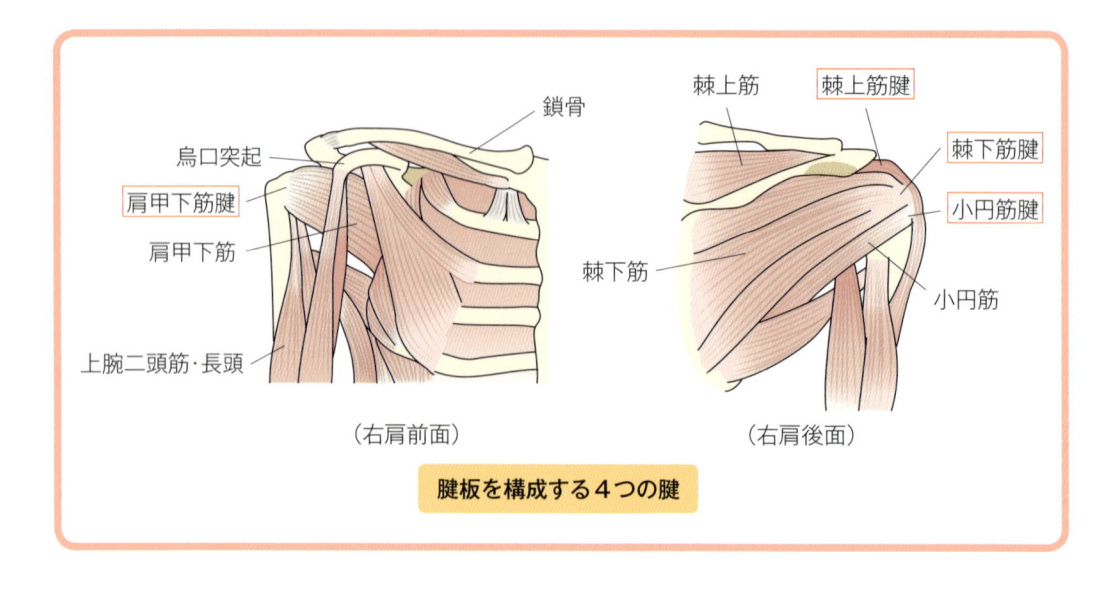

- 肩の機能において，とくに重要な役割を果たしているのが，棘上筋腱・棘下筋腱・小円筋腱・肩甲下筋腱の4つの腱からなる腱板で，関節包や靱帯と連結して一体の板状となって関節を包み込んでおり，上腕骨頭が関節窩に接してスムースに回転するのを助けます．

肩関節（骨頭に対して関節窩が小さい／上腕骨頭／上腕骨／鎖骨／肩甲骨／関節窩）

腱板を構成する4つの腱
（右肩前面）鎖骨／烏口突起／肩甲下筋腱／肩甲下筋／上腕二頭筋・長頭
（右肩後面）棘上筋／棘上筋腱／棘下筋腱／小円筋腱／棘下筋／小円筋

90

[発生のしくみ]

- 腱板断裂の好発部位は棘上筋腱です．この腱は肩峰と烏口突起の間にある烏口肩峰靱帯の下（烏口肩峰アーチ）にもぐり込むように動きます．腱板表面と繰り返しこすれ合うことで腱板が変性し，徐々にすり切れて断裂を起こしていきます（変性断裂）．長年にわたる肩を上げ下げする作業など，繰り返し肩へ負担をかけたことが主な原因です．
- 気づかないうちにいつの間にか変性断裂を起こしていることが多く，使い過ぎなどをきっかけに痛みが出てきたりします．
- 転倒・転落などの外傷で，急に肩に強い衝撃が加わった場合，変性した部分が新たに断裂を起こしたり，すでにあった変性断裂が拡大したりして，激しい痛みとともに挙上困難となります．

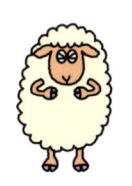

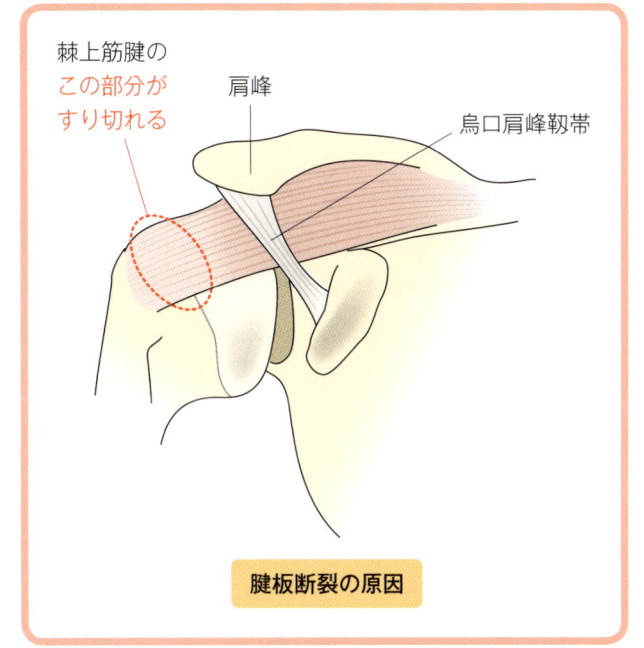

棘上筋腱のこの部分がすり切れる／肩峰／烏口肩峰靱帯

腱板断裂の原因

[分類]

断裂の範囲	断裂の大きさ	断裂の形態
●完全断裂（全層に及ぶ） ●不全断裂（一部連続性あり）	●小断裂（径1cm未満） ●中断裂（径1～3cm未満） ●大断裂（径3～5cm未満，2腱以上に及ぶ） ●広範囲断裂（径5cm以上，一次修復困難）	●前方L型 ●後方L型 ●U型　など

[症状]

運動時痛	肩を上げ下げする際の痛み
ひっかかり感	運動時にひっかかって軋轢音がする
夜間痛	睡眠時に痛みで目が覚める
筋力低下	物を持ち上げにくい，長時間の運転がつらいなど
可動域制限	時間経過とともに関節が固くなって拘縮が起こる

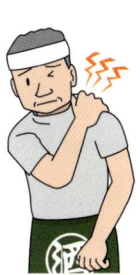

診断〜治療法決定のながれ

[診断]

理学所見
- 視診：筋萎縮の有無，肩動作時の観察
- 可動域検査：関節拘縮の有無
- 疼痛誘発テスト：インピンジメント徴候
- 筋力テスト

X線・CT撮影
- 骨の評価を行う．骨頭の位置，関節症性変化や骨棘の有無などをみる

超音波検査
- 腱板断裂を確認することができる．肩を動かしながら動的に観察することが可能

MRI
- 腱板断裂だけでなく，筋萎縮や脂肪変性，炎症の程度など，さまざまな情報を得ることができるため不可欠の検査

肩関節造影
- 以前は診断に欠かせなかったが，現在はMRIがあるため，ほとんど行われない

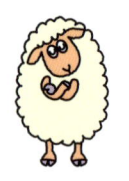

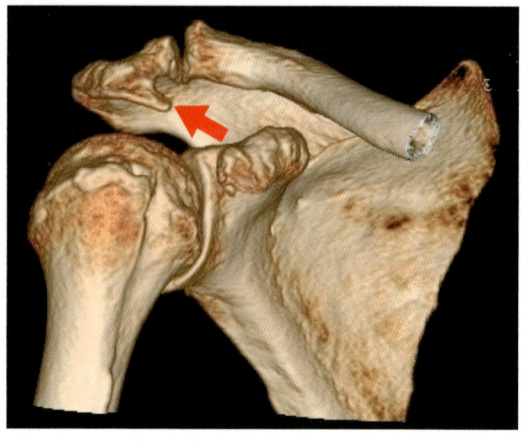

肩峰に骨棘の形成がみられる（矢印）

CT

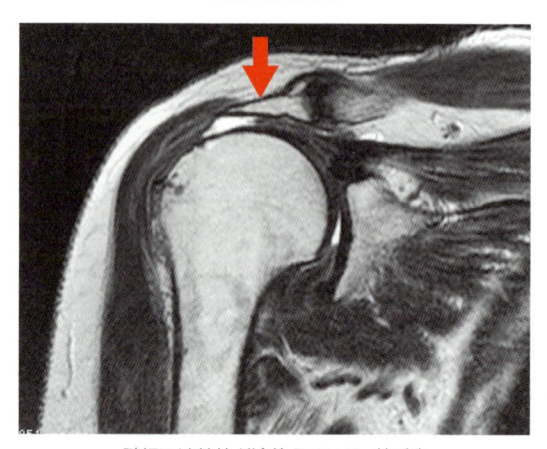

腱板の連続性が途絶えている（矢印）

MRI

[治療法]

痛みが軽度で機能障害が少ない → 保存療法 → 痛みや機能の改善がみられない → 手術療法

- 手術が必要な場合でも，仕事や家庭などの社会的事情や高齢者の全身状態などの理由により手術療法を選択できず，やむなく保存療法を継続することもあります．

どんな治療？

[保存療法]
- 急性外傷であれば1〜2週間の三角巾固定による安静
- 鎮痛薬・外用薬の処方
- 局所麻酔薬＋ステロイド，ヒアルロン酸の注入
- リハビリテーション

[手術療法]

腱板修復術 ➡治療別のケアはp.102

- 断裂した腱板を元の位置に戻し，上腕骨にアンカーを打って縫いつけます．主に鏡視下で行われます．

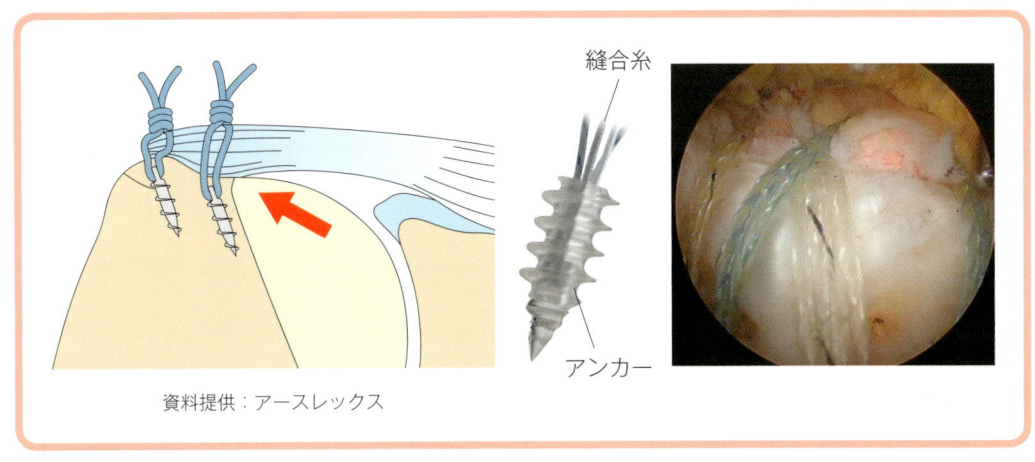

資料提供：アースレックス

術後の経過

- 装具固定：術後は肩外転装具を3～5週間装着します．肩を軽度外転位に保持することで腱板縫合部に緊張をかけないことが目的です．

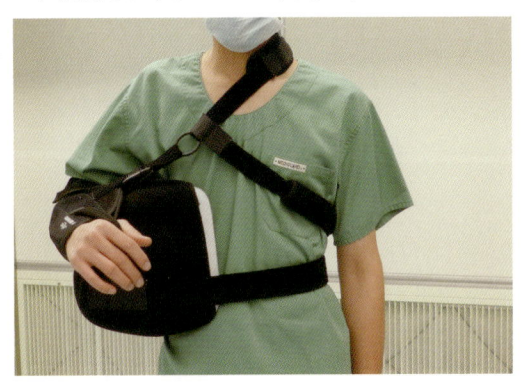

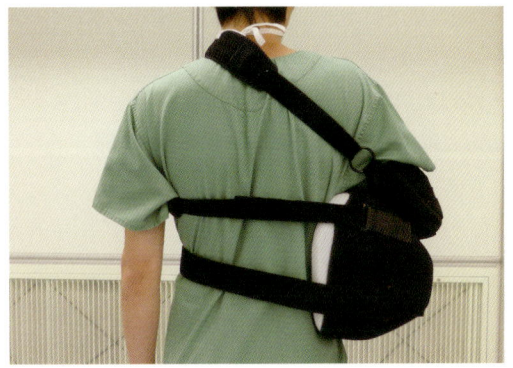

- リハビリテーション：術後2～3日から他動運動，術後3週ごろから自動介助運動，術後5週ごろから自動運動を開始します．その後も3～6カ月の機能訓練を行っていきます．

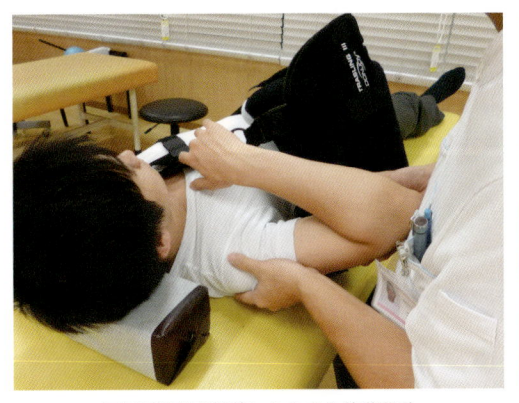

肩外転装具を装着したままの他動運動　　　自分の手で上肢を持ち上げて行う自動運動

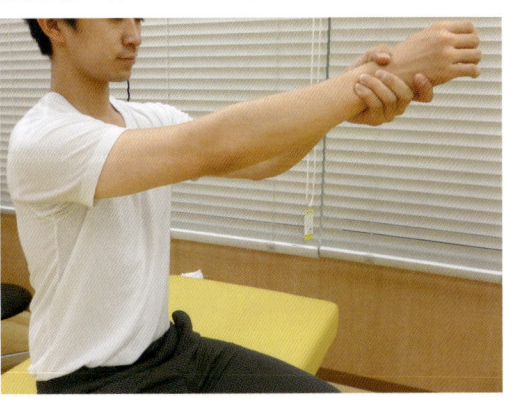

他動運動　　　**自動運動**

3 肩関節～上肢 病態生理

② 外傷性肩関節脱臼

どんな疾患？

[発生機序]

- 肩関節は他の関節に比べて最も脱臼しやすい関節で，その**ほとんどが前方への脱臼**です．転倒・転落・スポーツなどで転んだ際に後ろに手をついたり，急に腕を後ろに持って行かれたりした際に，上腕骨頭が肩甲骨関節窩から外れてしまうことで脱臼が起こります．

- 初回脱臼の際に，関節を支えている関節唇・靱帯・関節包などが損傷されてしまうため，**一度脱臼を起こすと肩関節の不安定性が残り**，しばしば脱臼を繰り返すことになってしまいます（**反復性肩関節脱臼**）．とくに若年者，男性，スポーツなどにより活動性の高い人は再発しやすいといわれています．

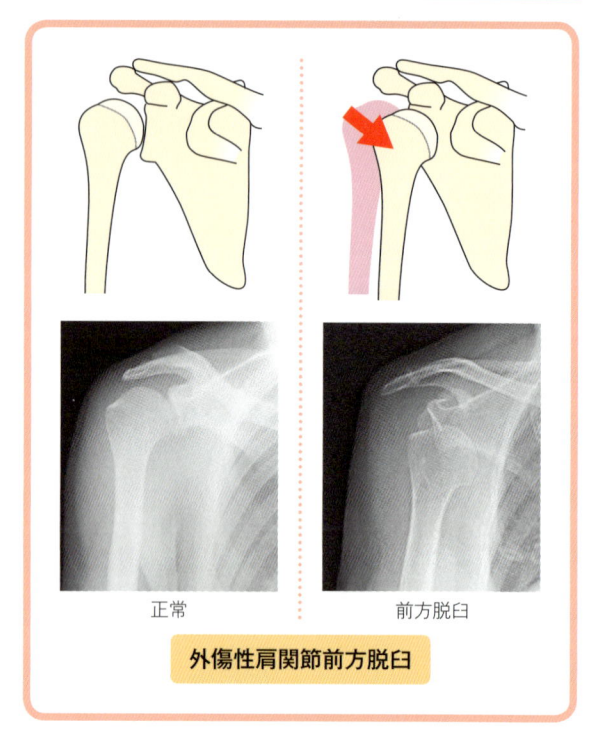

正常　　前方脱臼

外傷性肩関節前方脱臼

[症状]

- 初めての脱臼時は激痛のため，ほとんど肩を動かすことができません．早急に**脱臼整復**を行う必要があります．ただし，何度も脱臼を繰り返している人は，比較的容易に，あるいは自然整復されることが多いです．

- 脱臼を経験した後には，衣類の着脱・寝返り・後ろへ手を伸ばしたりするたびに"肩が外れそう"な**不安定感**が残ることがあります（**肩関節前方不安定症**）．

診断～治療法決定のながれ

[診断]

診察
- 徒手検査で肩関節の不安定性を確認する

X線・CT撮影
- 関節窩や上腕骨頭の骨傷を確認する

MR関節造影
- 関節内に造影剤を注入して撮影することで，損傷部位を正確に抽出できる

骨性バンカート損傷	関節窩の前下方の骨折
ヒル・サックス損傷	上腕骨頭後方の陥没

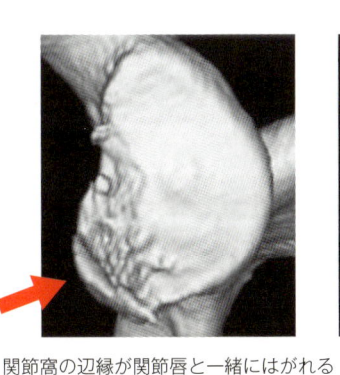

関節窩の辺縁が関節唇と一緒にはがれる

骨性バンカート損傷

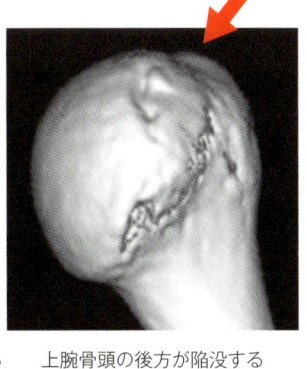

上腕骨頭の後方が陥没する

ヒル・サックス損傷

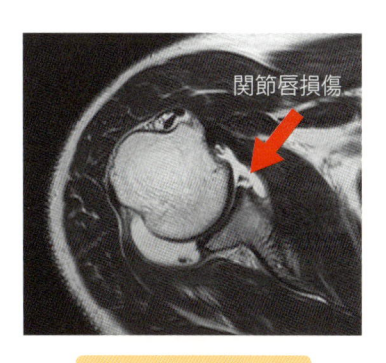

関節唇損傷

MR関節造影

[治療法]

脱臼整復 → 保存療法
- 肩外旋位で装具固定
- 装具療法ができない場合は三角巾固定

脱臼を繰り返す
肩の不安定感などの症状が持続
→ 手術療法

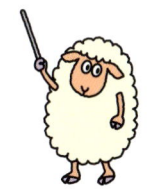

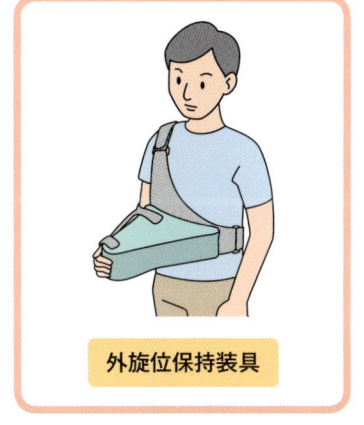

外旋位保持装具

どんな治療？

[手術療法]

- 以前は直視下手術が行われていましたが，近年は主に鏡視下手術が行われています．

鏡視下手術の利点
- 手術創が小さい（1cmの傷が3カ所程度）
- 術後の痛みが少ないのでリハビリ導入がスムース
- 筋肉への侵襲が少ないため，術後の筋力回復が早い

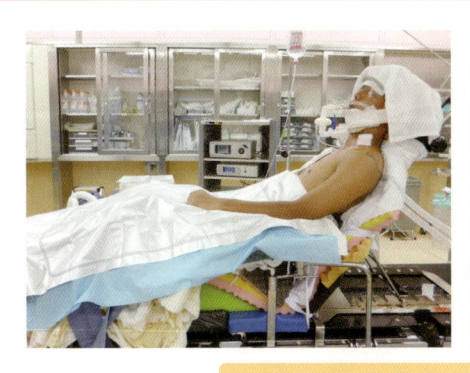

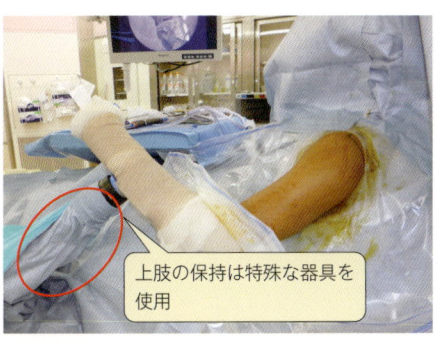

上肢の保持は特殊な器具を使用

鏡視下手術の体位（ビーチチェアポジション）

第1部 主な疾患とその看護　3 肩関節〜上肢　② 外傷性肩関節脱臼

95

鏡視下バンカート修復術 ➡**治療別のケアはp.110**

- 初回手術としては鏡視下バンカート修復術が選択されます．
- 関節窩の骨に糸の付いたアンカーを数個打ち込んで，損傷した関節唇（バンカート損傷）を縫合・固定します．

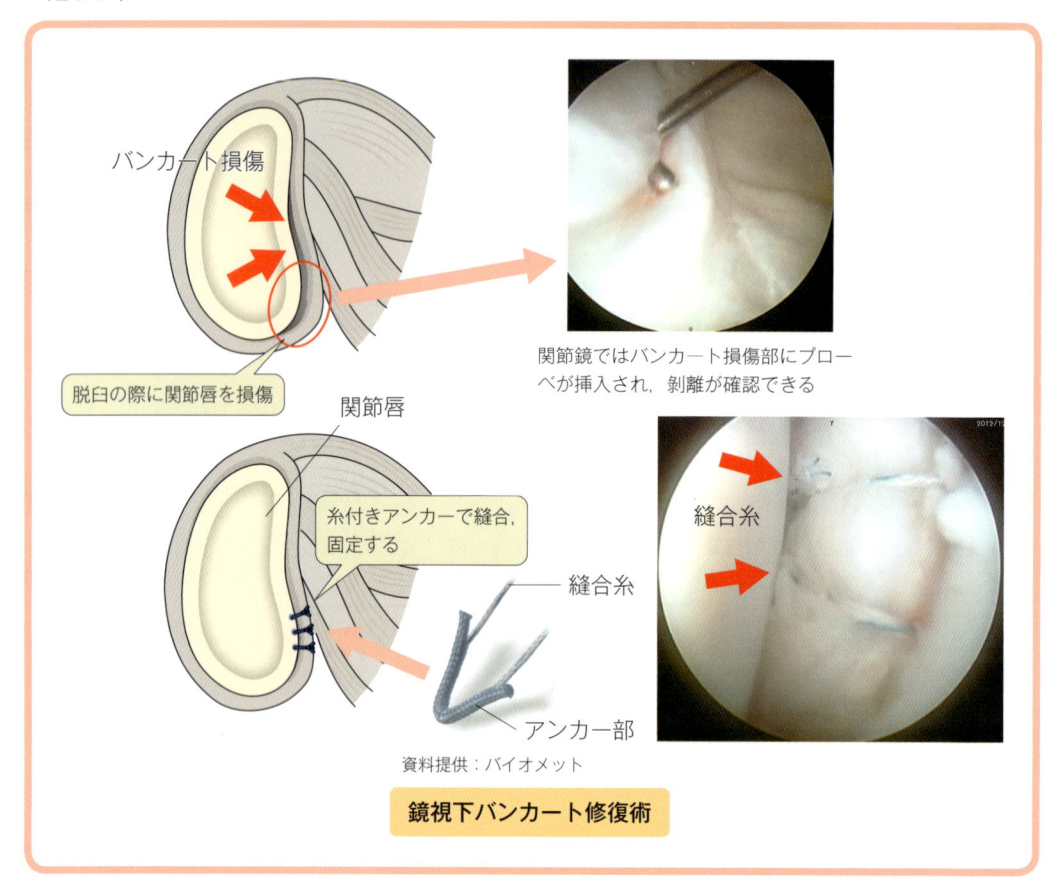

関節鏡ではバンカート損傷部にプローベが挿入され，剝離が確認できる

バンカート損傷
脱臼の際に関節唇を損傷
関節唇
糸付きアンカーで縫合，固定する
縫合糸
アンカー部
縫合糸

資料提供：バイオメット

鏡視下バンカート修復術

ブリストウ変法

- ラグビーや柔道などのコンタクトスポーツ（競技者間での接触を伴うスポーツ）選手の場合や，骨欠損の大きな場合，鏡視下バンカート修復術後に再脱臼した場合などに行う手術です．
- 肩甲骨の烏口突起を切り取って関節窩に移動・固定します．本来は直視下に行う手術ですが，最近では鏡視下でも行うようになってきています．

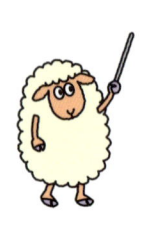

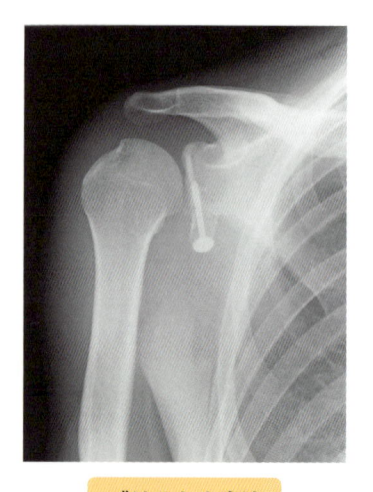

ブリストウ変法

3 肘部管症候群

どんな疾患？

[病態]
- 手指に走る橈骨神経・正中神経・尺骨神経のうち，尺骨神経が肘部で牽引もしくは圧迫を受けて神経麻痺を生じる病気です．

[原因]
- 肘の内側の骨の出っぱり（内側上顆）のすぐ後ろに骨と靱帯で形成された肘部管という神経が通るトンネルがあります．
- このトンネルが狭くゆとりがないことで慢性的な圧迫や引き伸ばしが加わると，ここを通る尺骨神経に容易に麻痺が生じます．

圧迫の原因
- 変形性肘関節症（加齢に伴う骨棘形成）
- 靱帯の肥厚
- ガングリオンなどの腫瘤による圧迫
- 幼少時のけが（脱臼や骨折）による肘の変形

[症状]
- 尺骨神経は小指と環指の一部の感覚と，指の伸展や開閉運動を支配しています．
- この神経が障害されると小指と環指の尺側（小指側）にしびれ感がまず起こります．初めのうちはしびれだけですが，だんだん触った感じが鈍くなっていく感覚障害が進行していきます．
- さらに運動神経が障害されると指の開閉ができなくなり，握力の低下が起こってきます．ボタンがかけにくい，箸が使いにくいといった細かい作業ができなくなり日常生活に影響が出ます．
- 第1背側骨間筋の萎縮が目立ち，環・小指のMP関節が過伸展し，PIP関節，DIP関節が屈曲位をとります．これをかぎ爪指変形といい，特徴的な所見です．

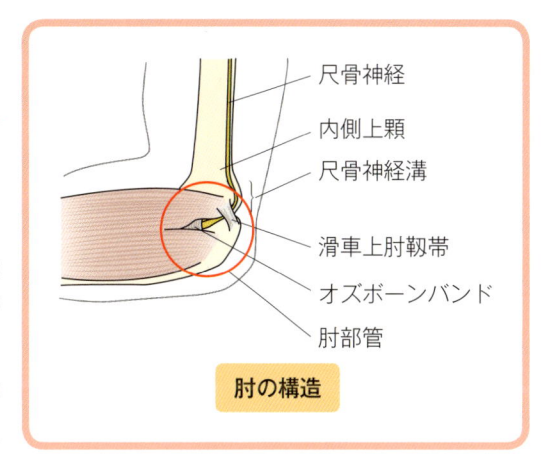

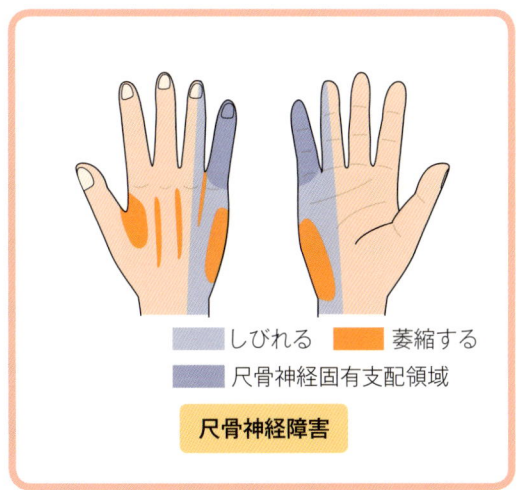

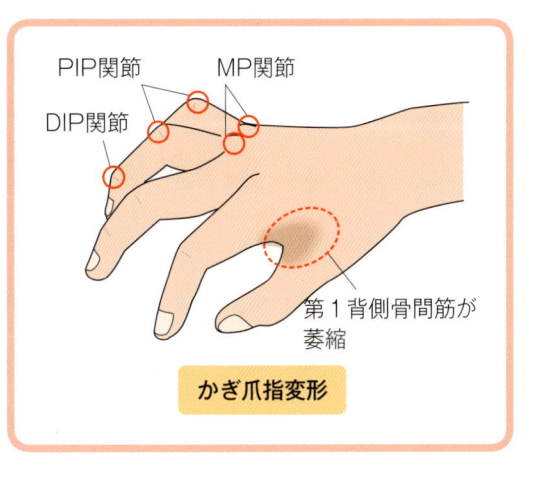

肘の構造
- 尺骨神経
- 内側上顆
- 尺骨神経溝
- 滑車上肘靱帯
- オズボーンバンド
- 肘部管

尺骨神経障害
- しびれる
- 萎縮する
- 尺骨神経固有支配領域

かぎ爪指変形
- PIP関節
- MP関節
- DIP関節
- 第1背側骨間筋が萎縮

診断～治療法決定のながれ

[診断]

診察

肘の内側の骨の出っぱりの後ろを軽く叩くと，小指と環指の一部にしびれや放散痛がある

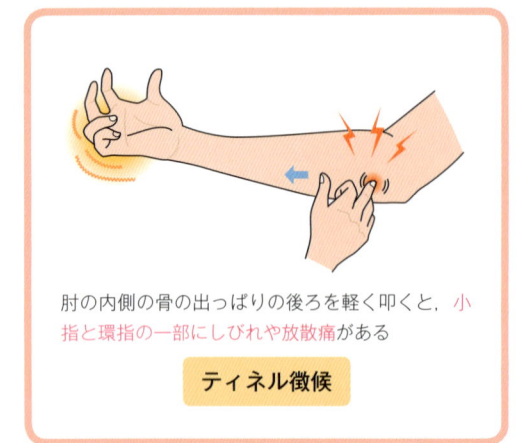

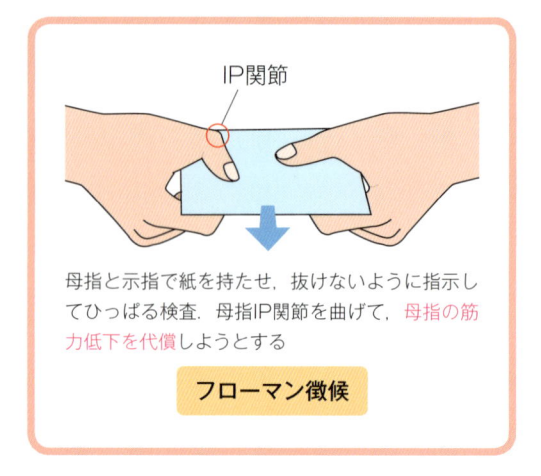

ティネル徴候

母指と示指で紙を持たせ，抜けないように指示してひっぱる検査．母指IP関節を曲げて，母指の筋力低下を代償しようとする

フローマン徴候

神経伝導速度検査
- 神経に皮膚の上から直接電気刺激を加えて，筋肉の反応をみる検査
- 筋肉の反応する時間が正常に比べて遅いと神経障害が診断でき，同時に圧迫部位が確定される

X線撮影
- 変形性肘関節症，肘の外反変形（肘部骨折の既往）がみられる

鑑別が必要な疾患
- 頸椎からの神経障害
- 胸郭出口症候群
- ギオン管症候群
- 糖尿病など内科的な病気による神経障害

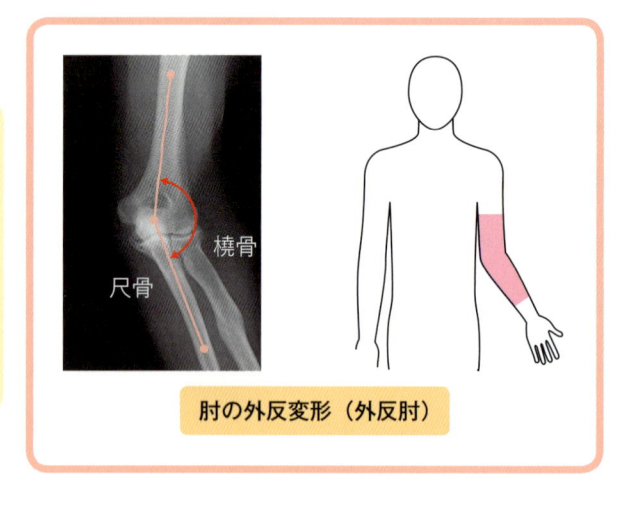

肘の外反変形（外反肘）

[治療法]

- 症状が軽く病気の進行が初期 → 保存療法
- 保存療法で効果がない → 手術療法
- 筋力の低下が著しい → 手術療法

- 神経が圧迫を受けている環境を長く置いておくと回復が望めないため，手術の適応となります．
- 肘部管症候群は保存療法が効かない場合が多く，手術療法が中心となります．
- 機能回復を目指すには手術の時期を逸することなく診断・治療を開始することが重要です．

どんな治療？

[保存療法]
- 肘の安静
- 消炎鎮痛薬・ビタミンB_{12}製剤の処方
- 局所への注射（ステロイドなど）

[手術療法]

肘部管開放術
- 尺骨神経の通っている道を切離して圧迫されている神経を開放する手術です．
- 圧迫されていた神経を回復させるため，神経に直接ステロイドを注入することもあります．

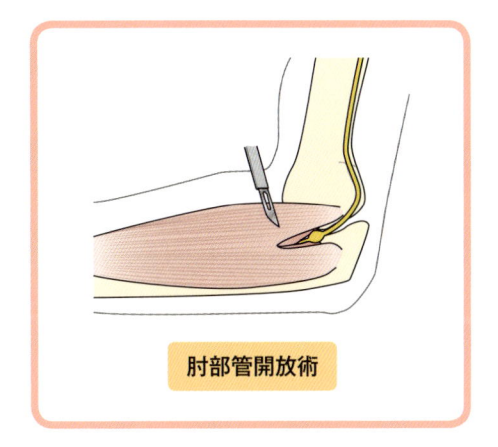

肘部管開放術

尺骨神経前方移行術
- 尺骨神経自体を前方に移動させ，近道を通らせることで，ひっぱりを緩める手術です．

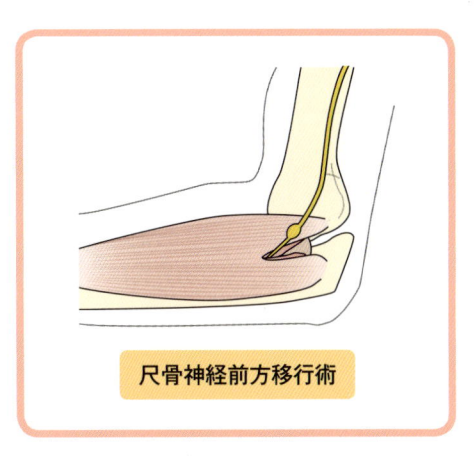

尺骨神経前方移行術

上腕骨内側上顆切除術 ➡治療別のケアはp.116
- 変形性肘関節症や外傷後の変形により出っぱった骨を削り，尺骨神経の圧迫を緩める手術です．

> いずれの手術も圧迫された神経の環境を変えることが目的です．
> 患者さんの状態により，上記の手術が組み合わせて行われます．

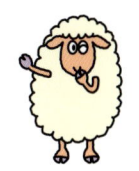

術後の経過
- 手術後に神経が回復するまでには時間がかかります．
- 手術前に神経がどの程度ダメージを受けていたか（知覚障害だけなのか，筋力低下もあるのか），どれくらい症状が長く続いていたのかにより，術後の回復具合も変わってきます．

3 肩関節〜上肢：病態生理

④ 橈骨遠位端骨折

どんな疾患？

[原因]

- 人は転倒するととっさに地面に手を着きます．そのときの手関節への介達外力によって生じる骨折が橈骨遠位端骨折です．
- 高齢女性と小児に多いのが特徴です．交通外傷やスポーツ中の事故で若年者に生じることもあります．
- 尺骨茎状突起骨折や手根骨の骨折を合併し，開放骨折や神経症状を伴うときもあります．

[症状]

- 手関節の変形（フォーク状変形）
- 骨折部の腫脹と圧痛

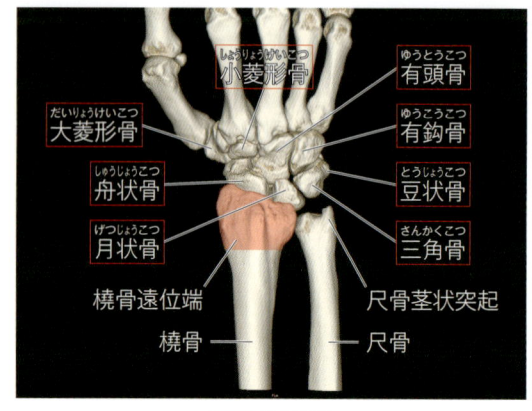

右手関節（背側から見たところ）
（□が手根骨）

骨折の種類

コレス骨折	骨折部遠位が背側に転位．転倒して掌をついた際に起こる
スミス骨折	骨折部遠位が掌側に転位．手関節を掌屈して転倒した際に起こる
バートン骨折	関節内骨折で手根骨とともに遠位骨片が転位．背側に転位しているものを背側バートン，掌側に転位しているものを掌側バートンという
骨端線離開	小児には，骨端線（骨端軟骨板）という骨の細胞がつくられている部位があり，構造的に弱い部分のため，骨折はこの骨端線のズレで起こる．手術のときなど，この部分をスクリューやワイヤーで貫くと成長障害が起こる

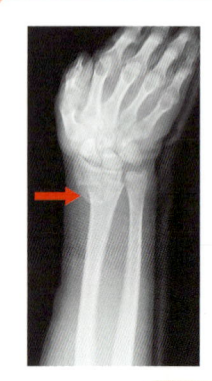

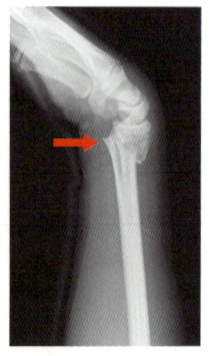

コレス骨折

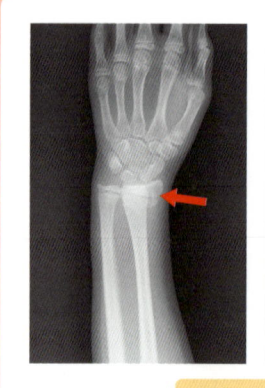

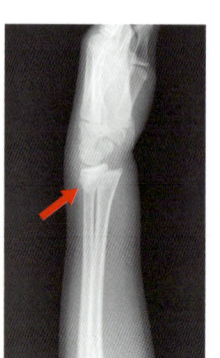

骨端線離開

診断～治療法決定のながれ

[診断]

X線撮影
- 正面，側面，斜位

CT撮影
- 関節内の骨折線を正確に把握するのに有用

[治療法]

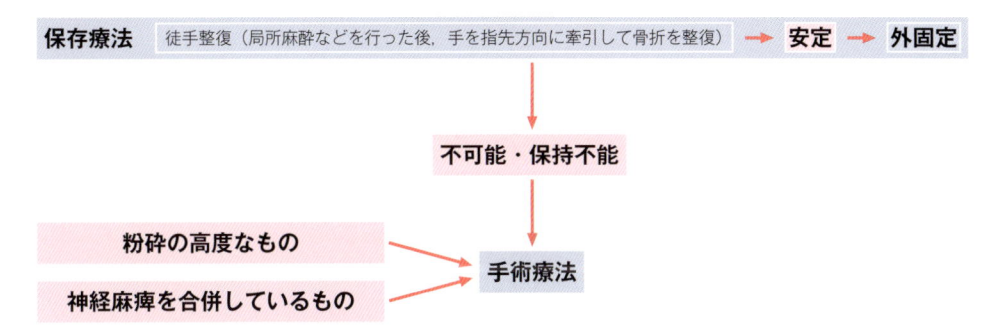

保存療法　徒手整復（局所麻酔などを行った後，手を指先方向に牽引して骨折を整復）→ 安定 → 外固定
　　　　　↓
　　　　不可能・保持不能
　　　　　↓
粉砕の高度なもの　　　　　　→ 手術療法
神経麻痺を合併しているもの　→

どんな治療？

[保存療法]

- 徒手整復後，肘下～手関節（MP関節）までをシーネまたはギプスで固定します．
- MP関節を含め，指先を動かせるようにし拘縮予防に努めます．

[手術療法]　➡治療別のケアはp.120

橈骨遠位端骨折骨接合術

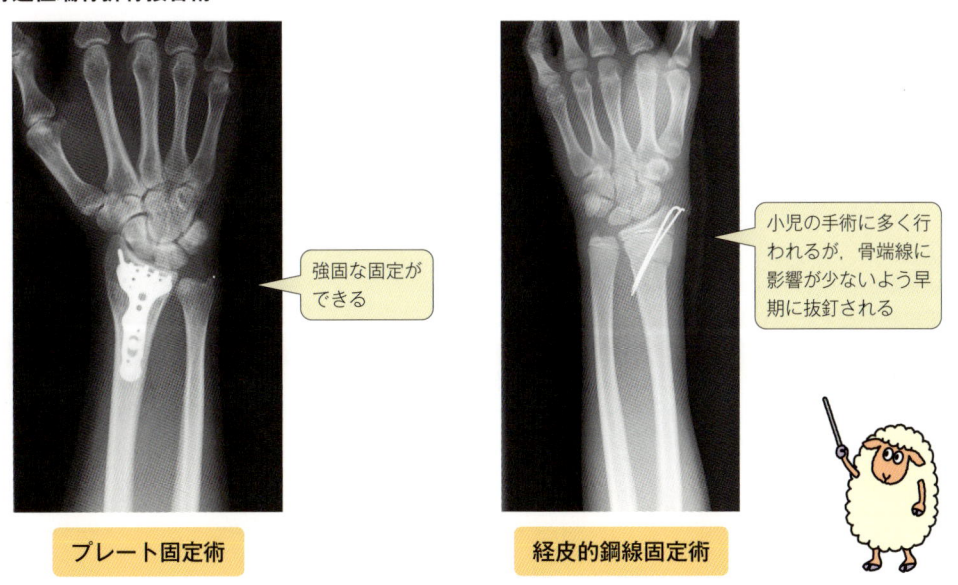

プレート固定術 — 強固な固定ができる

経皮的鋼線固定術 — 小児の手術に多く行われるが，骨端線に影響が少ないよう早期に抜釘される

- 術後，骨癒合をうながすため超音波治療を行います．※参照：p.126

3 肩関節〜上肢　治療別のケア

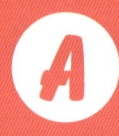

A 鏡視下腱板修復術　標準看護計画

看護目標の経過チャート

グレー文字…整形外科手術一般 標準看護計画参照

| | 術前 | 術後 | 1 | 2 | 3 | 4 | 5 | 6 | 7 | 〜2週 | 〜4週 | 〜7週 |

目標1 手術に伴うリスクを最小限にする

目標2 入院・手術に関連する不安を最小限にする

目標3 疼痛コントロール

目標4 合併症の予防
1. 呼吸器・循環動態の変調
2. 感染
3. 褥瘡
4. 尺骨神経麻痺・循環障害

目標5 セルフケアの充足 （セルフケア自立まで）

目標6 再断裂を起こさず，ADL拡大ができる

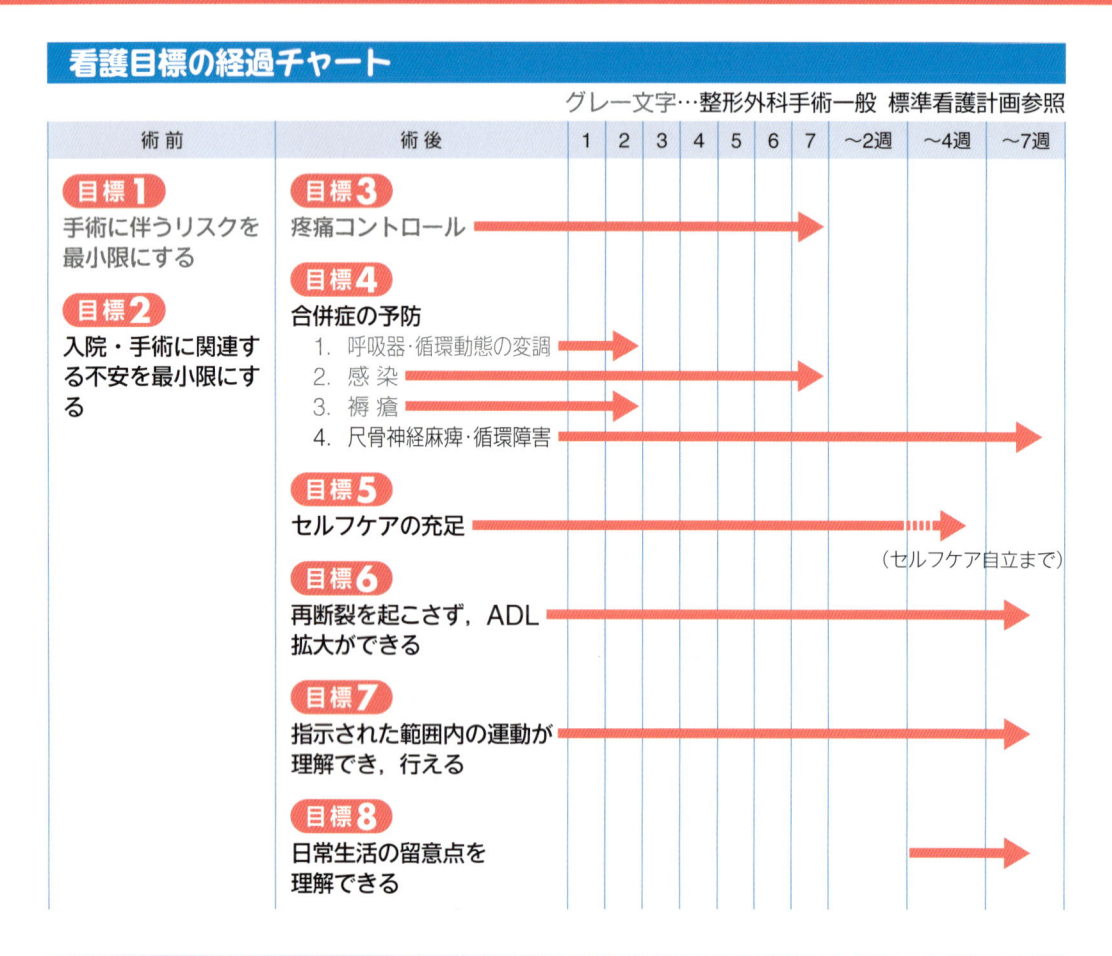

目標7 指示された範囲内の運動が理解でき，行える

目標8 日常生活の留意点を理解できる

看護計画（術前）

アウトカム●手術に臨むための身体的・精神的準備ができている

#2 入院・手術に関連する不安

目標 入院・手術に関連する不安を最小限にする

- O-1 言動・表情
- O-2 術前面談についての理解度
- O-3 睡眠状態
- O-4 家族のサポート体制
- T-1 治療内容について，医師から十分説明が受けられるように配慮する
- T-2 不眠時は医師の指示薬を使用する
- T-3 医師の説明に対する理解度を把握し，不足している点があればわかりやすく補足説明する
- T-4 家族の支援をうながす
- E-1 パスを用いて経過を説明する
- E-2 術前オリエンテーション（術前オリエンテーションボードを用いて説明）
- E-3 装具を事前に装着し，術後の状態をイメージしてもらう
- E-4 術後の基本肢位（外転位保持）を説明する
- E-5 術後のセルフケア活動に対し，ADL指導を行う（更衣・洗面・食事・ベッド上臥床動作）

看護計画（術後）

アウトカム ● 合併症の徴候がなく安静度の拡大ができる

#4-4 装具固定による合併症（尺骨神経麻痺・循環障害）の危険性 **目標** 装具固定による合併症の予防	O-1 O-2 O-3 T-1 T-2 E-1 E-2	手指運動状態，知覚障害の有無・程度 患肢の腫脹，爪甲色，手指冷感・チアノーゼ・疼痛の有無 装具・小枕などの圧迫の有無，皮膚状態 安楽な体位を工夫する（枕で患肢を保持する） 腫脹が強いときはアイシングを行う 手指運動の必要性について説明する 異常を感じたら看護師へ知らせるように指導する
#5 セルフケア不足 **目標** セルフケアの充足	O-1 O-2 O-3 T-1 T-2 T-3 T-4 E-1	ADLにおける疼痛や疲労の程度 ADLの自立度 装具装着状態 清潔　　①シャワー浴開始まで全身清拭・洗髪・足浴介助を行う 　　　　②下半身シャワー浴指導をする 　　　　③更衣・洗面・整髪・装具着脱介助を行う 　　　　④術後1週から入浴用装具を装着し，シャワー浴介助を行う 移動動作　①状態に応じ起き上がり介助を行う（電動ベッドが好ましい） 　　　　②歩行が不安定なときは看護師が付き添う 排泄　　①ADL状態に合わせ，下着の上げ下ろしの介助を行う 食事　　①食べやすいよう，蓋を開ける・ストローを刺す・調味料の小袋開封などを介助する 　　　　②利き腕障害がみられる場合，食事内容の検討を行う（おにぎり，串刺し食，滑り止めマット使用など） セルフケア能力に合った自立の方法を説明する
#6 過度の運動による再断裂の危険性 **目標** 再断裂を起こさず，ADL拡大ができる	O-1 O-2 O-3 T-1 E-1 E-2 E-3	ADLの状態 装具装着状態，圧迫の有無，指示角度の確認 装具の必要性に対する理解度 装具内清拭時は，指示された制限角度に注意し，看護師2人で患肢保持しながら行う 装具を自己判断で外さず，できないことは看護師に知らせるように説明する 危険肢位をとることなくセルフケア活動できるように指導する ADL指導（更衣・シャワー用枕変更時の注意点，および許可されているADL）
#7 筋力低下・関節拘縮の危険性 **目標** 指示された範囲内の運動が理解でき，行える	O-1 O-2 O-3 T-1 T-2 T-3 E-1	腫脹・熱感・疼痛の有無，程度（安静時，運動後） 筋力の程度，ADL，ROM リハビリ室でのリハビリ状況，パスの経過確認 術当日から手指・手関節・肘関節の自動運動をうながす 運動後は患部の状況に応じアイシングを行う 疼痛時は医師の指示薬を使用する 理学療法士と情報交換を行う（筋力・可動域訓練の必要性，方法について補足説明）
#8 退院に対する不安 **目標** 日常生活の留意点を理解できる	O-1 O-2 O-3 O-4 T-1 T-2 E-1 E-2	不安内容 ADL状態 生活環境（生活スタイル，職種） 退院後の日常生活における留意点の理解度 自宅生活環境の調整・生活指導を行う 必要時，試験外泊・外出を設定し評価を行う 退院時はパンフレットを用いて退院指導を行う（必要に応じて家族へも注意事項を説明する） 外来通院リハビリの必要性について説明し，日程調整を行う

3 肩関節〜上肢 治療別のケア

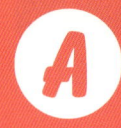

A 鏡視下腱板修復術

クリニカルパス項目【1】

経過	入院〜	手術前日	手術当日 手術前
アウトカム	手術に臨むための身体的・精神的準備ができている		
検査	入院セット 　CBC・生化学検査 　感染症・PT・APTT 尿検査・胸部X線 呼吸器検査 金属アレルギー（必要時）		
処置	ネームバンドの装着 ▶1 **装具の準備** 　**大断裂：ウルトラスリング** 　**小・中断裂：スリングショット**	術前マーキング	血管確保 尿道カテーテル留置 　（通常は手術室入室後） 更衣 術後ベッド準備 　（除圧マット）
薬剤	持参薬のチェック 術前中止薬の確認	自己管理薬の一時預かり	麻酔科指示薬の内服 補液 抗菌薬投与（30分前）
リハビリ			
安静・清潔	安静度制限なし シャワー浴または入浴	シャワー浴または入浴 爪切り	
食事・排泄	一般食（必要時治療食）	麻酔科医の指示により絶飲食	
観察	バイタルサイン 現病歴・既往歴 身長・体重 アレルギーの有無 喫煙の有無 症状（疼痛・腫脹・可動域） 歩行状態	バイタルサイン 一般状態 不安言動・表情・睡眠状況 皮膚状態	バイタルサイン 水分出納（輸液量・尿量）
指導・説明	入院時オリエンテーション 入院診療計画書 ▶2 **パス説明** ▶3 **必要物品の確認** 術前面談 手術室看護師の術前訪問	手術前オリエンテーション 必要物品の最終確認 同意書確認	

パスと看護のポイント

看護のポイント【1】

手術当日	
手術後	
バイタルサインに異常がなく，合併症の徴候がない	

1 装具の準備／必要物品の確認 → 術前準備　#2 E-2〜5

- **どんな方法？**　外来で装具の採寸または採型を行い，入院後，装具を装着し，接触や圧迫がないか確認する
- **装具装着してのシミュレーション・訓練**　手術前に装具を装着してみて，ベッド上で臥床の状態や洗面動作，食事動作を体験してみる

Point❶ 装具装着の注意点や調整法は患者自身も理解しておく必要がある

3
- **衣類や必要物品は？**　術後は患肢を下垂させることができないため，かぶりタイプのシャツは使用が困難．下着・パジャマなどは前開きのものを準備する．利き手受傷の場合は，スプーンやフォークなどの準備をすすめる

患肢挙上
ドレーン管理
補液
硬膜外チューブ管理
酸素投与

2 パス説明 → 治療計画の理解度の確認　#2 O-2, 4　T-3　E-1

- **内容は？**　術後しばらくは装具装着が必要になること，痛みがすぐには取れないこと，仕事復帰までの期間などについて理解しているか確認する
- **車の運転について**　退院後のリハビリ通院や通勤時など，自分では運転できない期間があることを理解してもらい，その時期に誰がサポートを行うのかを，家族を含めて再度確認する必要がある

補液
抗菌薬
4 鎮痛薬（持続硬膜外注入・坐薬・ペンタジン®筋注・ロピオン®点滴）
※喘息患者は別指示

5 ベッド上肩外転位固定 → 術後のポジション

- **目的は？**　術後は再断裂予防のため，肩関節を挙上した状態を保持する
- **注意！** **保温**：上半身が露出しがちなため
  腰背部の圧迫：同一体位となるため

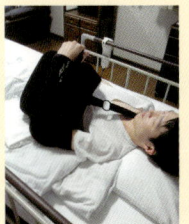

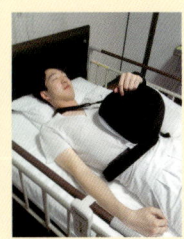

術後のベッド上でのポジション

5 ベッド上肩外転位固定
許可後飲水・流動食
バイタルサイン
麻酔覚醒状態
心電図モニター
4 疼痛
出血量（ドレーン・創部）
患肢の状態
（運動・知覚・循環）
一般状態
皮膚状態
（褥瘡好発部位含む）
術後面談

4 鎮痛薬／疼痛 → 術後の疼痛コントロール　目標3

- **方法は？**　薬剤（ボルタレン®坐薬などの非ステロイド系消炎鎮痛薬・ペンタジン®などの麻薬拮抗性鎮痛薬）を効果的に組み合わせて使用し，疼痛緩和に努める．また，創内チューブに直接麻薬などの薬剤を投与することもある

Point❶ 他の部位の手術に比べると，疼痛の程度は強い印象である．効果的な鎮痛薬使用と，安楽な体位保持を心がけると同時に，心理面でのサポートも必要

- **他には？**　鏡視下腱板修復術後の患者は疼痛だけではなく，同一体位による苦痛（腰背部痛など）の訴えもあり，クッションなどの当てものの工夫や，介助での体位変換を行う

第1部　主な疾患とその看護　3 肩関節〜上肢　Ⓐ 鏡視下腱板修復術

105

クリニカルパス項目【2】

経過	術後1日目	術後2日目	術後3日目	術後4〜7日目
アウトカム	合併症の徴候がなく安静度の拡大ができる			疼痛コントロールができ，リハビリに積極的に取り組むことができる
検査				
処置	硬膜外チューブ抜去 創傷処置（適宜）――――――――――――――――――――→抜糸 尿道留置カテーテル抜去 装具装着 ――――――――――――――――――――→ 　　　　　ドレーン抜去 ―――――→			
薬剤	抗菌薬点滴 ――――――――――――→ ▶1 鎮痛薬内服開始，坐薬頓用 ――――――――――→ 持参薬再開（抗凝固薬は指示による）――――――――→			
リハビリ	手関節・手の自動運動 ―――――――――――――→ 		▶4 理学療法開始 ―――→ （他動運動）	
安静・清潔	▶2 装具固定 ――――――――――――――――→ ▶2 全身清拭 ―――――――→ 下半身シャワー浴 ―→ 　　　　　　　　　　　　▶3 上半身清拭・洗髪			
食事・排泄	▶3 全粥〜一般食（利き手受傷の場合はおにぎり・串刺し食へ） トイレで			
観察	バイタルサイン ――――――――――――――――→ ▶1 疼痛 ――――――――――――――――――→ 出血（ドレーン性状・量）――――→ 創状態（発赤・腫脹・熱感・滲出液）――――――→ 患肢の状態（運動・知覚・循環）―――――――→ 一般状態 ――――――――――――――――――→ 皮膚状態（褥瘡好発部位含む）――――――――→ ▶2 装具装着状態 ―――――――――――――→ 装具の圧迫感・接触			
指導・説明				

看護のポイント【2】

1 鎮痛薬内服開始,坐薬頓用／疼痛 → 疼痛コントロールと安楽への援助

- **夜間の疼痛** 日中は鎮痛薬の内服のみで疼痛コントロールを図れるようになっても,夜間に疼痛を強く訴える患者は少なくない.夜間は痛みのみならず,装具を装着したまま就寝しなければならないことで,不眠傾向となるためである

Point❶ 上体を軽度挙上し,クッションを用いて上肢を安定させるなど,安楽な体位への工夫を行う.ベッド上で座位になるときは,膝の上にクッションを置き,患肢を置くと安楽である

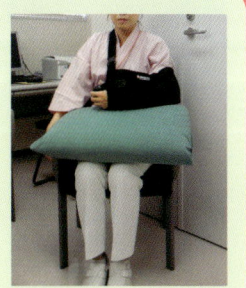

椅子に座っているときの安楽な姿勢

目標3

2 装具固定／全身清拭／装具装着状態 → 再断裂予防のための装具療法

- **装具の着脱方法は？** 看護師が必ず上肢を持ち,外転位を保持する
- **清拭時は？** 術翌日は創痛も強いため,「ドレーン抜去などの創傷処置→上半身の清拭→更衣→装具装着」の一連の処置を短時間で行う.介助する看護師は,スムーズに装具装着できるように,装着の手順や留意点を十分に把握する

  注意！ 装具装着後は,圧迫感や接触痛がないか確認する.装具をきつく締めると,尺骨神経が圧迫されることによる手指のしびれが出現することがある

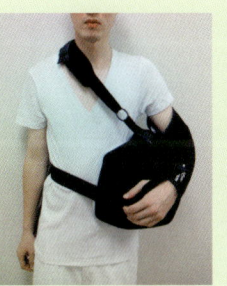

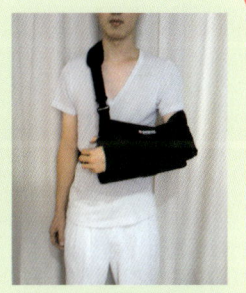

大断裂時はウルトラスリング装着

小・中断裂時はスリングショット装着

#4-4 O-1, 3 E-2　#6 O-2 T-1 E-2

3 全粥〜一般食／下半身シャワー浴・上半身清拭・洗髪 → セルフケアの援助

食事の工夫
- スプーンやフォークを準備し,利き手受傷の場合は,食事形態をおにぎりや串刺し食にする
- 汁椀の蓋を開ける,ストローを刺す,調味料の小袋を開封するなどの動作ができないため介助する

清潔介助
- 看護師が介助し,患肢を下垂させることなく上半身の清拭を行う.術後3日目から下半身のみのシャワー浴が開始となる.週に2〜3回洗髪を行うが,苦痛のない洗髪体位のポジショニングを行う.整容(結髪など)の介助も要する

更衣介助
- 看護師2人で介助し,1人は患肢を支え,1人は衣類の着脱を行う.前開きのシャツやパジャマを着用する

#5 O-1〜3 T-1, 4 E-1　#6 T-1

4 理学療法開始

#7 O-3 T-1 E-1

- **内容は？** 肩関節以外の関節の運動は可能なので,肘関節の屈伸,前腕の回内外,手関節の掌背屈,手指の屈伸などの運動を行う

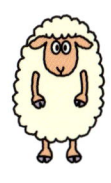

第1部 主な疾患とその看護　3 肩関節〜上肢　A 鏡視下腱板修復術

107

クリニカルパス項目【3】

経過	術後8〜14日目	術後15〜28日目	術後29〜35日目	術後36〜49日目
アウトカム	疼痛コントロールができ，リハビリに積極的に取り組むことができる			不安なく退院できる
検査		X線撮影		X線撮影
処置				
薬剤	▶1 鎮痛薬内服適宜 ──────────────────────────────→ ＊徐々に頓用へ			
リハビリ	手関節・手の自動運動 ──────────────────────────→ 理学療法 ────────────────────────────────→ （他動運動）　　（自動介助運動）　　（自動運動）			
安静・清潔	装具固定 ──────────────→ 装具の枕除去 ──────→ ▶2 入浴用装具装着して→ シャワー浴		▶1（大断裂：5週 小・中断裂：3週）	
食事・排泄	一般食（利き手受傷の場合はおにぎり・串刺し食へ）───────→ トイレで			
観察	バイタルサイン ─────────────────────────────→ ▶1 疼痛 ─────────────────────────────────→ 患肢の状態（運動・知覚・神経障害）──────────────→ ▶1 装具装着状態 装具の圧迫感・接触			
指導・説明			▶3 退院指導	退院 （大断裂：7週 小・中断裂：6週）

看護のポイント【3】

1 鎮痛薬内服適宜／疼痛／装具装着状態／装具の圧迫感・接触／装具の枕除去 → #6 O-2, 3 E-1　#7 O-3 T-3
装具除去後の疼痛コントロール：装具の角度の変更
- ●**装具の枕はいつ外す？** 大断裂は術後5週，小・中断裂は術後3週で装具の枕を外す
- ●**角度の変更** 医師の指示により，枕の角度を60°から45°へ変更した後に，完全除去となることもある
  Point❶ 患肢の下垂が可能となるが，この時期に疼痛を訴える場合もある．鎮痛薬を頓用で内服したり，安楽な体位をとったりして疼痛コントロールを図る

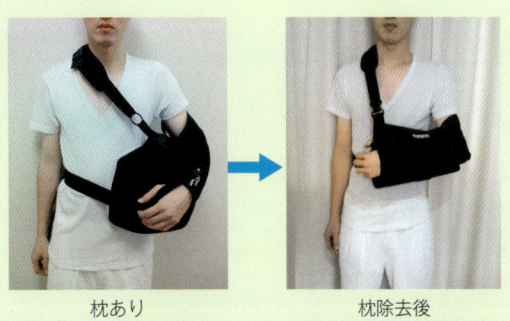

枕あり　　枕除去後

2 入浴用装具装着してシャワー浴 #5 T-1 E-1
- ●**方法は？** 術後1週から入浴用装具を装着してシャワー浴が開始となる．背部，健側上肢，洗髪など一部洗浄介助は必要
- ●**装具なしでの入浴は？** 大断裂では術後5週，小・中断裂では術後3週から入浴用装具なしでの入浴が可能となる．しかし，まだ可動域に制限があるため，介助を要する

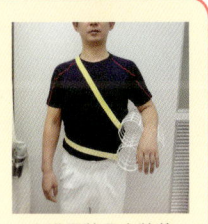

入浴用装具を装着

3 退院指導 → リハビリ継続の説明 #8 O-3, 4 T-1 E-1, 2
- ●**リハビリの期間は？** 退院後は週に2～3回リハビリ通院するのが理想．縫合した腱板が定着するまで，少なくとも3カ月かかり，積極的にトレーニングするのは4カ月以降
  注意！ 家事が一番のリハビリといわれているが，高いところに無理に腕を伸ばす家事動作はしない
- ●**仕事復帰やスポーツ復帰，車の運転再開は？** 理学療法士と相談しながら進めていく

日常生活の注意点

更衣時

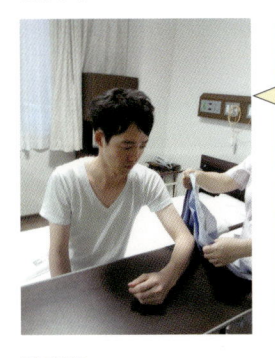

自己で患肢を持ち上げられない時期は，肘の高さに合わせた台に患肢を乗せ，下垂しないようにする

枕除去後，自己での更衣は可能となるが，まだ患肢の挙上が困難な時期であり，負担のかからない姿勢で更衣する

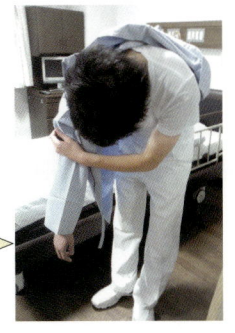

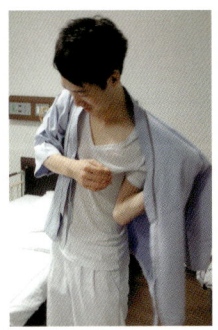

臥床時

臥床時には肩が後方に落ち，伸展位となり疼痛が増強しないように，患肢の肩や肘の下にクッションを置いて，患肢が安定するようにする

3 肩関節〜上肢 治療別のケア

B 鏡視下バンカート修復術 標準看護計画

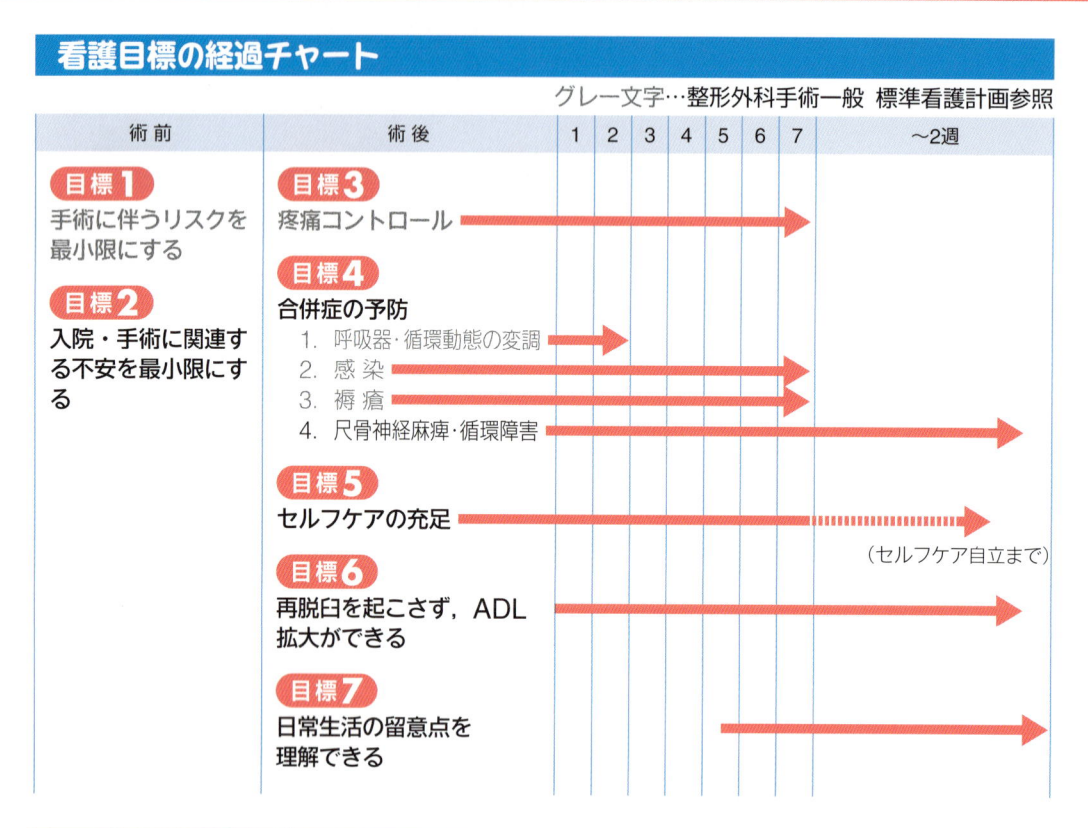

看護目標の経過チャート

グレー文字…整形外科手術一般 標準看護計画参照

術前	術後	1	2	3	4	5	6	7	〜2週

目標1 手術に伴うリスクを最小限にする

目標2 入院・手術に関連する不安を最小限にする

目標3 疼痛コントロール

目標4 合併症の予防
1. 呼吸器・循環動態の変調
2. 感染
3. 褥瘡
4. 尺骨神経麻痺・循環障害

目標5 セルフケアの充足 （セルフケア自立まで）

目標6 再脱臼を起こさず，ADL拡大ができる

目標7 日常生活の留意点を理解できる

看護計画（術前）

アウトカム ●手術に臨むための身体的・精神的準備ができている

#2 入院・手術に関連する不安

目標 入院・手術に関連する不安を最小限にする

- O-1 言動・表情
- O-2 術前面談についての理解度
- O-3 睡眠状態
- O-4 家族のサポート体制
- T-1 治療内容について，医師から十分説明が受けられるように配慮する
- T-2 不眠時は医師の指示薬を使用する
- T-3 医師の説明に対する理解度を把握し，不足している点があればわかりやすく補足説明する
- T-4 家族の支援をうながす
- E-1 パスを用いて経過を説明する（未成年者には家族を含め説明を行う）
- E-2 術前オリエンテーション（術前オリエンテーションボードを用いて説明）
- E-3 装具（スリング）を事前に装着し，術後の状態をイメージしてもらう
- E-4 術後の基本肢位（下垂内旋位固定）を説明する
- E-5 術後のセルフケア活動に対し，ADL指導を行う（更衣・食事動作など）

看護計画（術後）

アウトカム ● 合併症の徴候がなく安静度の拡大ができる

#4-4 装具固定による合併症（尺骨神経麻痺・循環障害）の危険性 **目標** 合併症（尺骨神経麻痺・循環障害）の予防	O-1 手指運動状態，知覚障害の有無・程度 O-2 患肢の腫脹，爪甲色，手指冷感・チアノーゼ・疼痛の有無 O-3 装具・小枕などの圧迫の有無・皮膚状態 T-1 安楽な体位を工夫する（枕で患肢を保持する） T-2 腫脹が強いときはアイシングを行う E-1 手指運動の必要性について説明する E-2 異常を感じたら看護師へ知らせるように指導する	
#5 セルフケア不足 **目標** セルフケアの充足	O-1 ADLにおける疼痛や疲労の程度 O-2 ADLの自立度 O-3 装具装着状態 T-1 清潔　①全身清拭介助・許可に応じ，術後3日目から創部を保護し，シャワー浴介助を行う 　　　　　②更衣・洗面・整髪・装具着脱介助を行う T-2 排泄　①ADL状態に合わせ，下着の上げ下ろしの介助を行う T-3 食事　①利き腕障害がみられる場合，食事内容の検討を行う（おにぎり，串刺し食，滑り止めマット使用など） E-1 セルフケア能力に合った自立の方法を説明する	
#6 過度の運動による再脱臼の危険性 **目標** 再脱臼を起こさず，ADL拡大ができる	O-1 腫脹・熱感・疼痛の有無，程度（安静時，運動後） O-2 筋力の程度，ADL O-3 装具装着状態 O-4 リハビリ室でのリハビリ状況・パスの経過確認 T-1 術当日から手指・手関節・肘関節の自動運動をうながす T-2 運動後は患部の状況に応じアイシングを行う T-3 疼痛時は医師の指示薬を使用する E-1 理学療法士と情報交換を行う（筋力の必要性，方法について補足説明） E-2 危険肢位（外転・外旋・伸展位）をとらないように説明する E-3 可動域訓練を開始するまでの期間（術後3週），危険肢位をとることなくセルフケア活動できるよう指導する	
#7 退院に対する不安 **目標** 日常生活の留意点を理解できる	O-1 不安内容 O-2 ADL状態 O-3 生活環境（生活スタイル，職種） O-4 退院後の日常生活における留意点の理解度 T-1 自宅生活環境の調整・生活指導を行う T-2 必要時，試験外泊・外出を設定し評価を行う E-1 退院時はパンフレットを用いて退院指導を行う（必要に応じて家族へも注意事項を説明する） E-2 外来通院リハビリの必要性について説明し，日程調整を行う	

3 肩関節〜上肢 治療別のケア

B 鏡視下バンカート修復術

クリニカルパス項目【1】

経過	入院〜	手術前日	手術当日 / 手術前
アウトカム	手術に臨むための身体的・精神的準備ができている		
検査	入院セット 　CBC・生化学検査 　感染症・PT・APTT 尿検査・胸部X線 呼吸器検査 金属アレルギー（必要時）		
処置	ネームバンドの装着 ▶1 装具（スリング）の準備	術前マーキング	血管確保 尿道カテーテル留置 　（通常は，手術室入室後） 更衣 術後ベッド準備 　（除圧マット）
薬剤	持参薬のチェック 術前中止薬の確認	自己管理薬の一時預かり	麻酔科指示薬の内服 補液 抗菌薬投与（30分前）
リハビリ			
安静・清潔	安静度制限なし シャワー浴または入浴	シャワー浴または入浴 爪切り	
食事・排泄	一般食（必要時治療食）	麻酔科医の指示により絶飲食	
観察	バイタルサイン 現病歴・既往歴 身長・体重 アレルギーの有無 喫煙の有無 症状（疼痛・腫脹・可動域） 歩行状態	バイタルサイン 一般状態 不安言動・表情・睡眠状況 皮膚状態	バイタルサイン 水分出納（輸液量・尿量）
指導・説明	入院時オリエンテーション 入院診療計画書 ▶2 パス説明 ▶1 必要物品の確認 術前面談 手術室看護師の術前訪問	手術前オリエンテーション 必要物品の最終確認 同意書確認	

パスと看護のポイント

看護のポイント【1】

手術当日
手術後
バイタルサインに異常がなく，合併症の徴候がない
患肢挙上 ドレーン管理 補液 硬膜外チューブ管理 酸素投与
補液 抗菌薬
❸ 鎮痛薬（持続硬膜外注入・坐薬・ペンタジン®筋注・ロピオン®点滴） ※喘息患者は別指示
❹ ベッド上 スリング・バストバンド固定
許可後飲水・流動食
バイタルサイン 麻酔覚醒状態 心電図モニター
❸ 疼痛 出血量（ドレーン・創部） 患肢の状態 　（運動・知覚・循環） 一般状態 皮膚状態 　（褥瘡好発部位含む）
術後面談

❶ 装具（スリング）の準備／必要物品の確認 → #2 E-2～5
術前準備

- **スリングはどうする？** 術後に装着するスリングを準備し，装着してみる．スリングが患者の体型に合っていることを確認するとともに，術後の状態を患者にイメージしてもらうことができる
- **Point❗** バンカート修復術後の基本姿勢（下垂内旋位固定）を説明し，術前から指導する
- **衣類や必要物品は？** 術後しばらくは外転・外旋・伸展位がとれず，かぶるタイプの衣類は着脱が困難なため，前開きシャツの準備をする
- **利き手受傷の場合** 食事や整容などのセルフケア動作に支障をきたすことを説明し，スプーン・コップなど必要な物を準備しておく

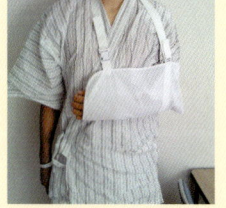

スリング装着時

❷ パス説明 →
術後のリハビリの経過の説明

- **内容は？** 術後3週間はスリングを装着すること，術後の禁忌肢位（外転・外旋・伸展位），徐々に可動域訓練を進めていくことを説明する．主治医の説明の理解度を確認し，理解が足りない部分を補足説明する
- **退院後のためには？** バンカートは術後2週でスリングを装着した状態で退院し，術後3週から外来リハビリを行う．退院後にスムースに生活できるように，入院時に患者の生活背景（家族構成・家庭での役割・仕事内容など）の情報収集を行う

#2 O-2, 4 T-3 E-1

❸ 鎮痛薬／疼痛 →
術後の疼痛コントロール

- **方法は？** 薬剤（ボルタレン®坐薬などの非ステロイド系消炎鎮痛薬・ペンタジン®などの麻薬拮抗性鎮痛薬）によるものや硬膜外麻酔などがある．それらを効果的に組み合わせて使用し，疼痛緩和に努める
- **他には？** 疼痛だけではなく，同一体位による苦痛（腰背部痛など）の訴えもあり，クッションなどの当てものの工夫や，介助での体位変換を行う

目標❸

❹ ベッド上スリング・バストバンド固定 →
術後のポジション

- **方法は？** スリングを装着し，体幹をバストバンドで固定した状態で帰室する
- **Point❗** 患肢の肢位を適切に保持するためにクッションなどを準備する

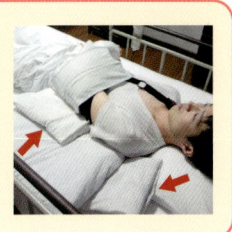

第1部　主な疾患とその看護　❸肩関節～上肢　Ⓑ鏡視下バンカート修復術

113

クリニカルパス項目【2】

経過	術後1日目	術後2日目	術後3日目	術後4〜7日目	術後8〜14日目
アウトカム	合併症の徴候がなく安静度の拡大ができる			疼痛コントロールができ，リハビリに積極的に取り組むことができる	
検査					
処置	硬膜外チューブ抜去 創傷処置（適宜）──────────────────→抜糸 尿道留置カテーテル抜去 ドレーン抜去────────→				
薬剤	抗菌薬点滴──────────────→ ▶1 **鎮痛薬内服開始，坐薬頓用**──────────────→ 持参薬再開（抗凝固薬は指示による）				
リハビリ	肘関節・手関節・手の自動運動─────────────────────→ 　　　　　　　　　　　　　　▶4 **理学療法開始**──────→				
安静・清潔	▶2 **装具固定**────────────────────────→ ▶3 **全身清拭**────────→シャワー浴（装具除去して）				
食事・排泄	全粥〜一般食（利き手受傷の場合はおにぎり・串刺し食へ） トイレで				
観察	バイタルサイン─────────────────────→ 疼痛──────────────────────────→ 出血（ドレーン性状・量）───→ 創状態（発赤・腫脹・熱感・滲出液）──────────→ 患肢の状態（運動・知覚・循環）─────────────→ 一般状態──────────────────────→ 皮膚状態（褥瘡好発部位含む）─────────────→ 装具装着状態─────────────────────→				
指導・説明				▶5 **退院指導**	退院

看護のポイント【2】

1 鎮痛薬内服開始，坐薬頓用 → 疼痛コントロールと安楽への援助　　目標3

- **夜間の疼痛**　日中は気分転換活動も行え，疼痛も自制内で過ごせることが多いが，夜間は装具装着による不自由さにより，不眠を訴えることがある
- **Point!**　ベッドで臥床時にはクッションなどを当てて，肘が浮かないよう工夫し，安眠できるように援助する．軽度ギャッチアップすると安楽に過ごせる

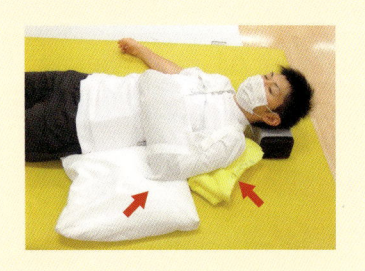

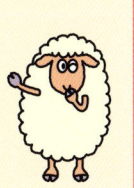

2 装具固定　　#6 O-3 E-2, 3

注意!　装具を装着する際は，危険肢位（外転・外旋・伸展位）をとらない
Point!　装具装着後は，圧迫感や接触痛がないか，危険肢位をとることなく正しく装具が装着できているかをチェックする

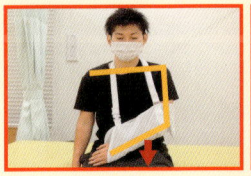

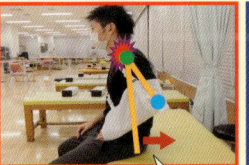

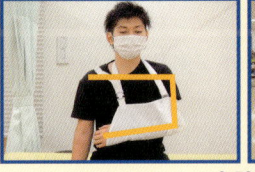

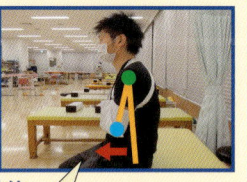

危険肢位　上腕が体幹より後ろ（＝伸展位）
良肢位　上腕が体幹より前にくるようにする

3 全身清拭 → セルフケアの援助　　#5 O-2, 3 T-1, 3 E-1

- **なぜ必要？**　術後は肩関節可動域制限があるため，更衣・洗面・整髪・スリングの着脱に介助を要する
- **シャワー浴時は？**　術後3日目から創部を保護してシャワー浴が開始となるが，背部・上肢の洗浄や洗髪の介助を行う
- **利き手受傷の場合**　食事形態をおにぎりや串刺し食にしたり，スプーン・フォークを使用したりと工夫する

4 理学療法（リハビリ）開始　　#6 O-4 E-1, 2

- **内容は？**　理学療法士による指導が始まる．肩関節を動かさない状態で行える上肢や肩甲骨の運動などを行う．また，危険肢位をとらないよう，ポジショニングの指導も行う

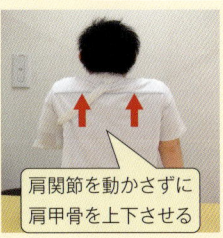

肩関節を動かさずに肩甲骨を上下させる

5 退院指導　　#6 E-2, 3　#7 O-1〜4 T-1, 2 E-1, 2

外来リハビリ継続
- 術後の時期に応じて可動域訓練や筋力訓練を行う

生活指導
- 術後3週から可動域訓練を開始するまでの期間，危険肢位をとることなく，セルフケア活動を行えるように指導する
- **衣類や装具の着脱は？**　介助してもらうことがベスト．1人でしなければならないときの方法と注意点（腕を身体につけておく，衣類は健側から脱ぎ患側から着る）を説明する
- **入浴時は？**　基本姿勢（肘を曲げて，腕を身体につける）を守って入浴する

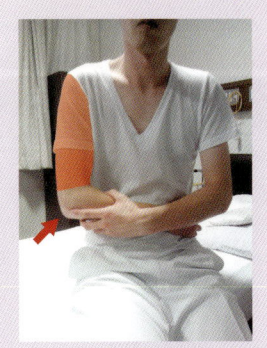

バンカート修復術後の基本姿勢

第1部　主な疾患とその看護　3 肩関節〜上肢　B 鏡視下バンカート修復術

3 肩関節〜上肢 治療別のケア

C 神経剝離・上腕骨内側上顆切除術 標準看護計画

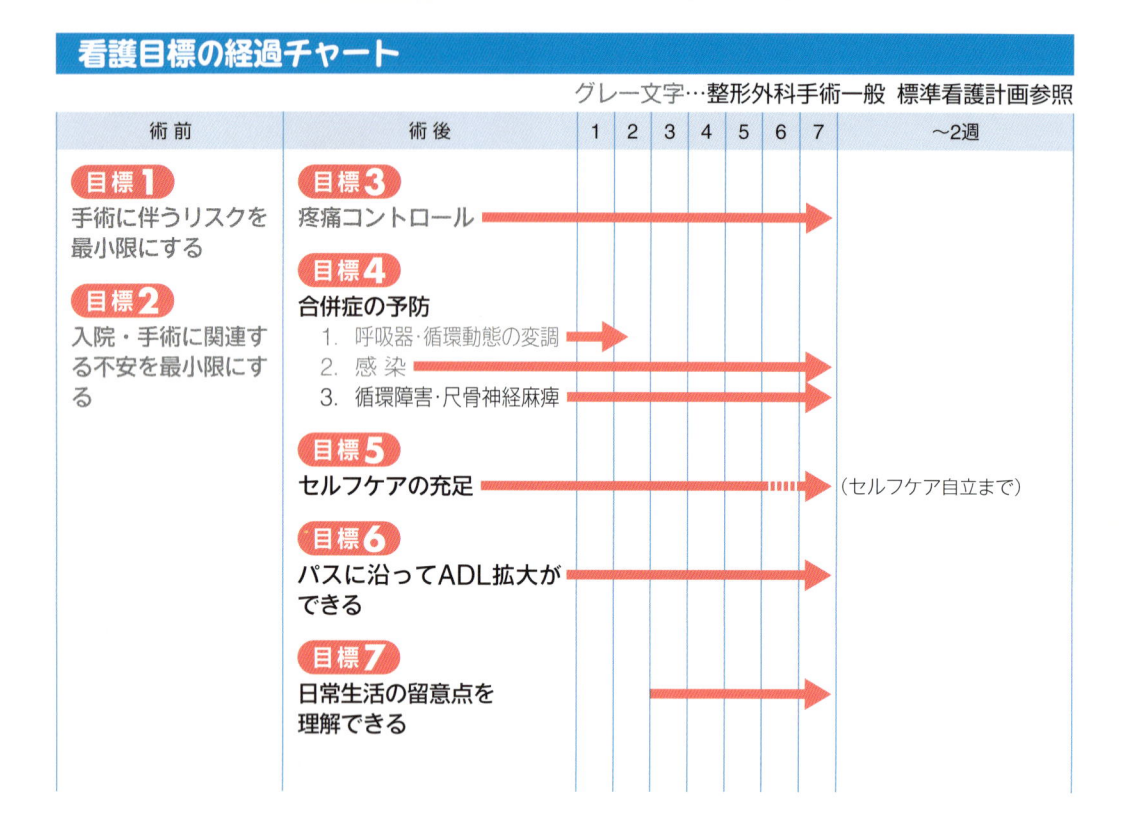

看護目標の経過チャート

グレー文字…整形外科手術一般 標準看護計画参照

術前	術後	1	2	3	4	5	6	7	〜2週

目標1 手術に伴うリスクを最小限にする

目標2 入院・手術に関連する不安を最小限にする

目標3 疼痛コントロール

目標4 合併症の予防
1. 呼吸器・循環動態の変調
2. 感染
3. 循環障害・尺骨神経麻痺

目標5 セルフケアの充足 （セルフケア自立まで）

目標6 パスに沿ってADL拡大ができる

目標7 日常生活の留意点を理解できる

看護計画（術後）

アウトカム ●疼痛コントロールができ，リハビリに積極的に取り組むことができる

#4-3 合併症（循環障害に伴う尺骨神経麻痺の悪化）の危険性

目標 合併症（循環障害に伴う尺骨神経麻痺の悪化）の予防

- O-1 知覚障害の有無・部位・程度（術前後の運動状態の差）
- O-2 手指の運動状態（術前後の運動状態の差）
- O-3 患肢の腫脹・熱感・疼痛の有無，程度（安静時，運動後）
- O-4 包帯・ギプスシーネ・挙上枕による圧迫の有無・皮膚状態
- T-1 安楽な体位を工夫，枕で患肢を挙上する
- T-2 腫脹が強いときはアイシングを行う
- T-3 歩行時は三角巾を使用し挙上する
- T-4 手指・手関節・肘関節の自動運動をうながす
- E-1 手指運動の必要性について説明する
- E-2 急激な運動は避けるよう説明する
- E-3 異常を感じたら看護師へ知らせるように指導する

#5 セルフケア不足	O-1	ADLにおける疼痛や疲労の程度
	O-2	安静度
目標 セルフケアの充足	O-3	ADLの自立度
	T-1	清潔　①シャワー浴開始まで全身清拭を行う
		②術後3日目から患肢をビニールで覆いシャワー浴介助を行う
		③ADL状態に応じ，更衣介助を行う
	T-2	排泄　①ADL状態に合わせ，下着の上げ下ろしの介助を行う
	T-3	食事　①利き腕障害がみられる場合，食事内容の検討を行う（おにぎり，串刺し食，滑り止めマット使用など）
	E-1	セルフケア能力に合った自立の方法を説明する
#6 筋力・ADLの低下の危険性	O-1	疼痛・知覚障害の有無，程度（安静時，運動後）
	O-2	リハビリ室でのリハビリ状況・パスの経過確認
	T-1	手指巧緻動作訓練をうながす
目標 パスに沿ってADL拡大ができる	E-1	理学療法士と情報交換を行う
	E-2	手指巧緻動作訓練の必要性，方法について説明する
	E-3	禁忌肢位（過度な外反位）をとらないように説明する（外反することで尺骨神経に負担がかかる）
#7 退院に対する不安	O-1	不安内容
	O-2	ADL状態
	O-3	生活環境（生活スタイル，職種）
目標 日常生活の留意点を理解できる	O-4	退院後の日常生活における留意点の理解度
	T-1	自宅生活環境の調整を行う
	T-2	必要時，試験外泊・外出を設定し評価を行う
	E-1	退院時はパンフレットを用いて退院指導を行う（必要に応じて家族へも注意事項を説明する）

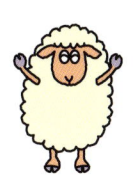

3 肩関節〜上肢　治療別のケア

c 神経剥離・上腕骨内側上顆切除術

クリニカルパス項目

経過	術後1日目	術後2日目	術後3日目
アウトカム	合併症の徴候がなく安静度の拡大ができる		
検査			
処置	創傷処置（適宜）——————————————————→ 尿道留置カテーテル抜去 アイシング————————————————————→ ▶1 ギプスシーネ————————————————————→		
薬剤	抗菌薬点滴————————————→ 鎮痛薬内服開始，坐薬頓用——————————————→ 持参薬再開（抗凝固薬は指示による）——————————→		
リハビリ	手指・手関節自動運動————————————→		▶3 理学療法開始——————→
安静・清潔	全身清拭——————————————————→		カバーしてシャワー浴
	▶2 三角巾装着——————————————————————————→		
食事・排泄	全粥〜一般食 トイレで		
観察	バイタルサイン——————————————————→ 疼痛————————————————————————→ 出血————————————————————————→ 創状態（発赤・腫脹・熱感・滲出液）——————————→ 患肢の状態（運動・知覚・循環）————————————→ 一般状態——————————————————————→ 皮膚状態（褥瘡好発部位含む）——————————————→ ▶1 ギプスシーネ装着中の合併症———————————→		
指導・説明			

118

パスと看護のポイント

	術後4～7日目	術後8～14日目
	疼痛コントロールができ，リハビリに積極的に取り組むことができる	
		抜糸
	抜糸後シャワー浴	
	退院指導	退院

看護のポイント

1 ギプスシーネ／装着中の合併症 → 疾患から来るしびれとの鑑別　#4-3　O-1〜4　T-1　E-3

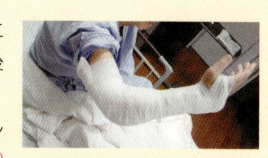

Point❗ 術前は，小指と環指の尺側にしびれ感を訴えることが多い．術後は，ギプスシーネを装着するため，シーネによる合併症と疾患に伴うしびれとの判別が必要である．術前の知覚障害，運動状態を把握しておく

- **どこに注目？** 包帯の圧迫，知覚障害の状態，運動状態を経時に観察し，異常があれば主治医に報告する
- **合併症を予防するには？** 肢位調整を行い，圧迫を取り除くなどの早期の対応がギプスシーネの合併症予防につながる

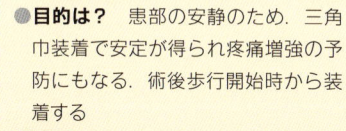

2 三角巾装着　#4-3　T-3　E-3

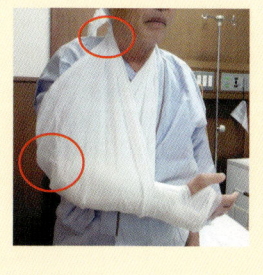

- **目的は？** 患部の安静のため．三角巾装着で安定が得られ疼痛増強の予防にもなる．術後歩行開始時から装着する
- **注意！** 臥床したとき，首の結び目が圧迫しないように注意する．また三角巾で上腕骨内側上顆を圧迫すると回復の妨げになるので，肘部は結び目を作らずにテープで固定する

3 理学療法開始　#4-3　E-2

- **注意！** リハビリ開始後のオーバーユース

リハビリ開始になると，早く治したいと思うあまりリハビリをがんばりすぎることがある．神経障害に加え筋萎縮があることも多く，急激なリハビリは逆に回復の妨げになることがあることを説明しておく

- **禁忌肢位** 過度な外反位

外反することで尺骨神経に負担がかかるため，注意をうながすとともに，しびれや痛みの増強の有無を観察する

術後の回復過程での不安

- 術後から明らかなしびれの軽減を自覚する場合もあるが，変化が乏しく術前の状態とあまり変わりがないと不安を訴えることがある．経過が長い場合は神経の回復に時間を要する
- 症状軽減には時間がかかること，少しでもしびれの軽減があれば，それがよい徴候であることを説明する

第1部　主な疾患とその看護　3 肩関節〜上肢　C 神経剥離・上腕骨内側上顆切除術

3 肩関節〜上肢 治療別のケア

D 橈骨遠位端骨折骨接合術（プレート固定）標準看護計画

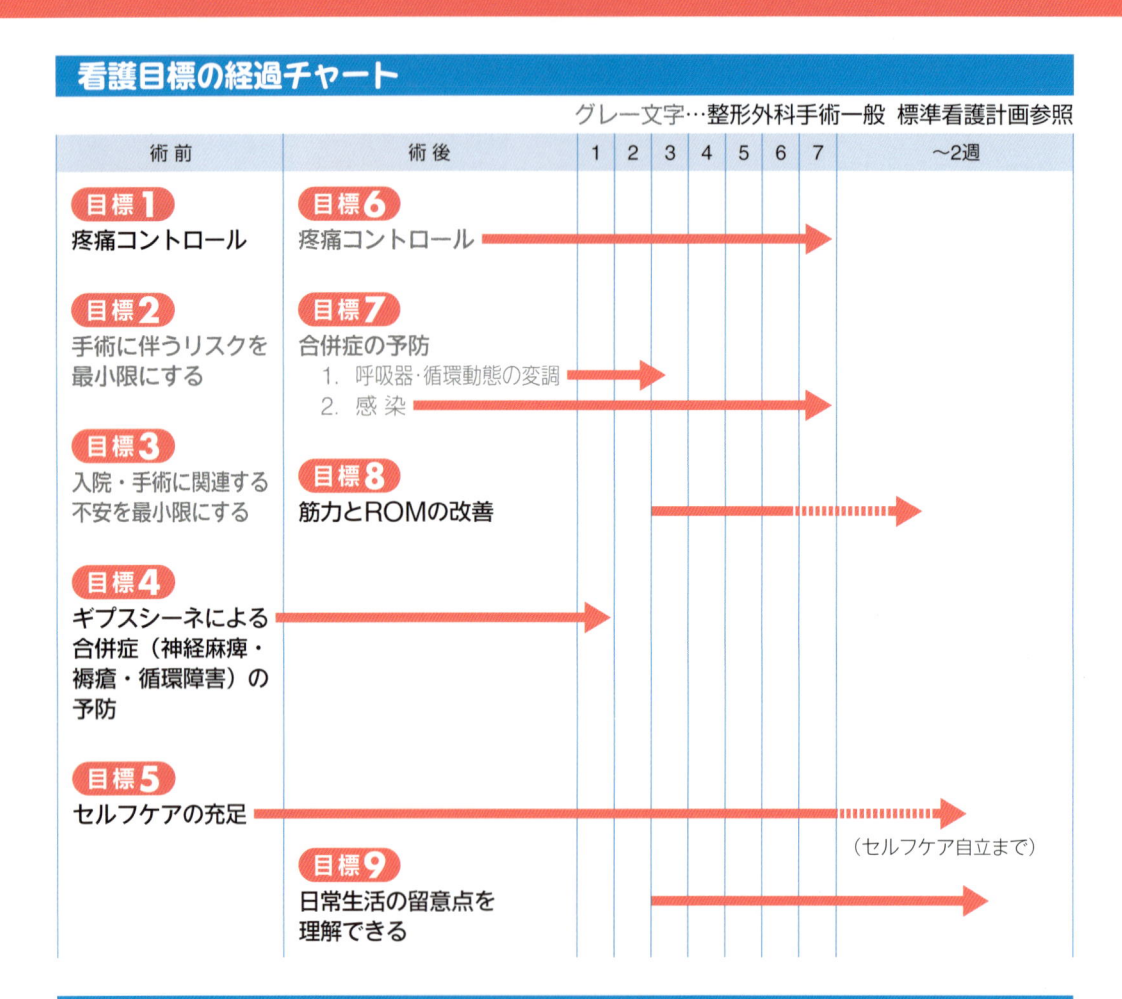

看護目標の経過チャート

グレー文字…整形外科手術一般 標準看護計画参照

術前	術後	1	2	3	4	5	6	7	〜2週

目標1 疼痛コントロール

目標6 疼痛コントロール

目標2 手術に伴うリスクを最小限にする

目標7 合併症の予防
1. 呼吸器・循環動態の変調
2. 感染

目標3 入院・手術に関連する不安を最小限にする

目標8 筋力とROMの改善

目標4 ギプスシーネによる合併症（神経麻痺・褥瘡・循環障害）の予防

目標5 セルフケアの充足

（セルフケア自立まで）

目標9 日常生活の留意点を理解できる

看護計画（術前〜）

アウトカム ●手術に臨むための身体的・精神的準備ができている

#1 疼痛	O-1 疼痛の部位と程度
	O-2 患者の言動と表情
目標	O-3 患部の腫脹と熱感の有無・程度
疼痛コントロール	O-4 睡眠状態
	O-5 鎮痛薬使用時の効果，副作用の有無
	O-6 ADL自立度
	T-1 安楽な体位の工夫・気分転換を図る
	T-2 疼痛時は医師の指示薬を使用する
	T-3 希望により，アイシングを行う
	T-4 患部の腫脹防止（安静）のため，三角巾で挙上する
	E-1 疼痛時は鎮痛薬を使用できることを説明する

#4 ギプスシーネによる合併症（神経麻痺〈尺骨・橈骨・正中〉・褥瘡・循環障害〈フォルクマン拘縮・コンパートメント症候群〉）の危険性 **目標** ギプスシーネによる合併症（神経麻痺・褥瘡・循環障害）の予防	O-1 手指運動状態，知覚障害の有無・程度 　①橈骨神経：下垂手 　②尺骨神経：鷲手 　③正中神経：猿手 O-2 患肢の腫脹・橈骨動脈の触知（6P徴候に注意）・爪甲色・手指冷感・チアノーゼ・骨折部痛 O-3 包帯・ギプスシーネ圧迫の有無・皮膚状態 T-1 安楽な体位を工夫，枕で患肢を挙上する T-2 腫脹が強いときはアイシングを行う T-3 ギプスシーネ内清拭時，皮膚状態の確認を行う E-1 手指運動の必要性について説明する E-2 異常を感じたら看護師へ知らせるように指導する
#5 セルフケア不足 **目標** セルフケアの充足	O-1 ADLにおける疼痛や疲労の程度 O-2 安静度 O-3 ADLの自立度 O-4 ギプスシーネ装着状態 T-1 清潔　①全身清拭介助・許可に応じ，患肢をビニールで覆いシャワー浴介助を行う 　　　　②指示を確認し，ギプスシーネ内清拭を行う 　　　　③ADL状態に応じ，更衣介助を行う T-2 排泄　①ADL状態に合わせ，下着の上げ下ろしの介助を行う T-3 食事　①利き腕障害がみられる場合，食事内容の検討を行う（おにぎり，串刺し食，滑り止めマット使用など） E-1 セルフケア能力に合った自立の方法を説明する

看護計画（術後）

アウトカム ●疼痛コントロールができ，リハビリに積極的に取り組むことができる

#8 筋力低下と関節拘縮の危険性 **目標** 筋力とROMの改善	O-1 腫脹・熱感・疼痛の有無・程度（安静時，運動後） O-2 筋力の程度，ROM O-3 リハビリ室でのリハビリ状況・パスの経過確認 T-1 手指・手関節の自動運動をうながす T-2 運動後は患部の状況に応じアイシングを行う T-3 疼痛時は医師の指示薬を使用する E-1 理学療法士と情報交換を行う（筋力・可動域訓練の必要性，方法について補足説明） E-2 制限された可動域以上の運動や急激な運動は避けるように説明する
#9 退院に対する不安 **目標** 日常生活の留意点を理解できる	O-1 不安内容 O-2 ADL状態 O-3 生活環境（生活スタイル，職種） O-4 退院後の日常生活における留意点の理解度 T-1 自宅生活環境の調整を行う T-2 必要時，試験外泊・外出を設定し評価を行う E-1 退院時はパンフレットを用いて退院指導を行う（必要に応じて家族へも注意事項を説明する） E-2 必要時，MSWの介入を依頼する

3 肩関節～上肢　治療別のケア

D 橈骨遠位端骨折骨接合術（プレート固定）

クリニカルパス項目【1】

経過	入院～	手術前日
アウトカム	手術に臨むための身体的・精神的準備ができている	
検査	入院セット 　CBC・生化学検査 　感染症・PT・APTT 尿検査・胸部X線 呼吸器検査 金属アレルギー（必要時） ▶1 CT	
処置	ネームバンドの装着	術前マーキング
薬剤	持参薬の確認 術前中止薬の確認	自己管理薬の一時預かり
リハビリ		
安静・清潔	安静度制限なし シャワー浴または入浴（保護して） ▶2 シーネ内清拭 （洗面介助）	シャワー浴または入浴 爪切り
食事・排泄	一般食（必要時治療食） ▶3 利き手受傷で形態の変更 （串刺し食・おにぎり）	麻酔科医の指示により絶飲食
観察	バイタルサイン 現病歴・既往歴 身長・体重 アレルギーの有無 喫煙の有無 症状（疼痛・腫脹・可動域） ▶4 ギプスシーネ装着による合併症 ▶5 入院時スクリーニング（介護度・サービス利用状況・キーパーソン）	バイタルサイン 一般状態 不安言動・表情 睡眠状況 皮膚状態
指導・説明	入院時オリエンテーション 入院診療計画書 パス説明 必要物品の確認 術前面談 手術室看護師の術前訪問	手術前オリエンテーション 必要物品の最終確認 同意書確認

パスと看護のポイント

看護のポイント【1】

1. CT
- **目的は？** 単純X線で見落としがちな複雑な解剖構造の領域での病変が明瞭に把握でき，立体視が可能なため，術前に撮影することが多い

2. 清潔　　　　　　　　　　　　　　　　　　　　　　　　　#5 T-1 E-1
- **Point❗** 受傷後，固定のためギプスシーネ装着して入院となる．骨折の程度はさまざまなので，シーネ固定を外すことにより転位が起こる可能性がある．まず，看護師が一時的にシーネ除去してよいか確認しておく
- **シャワーまたは入浴** シーネ除去の指示がなければビニールなどでカバーする
  介助する内容：片手では難しいビニールの装着
  　　　　　　　健側の上肢・背部の洗浄
  　　　　　　　タオル絞り
  　　　　　　　その他できない部分を聞き，洗髪・更衣のボタンかけなど
- **シーネ内清拭** 手術前の皮膚状態の確認と，皮膚の清浄を目的として術前日にシーネ内清拭を行う
  皮膚の状態確認：シーネによる発赤はないか，切開部に異常がないかを確認する
- **洗面** 洗面時は，蒸しタオルを渡す

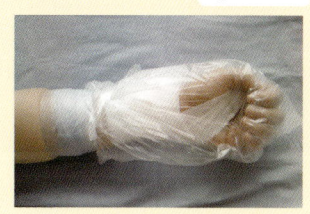

カバーしてシャワー浴

3. 食事：利き手受傷で形態の変更　　　　　　　　　　　　　#5 T-3 E-1
- **Point❗** 利き手受傷の場合，主食をおにぎり，副食を串刺しや一口大にカットするなど食べやすいように工夫をする．調味料やジャムなどの袋物の開封ができない場合は介助を行う

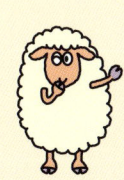

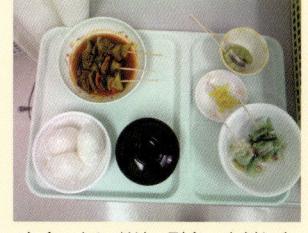

主食：おにぎり，副食：串刺し食

4. ギプスシーネ装着による合併症　　　　　　　　　　　　　#4 O-1〜3 T-1〜3 E-1, 2
- **どんな合併症？** シーネや包帯の圧迫による循環障害・神経障害，シーネの接触による皮膚損傷
- **予防・早期発見するには？** 手指の腫脹・圧迫感・しびれの有無，手指の運動状態・シーネ内やシーネ辺縁部の接触痛と皮膚状態を観察する

5. 入院時スクリーニング ➡ 退院支援　　　　　　　　　　　目標3
- **なぜ必要？** 高齢者世帯や独居が多くなり，とくに手の疾患の術後は家事や日常生活ができないことを不安に思い退院に自信が持てないことがある
- **方法は？** 術前から，術後一時的にADL低下があることを想定し，家族のサポート体制や介護サービスが受けられるか確認しておく．必要時MSWの介入を依頼する

第1部　主な疾患とその看護　3 肩関節〜上肢　D 橈骨遠位端骨折骨接合術（プレート固定）

クリニカルパス項目【2】

経過	手術当日	
	手術前	手術後
アウトカム	手術に臨むための身体的・精神的準備ができている	バイタルサインに異常がなく,合併症の徴候がない
検査		X線撮影
処置	血管確保 尿道カテーテル留置 (通常は,手術室入室後) 更衣 術後ベッド準備(除圧マット)	患肢挙上 補液 酸素投与 褥瘡予防処置
薬剤	麻酔科指示薬の内服 補液 抗菌薬投与(30分前)	補液 抗菌薬 鎮痛薬(持続硬膜外注入・坐薬・ペンタジン®筋注・ロピオン®点滴) ※喘息患者は別指示
リハビリ		
安静・清潔		ベッド上 ギプスシーネ装着
食事・排泄	絶飲食	許可後飲水・流動食
観察	バイタルサイン 水分出納(輸液量・尿量)	バイタルサイン 麻酔覚醒状態 心電図モニター 疼痛 出血量(ドレーン・創部) 患肢の状態(運動・知覚・循環) 一般状態 皮膚状態(褥瘡好発部位含む)
指導・説明		

	術後1日目	術後2日目
	合併症の徴候がなく安静度の拡大ができる	
	創傷処置（適宜）――――――――――――→ 尿道留置カテーテル抜去 アイシング ――――――――――――――→	
	抗菌薬点滴 ――――――――――――――→ 鎮痛薬内服開始，坐薬頓用 ―――――――→ 持参薬再開（抗凝固薬は指示による）―――→	
▶1	手指・手関節自動運動 ――――――――――→	
	全身清拭 ―――――――――――――――→	
▶2	ギプスシーネ除去，三角巾装着 ―――――→	徐々に除去
	全粥～一般食 トイレで	

看護のポイント【2】

▶1 手指・手関節自動運動 ➡ リハビリ

- **なぜ必要？** 手指運動をすることで循環を促進し腫脹の軽減につながる
- **時期は？** 原則，術翌日には，シーネを除去し自動運動を開始する
- **方法は？** テニスボールなどの軟らかいボールを使用した掌握運動は効果的

#8　O-1～3　T-1　E-1, 2

▶2 ギプスシーネ除去，三角巾装着 ➡ 徐々に除去

- **目的は？** 患部の安静のため。また三角巾装着で安定が得られ疼痛増強の予防にもなる
- **Point❶** 腫脹防止のため挙上しておくことが望ましい
- **期間は？** 術後2～3日は歩行時に装着し徐々に除去する
- **注意！** 長期間三角巾を装着すると肘関節が拘縮することがあるので，装着中も時々肘関節の自動運動を行う

#1　O-1, 3　T-1, 4

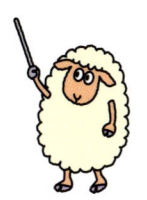

クリニカルパス項目【3】

経過	術後3日目	術後4～7日目	術後8～14日目
アウトカム	合併症の徴候がなく安静度の拡大ができる	疼痛コントロールができ，リハビリに積極的に取り組むことができる	
検査			
処置	創傷処置（適宜）──────────────→抜糸 アイシング ─────────────────────────→ 　　　　　　　　　　　■1▶ 超音波治療（アクセラス®）開始		
薬剤	抗菌薬点滴 鎮痛薬内服，坐薬頓用 ──────────────────→ 持参薬再開（抗凝固薬は指示による）──────→		
リハビリ	手指・手関節自動運動 ───────────────────→ 理学療法開始 ──────────────────────→		
安静・清潔	カバーしてシャワー浴	抜糸後シャワー浴	
食事・排泄	一般食 トイレで		
観察	バイタルサイン ─────────────────────→ 疼痛 ───────────────────────────→ 出血 創状態（発赤・腫脹・熱感・滲出液）────→ 患肢の状態（運動・知覚・循環）──────→ 一般状態 ─────────────────────────→ 皮膚状態（褥瘡好発部位含む）─────→		
指導・説明		■2▶ 退院指導	退院

看護のポイント【3】

1 超音波治療（アクセラス®）開始
- **目的は？** 骨癒合の促進
- **方法は？** 主治医が骨折部にマーキングを行い，20分間超音波治療を行う
- **時期は？** プローベは清潔ではないので，抜糸後開始することが一般的である．退院後も継続する場合は，自宅で行うように指導する

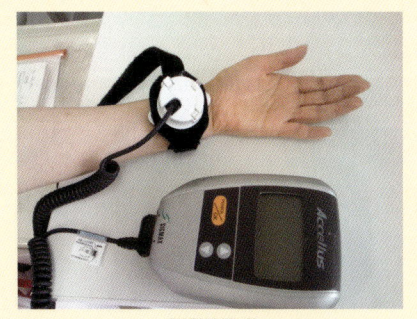

超音波治療

2 退院指導　　　　　　　　　　　　　　#9 O-1〜4 T-1, 2 E-1, 2

腫脹と疼痛
- **背景** 手関節は腫れやすく，退院時にはまだ腫脹と運動時痛が持続している場合が多い．そのため，経過に対し不安を訴えることがある
- **説明内容は？** 腫脹や疼痛が軽減するためには時間が必要であること
- **アドバイスは？** 運動後の腫脹や疼痛に対しては，アイシングや湿布貼布が効果的

リハビリ継続
- **なぜ必要？** 痛くても可能な範囲で動かしながら生活を行うことがリハビリにつながる
- **方法は？** 運動状態を評価し，必要時外来リハビリを行う．安静にせず日常生活での患肢の使用をすすめる

定期受診
- **目的は？** 骨癒合の確認のため，定期的に外来受診しX線で確認する

その他
- 重い物は許可があるまで持たない
- 料理をする際，根菜類などの硬い物を切ることは負担がかかるため，しばらくは避ける

パス離脱：早期に退院した場合
- 経過良好で通院ができる場合は，抜糸を待たずに早期に退院するケースがあり，創の管理の指導が必要である
- 正常な創の状態を説明し，感染の徴候（発赤・腫脹・熱感・滲出液増加）があれば受診するように説明する
- 創部を水に濡らさないように注意し，入浴や水仕事のときはカバーをするように指導する
- テープかぶれがなければ，フィルム材で創を保護して退院する

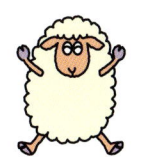

4 脊椎 病態生理

1 頸椎椎間板ヘルニア

どんな疾患？

[頸椎の構造]

- 頸椎は7つの椎骨から構成され，第2～7頸椎（C2～7）には，それぞれの間に椎間板があります．
- 椎間板は椎骨と椎骨の間でクッションのようなはたらきをしています．中心部に髄核というゲル状の物質があり，それを線維輪という丈夫な組織が取り囲むという構造をしています．
- 頸椎椎間板ヘルニアは，この椎間板の線維輪に亀裂が入り，その中の髄核が飛び出して神経を圧迫し，さまざまな神経症状が現れる疾患です．

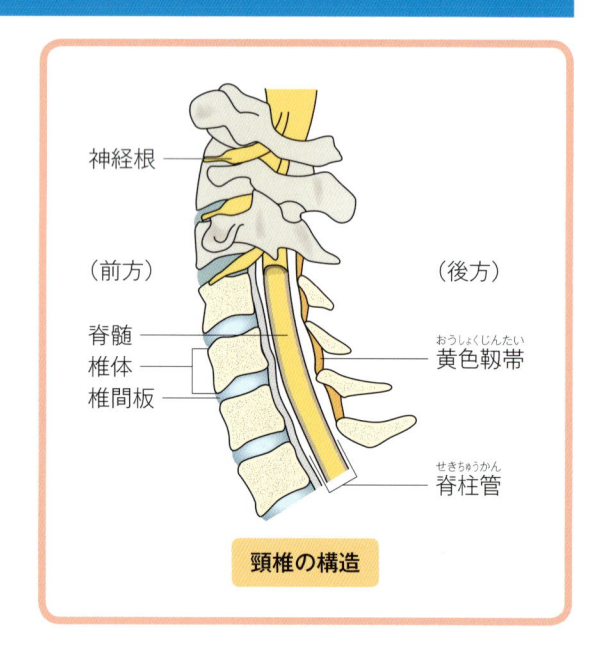

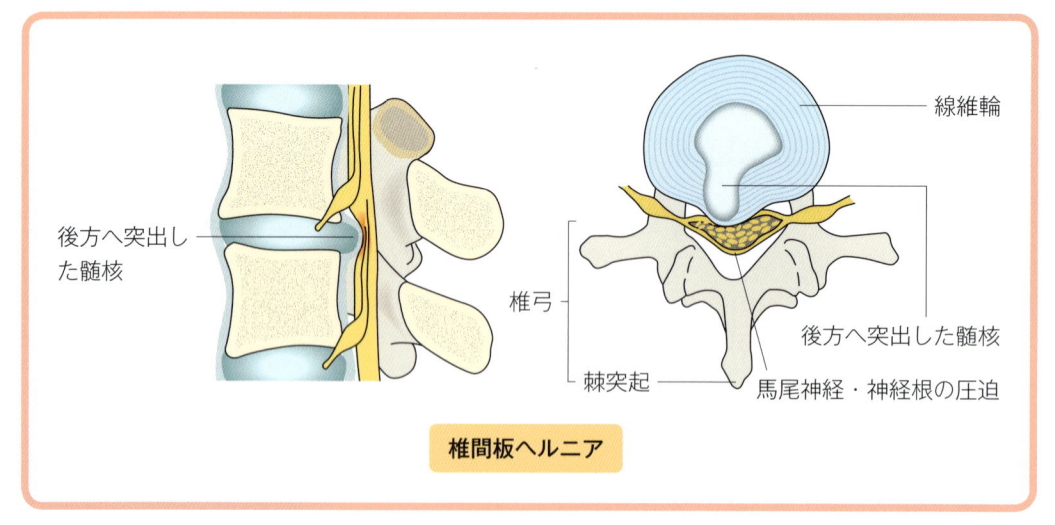

頸椎の構造

神経根／（前方）／（後方）／脊髄／椎体／椎間板／黄色靭帯／脊柱管

椎間板ヘルニア

後方へ突出した髄核／線維輪／椎弓／棘突起／後方へ突出した髄核／馬尾神経・神経根の圧迫

[原因]

- 椎間板の年齢的な変性が基盤にありますが，それに頸椎への運動負荷が加わることによって起こります．
- このため頸椎椎間板の変性がある程度進み，なおかつ運動負荷の多い中高年層が好発年齢になります．

［症状］

- 頸椎椎間板ヘルニアによって神経が圧迫されると，手足の痛みやしびれなどのさまざまな症状が出てきます．代表的な症状は首の痛みや凝りです．
- ヘルニアにより，神経根が圧迫を受けているのか(神経根症)，脊髄が圧迫を受けているのか(脊髄症)，で症状は異なります．

神経根症に特徴的な症状	● 片側性に出現する後頸部から肩，手指にかけての痛み，しびれ ● うがい・缶飲料の飲み干し・美容院での洗髪などの際に頸部を後屈すると症状が強くなる
脊髄症に特徴的な症状	● 手のしびれ（片側性から次第に両側性に）から始まり，やがて脚にも症状が出現し，脚がこわばって歩行しにくくなる痙性歩行が出現 ● 階段の昇降に手すりが必要になり，脚のこわばりのため，とくに階段を降りにくくなることが多い

診断〜治療法決定のながれ

［診断］

神経学的検査	X線撮影	MRI撮影	手術前検査
● 知覚 ● 筋力 ● 深部腱反射 ● 病的反射	● 椎体の変形 ● 骨棘の有無 ● 後縦靱帯骨化症の有無 ● 不安定性の確認	● ヘルニアの存在 ● 脊髄の圧迫の状態 ● 黄色靱帯の変性による影響 ● くも膜下腔の広さの確認	● 脊髄造影 ● 脊髄造影後CT撮影

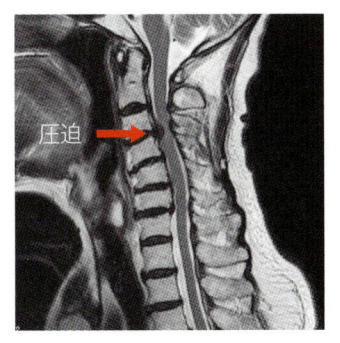

C3/4レベルに脊髄の圧迫を認める

MRI（側面）

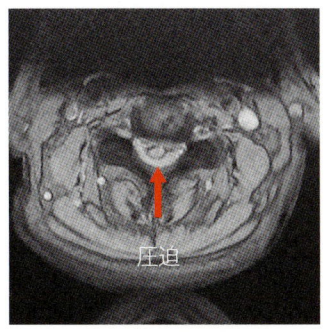

MRI（断面）

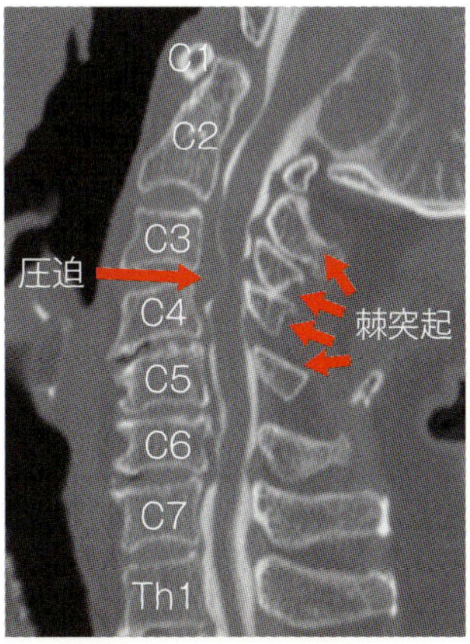

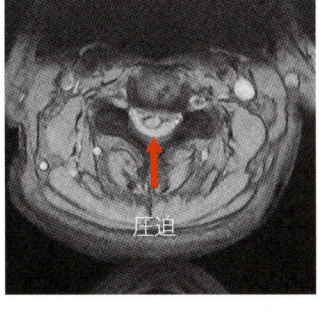

脊髄造影後CT（側面）

画像上，無症候性のヘルニアもあるため，最終的に身体所見と画像所見が一致した場合に診断が確定されます．

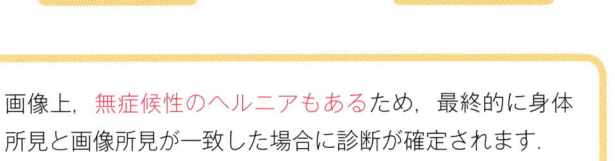

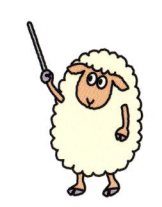

[治療法]

神経根症

保存療法（原則）

- 神経根の圧迫では，急性期に保存治療を行えば手術になることは少なく，約3カ月の保存治療で約85～90%の人は症状が軽減するといわれています．

脊髄症

保存療法 → 無効 → 手術療法

- 進行性の脊髄症状，すなわち手足のしびれや脱力が進行しつつあり，画像検査上も脊髄の圧迫と浮腫などのダメージを示す所見があれば，診断確定後にすみやかに手術を検討する必要があります．

鑑別が必要な疾患

胸郭出口症候群
- なで肩の女性に多い．肩の外転挙上などで上肢のしびれや冷感などを訴えます．

正中神経麻痺
- 手の過度使用が誘因となり，母指，示指，中指掌側のしびれと夜間の痛みを訴えます．

尺骨神経麻痺
- 小指のしびれが初発症状．前腕・手の尺側に放散痛．利き手に多い．変形性肘関節症，外反肘に続発します．

どんな治療？

[保存療法]

- 頸部の安静：頸椎装具（オルソカラー）の装着
- 薬物療法：消炎鎮痛薬・ステロイドの処方
- 神経ブロック：硬膜外ブロック・神経根ブロック・星状神経節ブロック

[手術療法] ➡治療別のケアはp.140

- 椎間板ヘルニアは脊髄や神経根の前方にあるため，一般的に頸椎前方固定術が行われます．
- 障害されている椎間板やヘルニアを完全に切除し，椎体間に腸骨から採取した骨を移植します．
- 胸鎖乳突筋の内側から進入し，気管と食道をよけて椎間板に到達します．

術後療法

- 術後，移植骨のズレを防止するため，頸椎装具（オルソカラー）を6週間程度装着し，その後6～8週でソフトカラーに変更します．

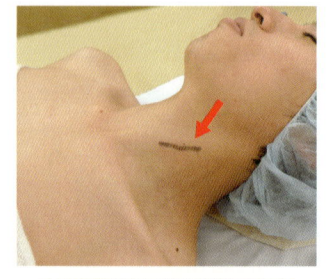

頸椎前方固定術の皮切

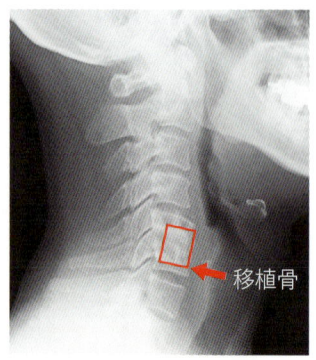

頸椎前方固定術術後 ← 移植骨

4 脊椎 病態生理

② 後縦靱帯骨化症

どんな疾患？

- 後縦靱帯は椎体の後方，脊髄の前方に位置しており，脊椎に適度な動きと安定性をもたらしています．
- 後縦靱帯が分厚くなって骨のように硬くなってしまうことを後縦靱帯骨化症といいます．
- 骨化が大きくなり脊髄が圧迫されると脊髄症状が出てきます．
- 主に頸椎に多い疾患ですが，時に胸椎にも出現します．
- 2015年1月から指定難病となり，医療費助成対象疾病となっています．

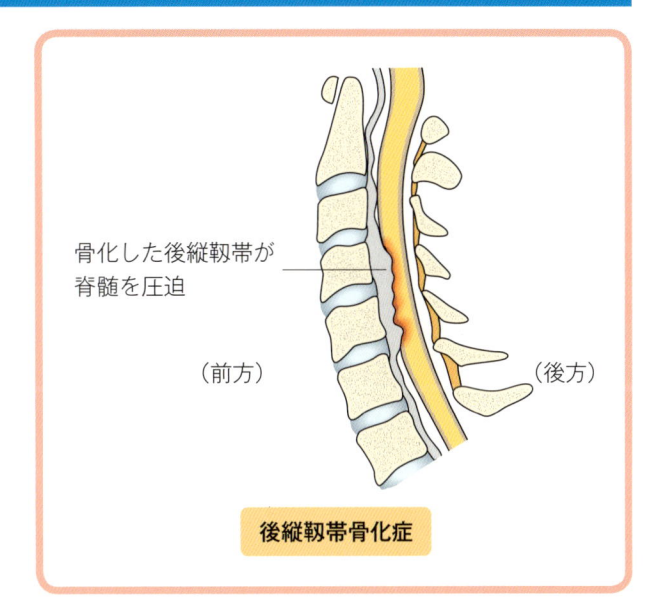

骨化した後縦靱帯が脊髄を圧迫

（前方）　（後方）

後縦靱帯骨化症

[発生因子]

- 後縦靱帯骨化症は，中年以降，とくに50歳前後で発症することが多く，男女比では2：1と男性に多いことが知られています．糖尿病や肥満の人の発生頻度が高いことがわかっています．
- この疾患は遺伝が関係しており，兄弟間で後縦靱帯骨化症が認められる確率は30％と報告されています．ただし，血縁者に必ず遺伝するわけではなく，遺伝の他にもさまざまな要因が関係して発症すると考えられています．
- 日本人のおよそ3％に起こるといわれていますが，これは画像上骨化が確認される確率であって，実際に症状が出ることは非常に少ないです．

[症状]

頸椎に起こった場合	●手足のしびれ感（ビリビリ，ジンジンしたり感覚が鈍くなったりする） ●手指の細かい運動がぎこちなくなる（箸がうまく使えない，ボタンのかけ外しが困難） ●足がつっぱってつまずきやすい ●階段の昇降が困難になる
胸椎に起こった場合	●下肢のしびれ，脱力など下半身の症状
腰椎に起こった場合	●歩行時の下肢の痛みやしびれ，脱力感

診断～治療法決定のながれ

[診断]

- X線撮影
- CT撮影：骨化の範囲や大きさの判断に有用
- MRI撮影：脊髄の圧迫程度の判断に有用

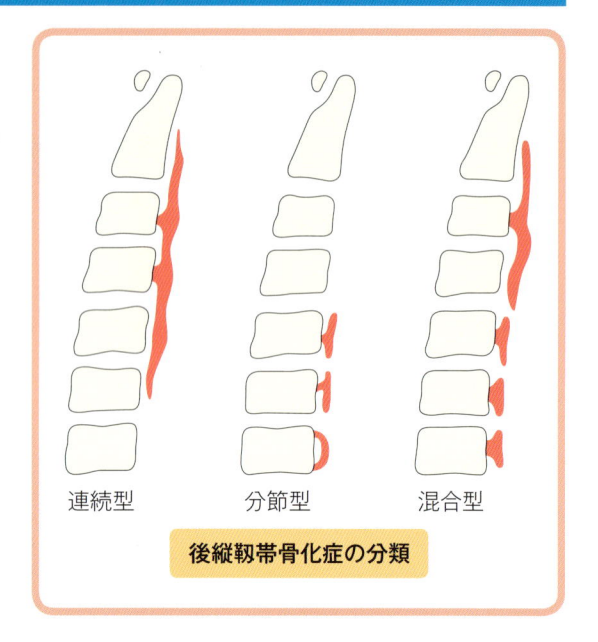

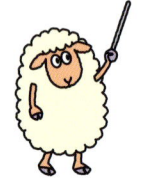

連続型　　分節型　　混合型

後縦靱帯骨化症の分類

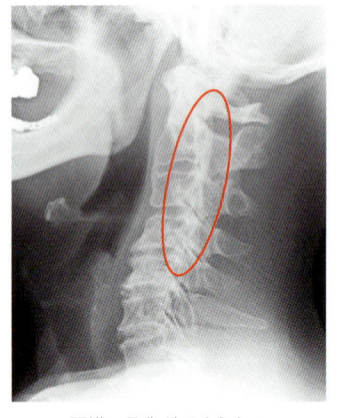

頸椎に骨化が認められる
X線

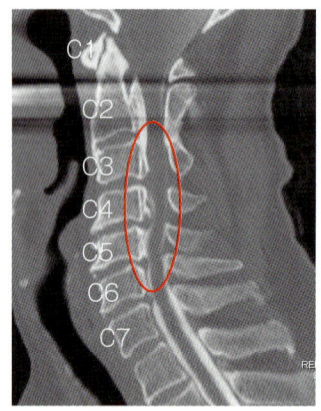

C3～6に骨化が認められる
CT（側面）

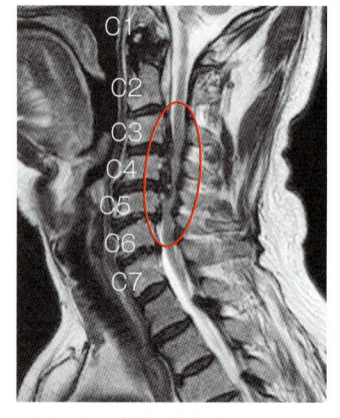

C3～6に脊髄の狭窄が認められる
MRI（側面）

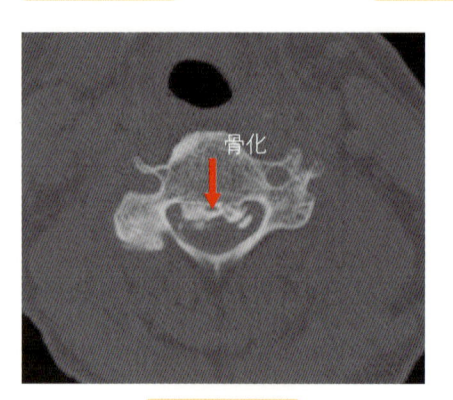

骨化
CT（断面）

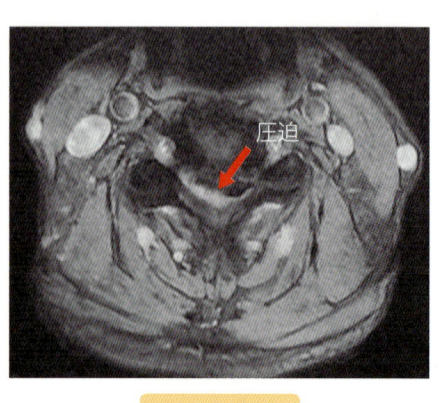

圧迫
MRI（断面）

[治療法]

保存療法
- 頸椎の後屈を避けるため，頸椎の外固定装具を装着し，安静を保持
- 消炎鎮痛薬，筋弛緩薬の処方（対症療法）

脊髄症状のため日常生活に支障（箸が使いづらい，階段昇降で必ず手すりが必要など） ┐
進行する麻痺 ├→ 手術療法
画像上脊髄の圧迫が著しい場合（MRIで髄内輝度変化） ┘

どんな治療？

[手術療法]

- 椎弓の一部を削ったり切り取ったりすることによって，脊髄への圧迫を取り除く手術が行われます．
- 頸椎手術には前方から（前方固定術）と後方から（椎弓形成術）があります．

基本的に脊髄圧迫要素が
- 前方から → 前方固定術
- 後方から → 椎弓形成術
- 単椎間 → 前方固定術
- 多椎間 → 椎弓形成術

- 前方，後方それぞれの長所・欠点を考慮し総合的に判断し選択します．

頸椎椎弓形成術 ➡治療別のケアはp.152

- 後縦靱帯骨化症の場合，手術部位が多椎間に及ぶことが多いため，後方からの椎弓形成術が比較的よく選択されます．

頸椎前屈位を保持し，頸椎が後弯しないように注意する

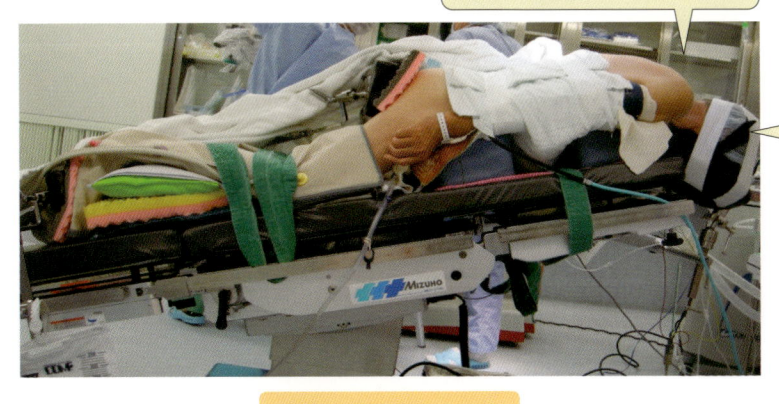

後頸部に7〜8cmの正中縦切開を行うので，一部頭髪の除毛が必要

頸椎椎弓形成術の体位

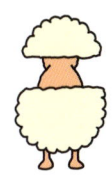

- 棘突起を縦割して両側に観音開きにし，骨化した靱帯を取り除いた後，スペーサーで蓋をします．スペーサーは糸で棘突起に縫い付けます．

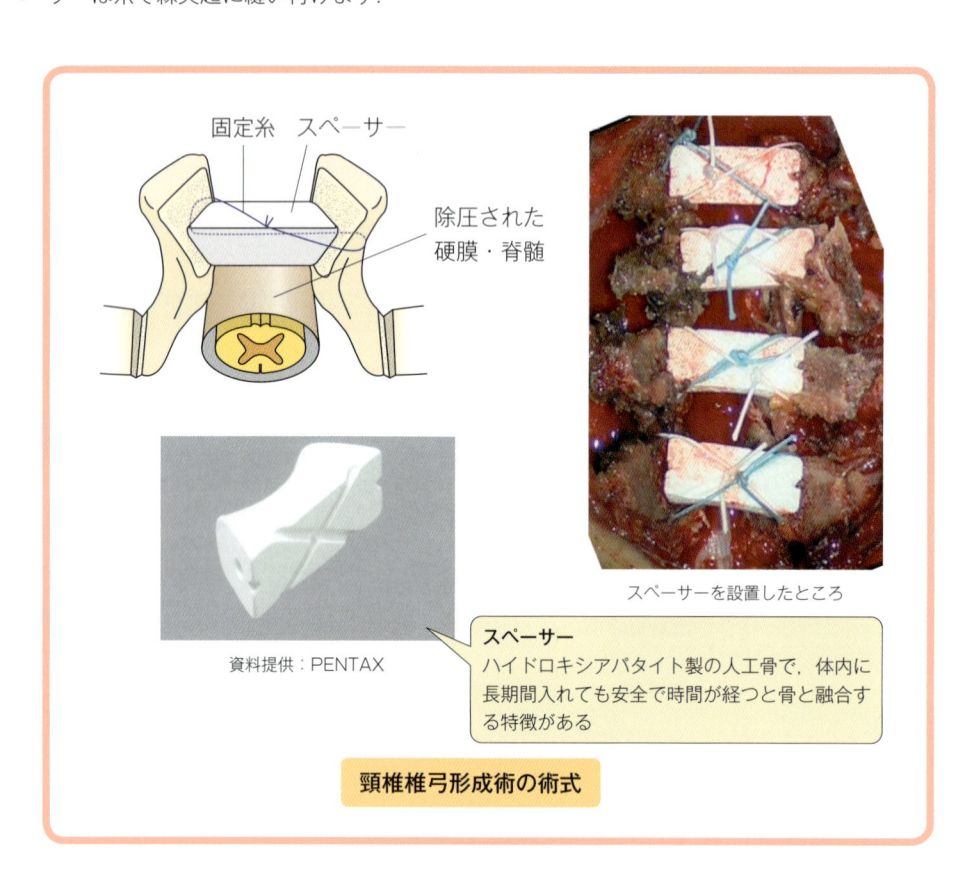

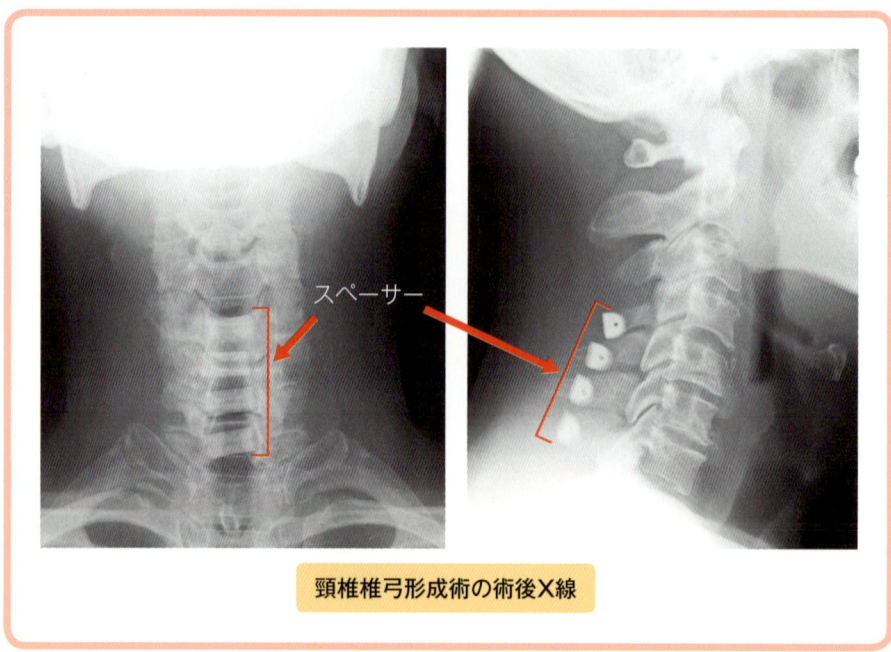

固定糸　スペーサー

除圧された
硬膜・脊髄

資料提供：PENTAX

スペーサーを設置したところ

スペーサー
ハイドロキシアパタイト製の人工骨で，体内に長期間入れても安全で時間が経つと骨と融合する特徴がある

頸椎椎弓形成術の術式

スペーサー

頸椎椎弓形成術の術後X線

4 脊椎 病態生理

3 腰部脊柱管狭窄症

どんな疾患？

- 脊柱管は脊椎，椎間板，黄色靱帯などで囲まれた脊髄が通るトンネルです．
- 腰部脊柱管狭窄症は，加齢により脊椎や椎間板が変形・変性したり，黄色靱帯が肥厚したりして腰部の脊柱管が狭くなり，神経が圧迫され腰痛やしびれなどの症状が起こる病気です．

[原因]

- 先天的に脊柱管が狭いことが関係しています．しかし，先天的に脊柱管が狭くても必ずしも狭窄症になるとは限りません．こうした先天的な要因に加えて，加齢による脊椎や椎間板の変化，とくにすべり症などが加わると脊柱管狭窄症が生じてきます．

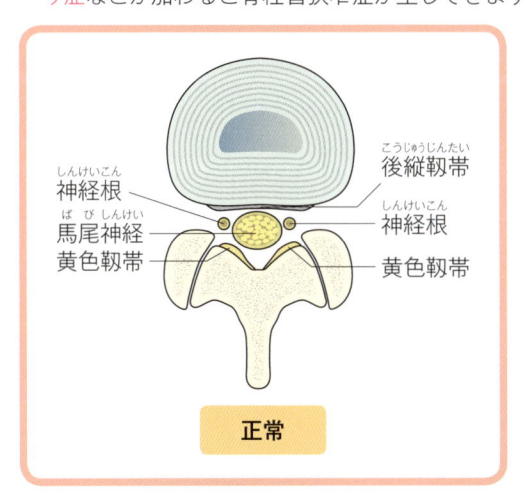

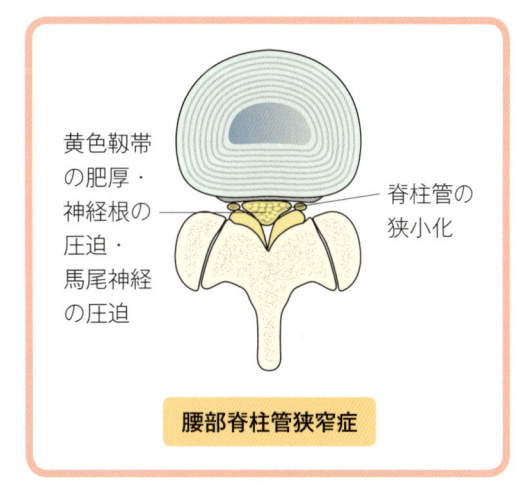

正常
神経根／後縦靱帯／馬尾神経／神経根／黄色靱帯／黄色靱帯

腰部脊柱管狭窄症
黄色靱帯の肥厚・神経根の圧迫・馬尾神経の圧迫／脊柱管の狭小化

[分類]

馬尾型
- 馬尾神経，すなわち神経の本幹が圧迫される状態です．
- 両脚や殿部などの痛み・しびれ，間欠性跛行，排尿障害，会陰部の違和感などさまざまな症状が出やすく重症です．

神経根型
- 馬尾神経から枝分かれして脊椎の間から出る神経の根元が圧迫されるタイプで，主に片側の脚の痛みやしびれ，麻痺などの症状が出現します．

混合型
- 馬尾型と神経根型が合併したもの

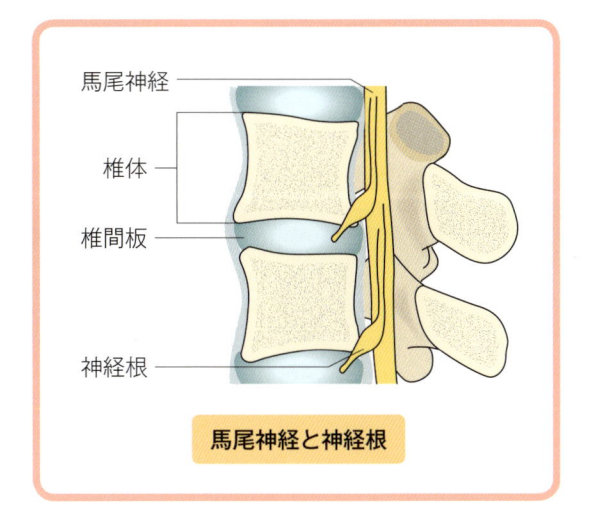

馬尾神経と神経根
馬尾神経／椎体／椎間板／神経根

第1部 主な疾患とその看護　4 脊椎　3 腰部脊柱管狭窄症

135

[症状]

間欠性跛行

- 腰部脊柱管狭窄症に特徴的な，しばらく歩くと脚の痛みやしびれ，脱力が起こって歩けなくなり，少し休むとまた歩ける，という症状です．
- 間欠性跛行は，立位の姿勢で脊柱管がより狭くなり，神経が強く圧迫されることで起こります．そのため，しゃがんだり座ったりして休むと，脊柱管が広くなり神経への圧迫が軽くなって，また歩けるようになります．

> **鑑別が必要な疾患**
>
> **閉塞性動脈硬化症**
>
> - 脊柱管狭窄症と同様に間欠性跛行が起こりますが，立ち止まっただけで回復し，座ったりしゃがんだりする必要がありません．
> - 鑑別のために，下肢の動脈拍動の触知や，上肢と下肢の血圧の比（ABI）検査をすることがあります．

診断〜治療法決定のながれ

[診断]

診察	● 間欠性跛行の状態（問診）
X線撮影	● 脊椎の形やすべり症，不安定性の確認
MRI撮影	● 脊柱管の狭窄部位や程度，神経圧迫の程度の確認
脊髄造影（ミエログラフィー）	● 造影剤を注入することで脊髄神経が白い帯状になって表れる．圧迫部位には造影剤が入ってこないため，造影剤の描出が不良になる ● 馬尾神経や神経根がどのように圧迫されているかの確認
脊髄造影後CT撮影	● 脊髄に造影剤を注入した後CT撮影を行うことで，神経圧迫のより詳細な情報が得られる
神経根ブロック	● 本来は治療目的で行われるが，障害されていると思われる神経根にブロック注射することで一時的に症状が消失すれば，症状の原因と判断できる

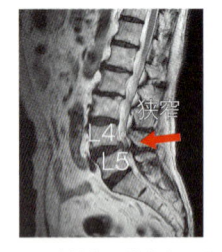

L4/5に脊柱管の狭窄を認める
MRI（側面）

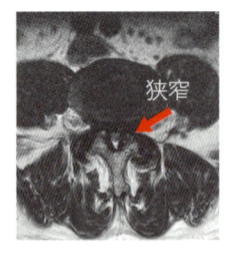

MRI（断面）

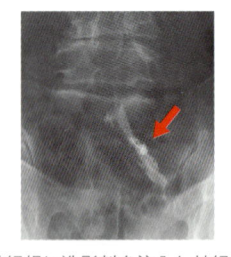

神経根に造影剤を注入し神経圧迫部位を確認する
神経根ブロック

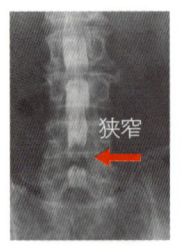

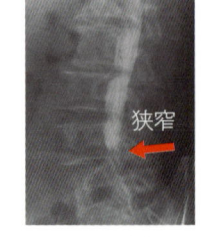

脊髄造影・脊髄造影後CTではL4/5の狭窄部が欠損して描出されていない

脊髄造影（正面）　　**脊髄造影（側面）**　　**脊髄造影後CT（側面）**

[治療法]

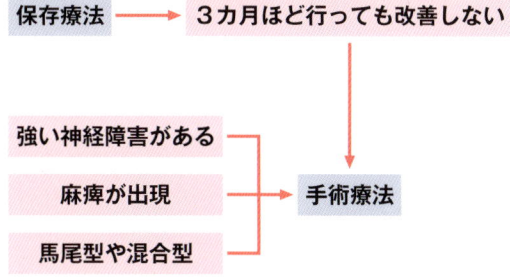

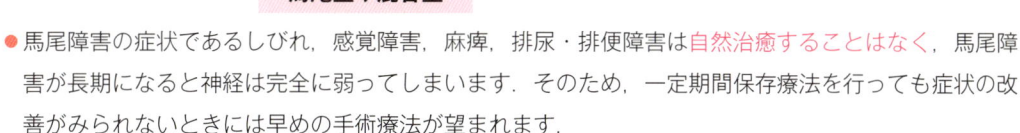

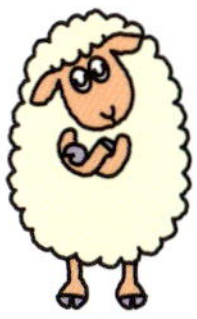

保存療法 → 3カ月ほど行っても改善しない

強い神経障害がある
麻痺が出現   → 手術療法
馬尾型や混合型

- 馬尾障害の症状であるしびれ，感覚障害，麻痺，排尿・排便障害は自然治癒することはなく，馬尾障害が長期になると神経は完全に弱ってしまいます．そのため，一定期間保存療法を行っても症状の改善がみられないときには早めの手術療法が望まれます．

どんな治療？

[保存療法]

- 消炎鎮痛薬や循環障害改善薬の内服薬・湿布の処方
- 理学療法：ホットパックによる温熱療法，超音波療法
- コルセット装着：腰部の安静を図る
- 神経ブロック：痛みの伝達のブロックや血流改善や消炎目的のため．硬膜外ブロック・神経根ブロックが有効

[手術療法]

部分椎弓切除術（開窓術） ➡ 治療別のケアはp.160

- 脊柱管の中の神経を圧迫している骨棘や黄色靱帯を取り除くために椎弓を部分的に切除する手術です．
- 当院では腰部を小切開し，顕微鏡下での手術を一般的に行っています．

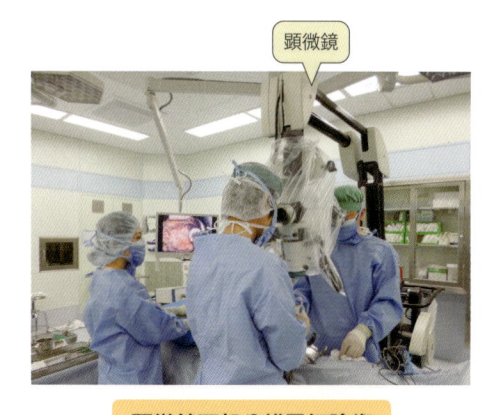

顕微鏡

顕微鏡下部分椎弓切除術

脊椎椎体間固定術

- 脊椎の不安定性を伴っている症例やすべりのある場合では，除圧を行った範囲の脊椎を固定することがあります．
- スクリューとロッドを用いて骨盤から採取した骨を脊椎の周囲に移植することにより，脊椎を安定させます．

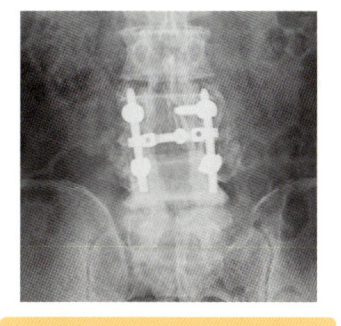

脊椎後方椎体間固定術（正面） 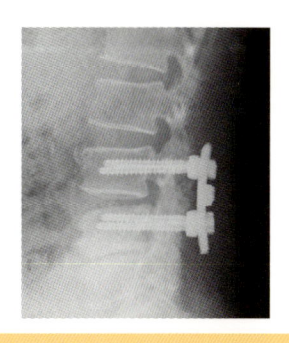 脊椎後方椎体間固定術（側面）

4 脊椎 病態生理

④ 骨粗鬆症

どんな疾患？

- 骨粗鬆症とは，骨がもろくなり，日常生活のちょっとしたはずみでも骨折しやすくなっている状態のことです．

[原因]

- 骨は**骨代謝**，つまり骨をつくる細胞（**骨芽細胞**）による**骨形成**と，壊す細胞（**破骨細胞**）による**骨吸収**をつねに繰り返しながらその強度を保っていますが，加齢によりそのバランスが崩れ，骨形成よりも骨吸収のほうが多くなることで，**徐々に骨量が減少**していき骨粗鬆症になります．
- 骨密度は20歳をピークに減少していきますが，とくに女性は閉経後に女性ホルモン（エストロゲン）の分泌が減少するため，男性よりも骨密度が減少するスピードが速く，骨粗鬆症になりやすくなっています．
- 60歳代では2人に1人，70歳以上になると10人中7人が骨粗鬆症であるといわれています．

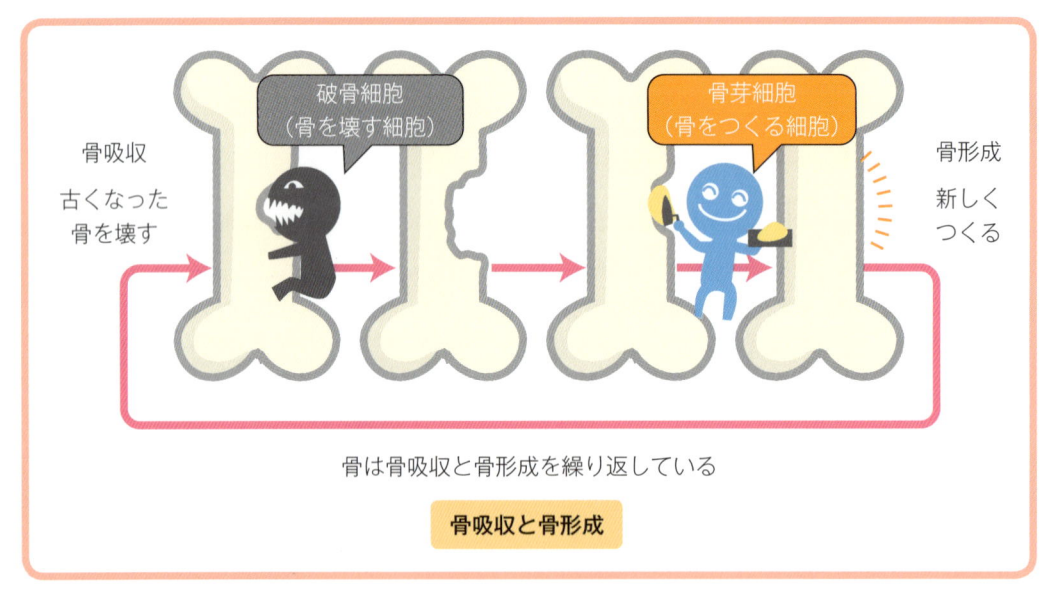

骨吸収
古くなった
骨を壊す

破骨細胞
（骨を壊す細胞）

骨芽細胞
（骨をつくる細胞）

骨形成
新しく
つくる

骨は骨吸収と骨形成を繰り返している

骨吸収と骨形成

[症状]

- 骨粗鬆症というだけでは症状が出ることはありませんが，ちょっとしたはずみで骨折してしまい，骨折による痛みが出たり体動困難になったりすることがあります．

骨粗鬆症に多い骨折
- 腰椎圧迫骨折
- 大腿骨頸部骨折
- 上腕骨近位端骨折
- 橈骨遠位端骨折

診断〜治療法決定のながれ

［診断］

骨密度測定
- DXA法（デキサ）（2種類の微量X線を使う）・MD法・超音波法・CT法など
- 骨密度の値が若年成人の70％未満であれば骨粗鬆症と診断され，70〜80％を骨量減少と判定

血液検査（骨代謝マーカー）
- TRACP-5b：骨吸収活性の指標となる
- P1NP：骨形成を反映する

尿検査
- NTX（破骨細胞の量）

> 血液・尿検査で骨代謝マーカーの値を調べることによって，骨形成と骨吸収の状態を評価します

どんな治療？

薬物療法
- 治療の中心となります．

骨粗鬆症の薬物療法に使用される薬剤

種類	特徴	副作用
活性型ビタミンD_3製剤	・カルシウムが腸管から吸収されるのを助ける ・骨形成と骨吸収のバランスを調整する	少なめ まれに高カルシウム血症など
ビタミンK_2製剤	・カルシウムが骨に沈着するのをうながす	ほぼなし
ビスホスホネート系薬	・骨を分解する破骨細胞のはたらきを抑える	胃腸障害，嘔気など
SERM（サーム）	・女性ホルモンと似た作用で骨吸収を抑える	乳房の張り，ほてりなど
カルシトニン製剤	・骨吸収を抑制する注射薬で，鎮痛作用もある	顔面紅潮，肝機能障害など
テリパラチド（副甲状腺ホルモン製剤）	・骨をつくる骨芽細胞のはたらきを促進する ・重い骨粗鬆症患者に対して用いられる注射薬	嘔気，便秘，気力の低下，脱力感など

腰椎圧迫骨折による入院治療 ➡治療別のケアはp.171

- 圧迫骨折により体動困難となった場合は，入院してコルセット装着して安静を保ち，テリパラチドの注射などの治療を行います．
- テリパラチドは，骨形成を促進するとともに，骨質を改善するはたらきがあります．週1回の皮下注射と連日皮下注射を行う2タイプがあり，連日皮下注射製剤は自己注射ができるよう入院中に教育訓練を行います．

4 脊椎 治療別のケア

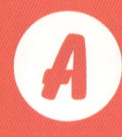

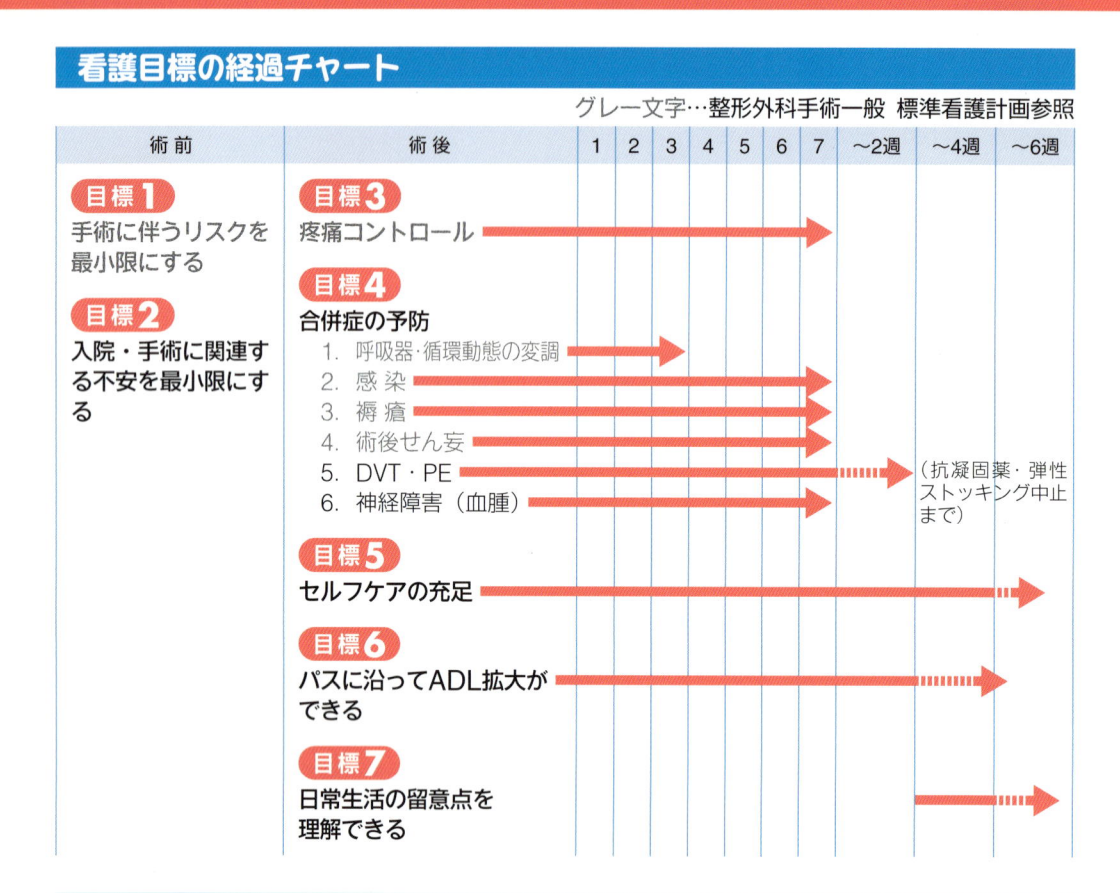

A 頸椎前方固定術　標準看護計画

看護目標の経過チャート

グレー文字…整形外科手術一般 標準看護計画参照

術前	術後	1	2	3	4	5	6	7	〜2週	〜4週	〜6週

目標1 手術に伴うリスクを最小限にする

目標2 入院・手術に関連する不安を最小限にする

目標3 疼痛コントロール

目標4 合併症の予防
1. 呼吸器・循環動態の変調
2. 感染
3. 褥瘡
4. 術後せん妄
5. DVT・PE
6. 神経障害（血腫）

（抗凝固薬・弾性ストッキング中止まで）

目標5 セルフケアの充足

目標6 パスに沿ってADL拡大ができる

目標7 日常生活の留意点を理解できる

看護計画（術前）

アウトカム	●手術に臨むための身体的・精神的準備ができている

#2 入院・手術に関連する不安

目標 入院・手術に関連する不安を最小限にする

O-1　言動・表情
O-2　術前面談についての理解度
O-3　睡眠状態
O-4　家族のサポート体制
T-1　治療内容について，医師から十分説明が受けられるように配慮する
T-2　不眠時は医師の指示薬を使用する
T-3　医師の説明に対する理解度を把握し，不足している点があればわかりやすく補足説明する
T-4　家族の支援をうながす
T-5　必要時，MSWと連携を図る
T-6　スクリーニングシートを用いて退院支援の必要性をアセスメントする
E-1　パスを用いて経過を説明する

	E-2	術前オリエンテーションおよび，装具装着してのADL訓練を行う ①電動ベッドを使用し起き上がりの練習 ②側臥位（頸椎が側屈しないように枕・小枕の調整を行う） ③食事の練習を行う（摂取しやすいように必要物品をそろえる） ④洗面・口腔ケアの練習を行う

看護計画（術後）

アウトカム●合併症の徴候がなく安静度の拡大ができる

#4-5 合併症（DVT・PE）の危険性 **目標** 合併症（DVT・PE）の予防	O-1 O-2 O-3 O-4 O-5 T-1 T-2 T-3 E-1 E-2 E-3	患肢の腫脹，圧痛の有無 バイタルサイン Dダイマー，下肢エコー 水分出納バランス DVT・PEの既往，肥満の程度 異常時は医師にすみやかに報告する 両足趾・足関節の運動をうながす 弾性ストッキングの装着 異常徴候について説明し，症状出現時は看護師に知らせるように説明する 弾性ストッキングの必要性について説明する 水分摂取の必要性を説明する
#4-6 合併症（神経障害〈血腫〉）の危険性 **目標** 合併症（神経障害〈血腫〉）の予防	O-1 O-2 O-3 O-4 O-5 T-1 T-2 T-3 T-4 T-5 T-6 T-7 T-8 E-1 E-2 E-3 E-4	四肢の疼痛・知覚障害の有無（術前後の知覚障害の差） 四肢の運動状態（術前後の運動障害の差） 砂嚢・小枕の位置，固定状態 術中の出血とドレナージ（ポートバッグ）による排液の量・性状，吸引圧の状態，外出血の有無と程度 装具の装着状態・理解度 定期的に四肢の運動をうながす 術前より知覚・運動障害が増強している場合は，すみやかに医師に報告する 術後の体位変換・カラー内清拭は，2人以上で行う（頸椎が前後屈・側屈・回旋しないように注意する） 側臥位時は，頸椎が側屈しないように枕・小枕の調整を行う 体位変換時・離床時のチューブトラブルに注意（ひっぱる・抜ける） ドレーンの閉塞が疑われる場合は早急に医師に報告する 術後初めて起座位になるときは，血圧の変動に注意する 術前から歩行障害がある場合は，転倒に注意し慎重に安静度の拡大を図る 疼痛・知覚障害出現時は，看護師に知らせるように説明する 四肢の運動の必要性について説明する 体位変換の方法・注意点について説明する 装具装着の必要性について説明し，自己判断で外さないように指導する

#5 セルフケア不足 **目標** セルフケアの充足	O-1 術前のADLの状態（清潔・移動・排泄・食事） O-2 体動による疼痛や疲労の程度 O-3 術後のADLの自立状態 T-1 清潔 ①全身清拭：適宜 　　　　②ベッドサイドでの口腔ケアの援助を行う 　　　　③装具内清拭は，必ず看護師2人で行う（頸椎中間位保持に注意する） 　　　　④洗髪できるようになるまでは，ドライシャンプー・足浴を適宜行う 　　　　⑤状態が安定後，下半身シャワー浴介助を行う 　　　　⑥抜糸後，シャワー用の装具を装着し全身シャワー浴介助を行う T-2 移動動作 ①適切な歩行補助具を選択する 　　　　②歩行が不安定なときは，看護師が付き添う T-3 排泄 ①尿道留置カテーテル抜去後は，トイレ移動への援助，または床上排泄の援助を行う T-4 食事 ①許可後水分摂取から開始するが，嗄声の有無，嚥下痛を確認し，誤嚥しないよう援助する 　　　　②上肢の知覚障害などで食事動作困難時は，食事内容の検討を行う（おにぎり，串刺し食，滑り止めマット使用など） T-5 服薬介助 ①錠剤の開封など，内服介助を行う E-1 術翌日〜：セルフケア能力に合った自立の方法を説明する E-2 できないことは，看護師に知らせるように説明する	
#6 筋力・ADLの低下の危険性 **目標** パスに沿ってADL拡大ができる	O-1 疼痛・知覚障害の有無，程度（安静時，運動後） O-2 筋力の程度，歩行状態 O-3 リハビリ室でのリハビリ状況，パスの経過確認 O-4 装具装着状態，圧迫・接触痛の有無 T-1 床上またはベッドサイドでの手指巧緻動作訓練・筋力訓練・歩行訓練を行う T-2 装具での接触痛時は，ガーゼ・オルソラップなど下巻の調節をする E-1 理学療法士と情報交換を行う E-2 筋力・歩行・ADL訓練の必要性，方法について説明する E-3 装具変更時は装着状態の確認を行い，ADL拡大について説明する	
#7 退院後の生活に対する不安 **目標** 日常生活の留意点を理解できる	O-1 不安内容 O-2 ADL状態 O-3 生活環境・自宅の準備（生活スタイル，職種） O-4 日常生活における留意点の理解度 O-5 介護保険・福祉サービスの使用状況，希望の有無 O-6 家族のサポート体制 O-7 階段昇降，屋外歩行練習状況 T-1 自宅生活環境の調整を行う T-2 試験外泊・外出を設定し評価を行う	

T-3 ケアカンファレンスに参加し，情報を交換する
T-4 必要時，家族・理学療法士・MSW間の連絡調整をする
E-1 退院時パンフレットを使用し，退院指導を行う
E-2 必要に応じて家族へも注意事項を説明する

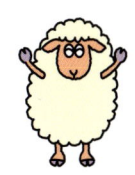

4 脊椎 治療別のケア

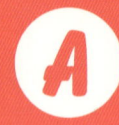

A 頸椎前方固定術

クリニカルパス項目【1】

経過	入院〜	手術前日
アウトカム	手術に臨むための身体的・精神的準備ができている	
検査	入院セット 　CBC・生化学検査・感染症・ 　PT・APTT 尿検査・胸部X線 呼吸器検査 Dダイマー	
処置	ネームバンドの装着 ▶1 頸椎装具（オルソカラー）の準備 弾性ストッキングの準備 ▶2 術前訓練	術前マーキング ▶4 側臥位枕の調整
薬剤	術前中止薬の確認	自己管理薬の一時預かり
リハビリ		
安静・清潔	シャワー浴または入浴	シャワー浴または入浴 ▶5 必ず洗髪
食事・排泄	一般食（必要時治療食） 排便調整	麻酔科医の指示により絶飲食
観察	バイタルサイン 現病歴・既往歴 身長・体重 アレルギーの有無 喫煙の有無 症状（疼痛・神経症状） 歩行状態 ADL	バイタルサイン 一般状態 不安言動・表情・睡眠状況 皮膚状態
指導・説明	入院時オリエンテーション 入院診療計画書 パス説明 ▶3 必要物品の確認 術前面談 手術室看護師の術前訪問	手術前オリエンテーション 必要物品の最終確認 同意書確認 褥瘡予防説明

144

パスと看護のポイント

看護のポイント【1】

1 頸椎装具（オルソカラー）の準備　#2 E-2
- **目的は？**　術後の固定と安静のため．オルソカラーは，頸椎の前後屈に加え回旋運動を制限する
- **背景**　前方固定術は，脊髄の前方にある圧迫因子を除去して，椎体の一部を削り骨移植を行う．固定が十分でないと，骨癒合が遷延したり，脱転の原因にもなる．そのため安定した固定が得られるオルソカラーを使用する

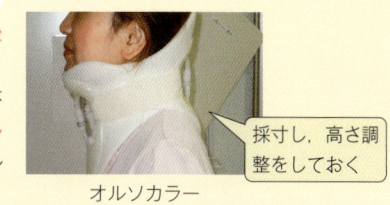

採寸し，高さ調整をしておく

オルソカラー

2 術前訓練 → 装具を装着してのADL訓練　#2 E-2

起き上がり
- **内容は？**　電動ベッドの操作方法の指導

体位変換
- **方法は？**　側臥位をとる際の枕の高さを調整し，実際の側臥位の状態を体験する

食事
- **方法は？**　装具を装着して食事の練習を行う．装具装着で開口制限があるため，術前からイメージしておく
- **手指のしびれが強い場合は？**　食べやすい形態への変更や，汁ものはマグカップやストロー使用をすすめる

洗面・口腔ケア
Point❶　洗面は蒸しタオルを使用するため問題はないが，装具を装着しての歯磨き，含嗽が難しい．術前からの練習を行う

安静臥床
Point❶　術後は装具装着に加えベッドでの安静臥床が必要になる．術前から小枕を使用して少しでも安楽な姿勢の工夫をしておく

3 必要物品の確認
通常の手術を受ける人の必要物品に加え，以下の物品があると便利
- 前開きの肌着と上着
- 水のいらないシャンプー
- 吸い飲み
- ストロー付きコップ
- スプーン，フォーク
- （必要時）柄付きブラシや長い靴べら

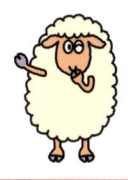

4 側臥位枕の調整　#2 E-2
Point❶　肩幅には個人差がある．側臥位になったときに頸椎がベッドと平行になるように，あらかじめ，砂嚢・小枕などを使用し個人に合った枕の高さを調整しておく

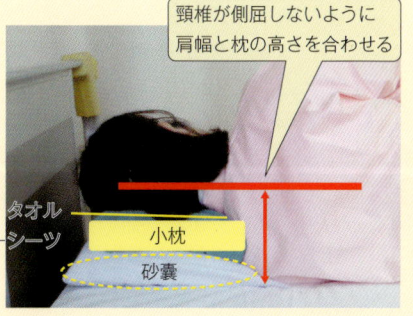

頸椎が側屈しないように肩幅と枕の高さを合わせる

タオル
フリーシーツ
小枕
砂嚢

5 シャワー浴または入浴，必ず洗髪　目標❶
- **なぜ必要？**　術後は，洗髪がしばらくできないため，手術前日は入浴を行い洗髪を行う．切開創は頸部前面であり，散髪の必要はないが，装具装着の妨げにならないように整える

第1部　主な疾患とその看護　4 脊椎　A 頸椎前方固定術

クリニカルパス項目【2】

経過	手術当日	
	手術前	手術後
アウトカム	手術に臨むための身体的・精神的準備ができている	バイタルサインに異常がなく，合併症の徴候がない
検査		X線
処置	血管確保 尿道カテーテル留置 （通常は，手術室入室後） 更衣 ① 術後ベッド準備（除圧マット） 弾性ストッキングの装着	② ドレーン管理 補液 硬膜外チューブ管理 酸素投与 褥瘡予防処置
薬剤	麻酔科指示薬の内服 補液 抗菌薬投与（30分前）	補液 抗菌薬 鎮痛薬（持続硬膜外注入・坐薬・ペンタジン®筋注・ロピオン®点滴） ※喘息患者は別指示
リハビリ		
安静・清潔		③ ベッド上
食事・排泄	絶飲食	④ 許可後飲水開始
観察	バイタルサイン 水分出納（輸液量・尿量）	バイタルサイン 麻酔覚醒状態 心電図モニター 疼痛 ② 出血量（ドレーン〈創部・採骨部〉） ⑤ 神経症状（運動・知覚） ⑥ 精神状態（表情・言動） 皮膚状態（褥瘡好発部位含む）
指導・説明		術後面談

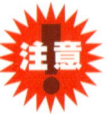

注意　頸椎術後の患者に話しかけるときの立ち位置

- 頸椎術後は患部の安静固定が重要である．術後装具の装着前に患者に話しかけるときは，声の方向に顔を向けたり，うなずいたりしないように，事前に説明しておく
- 臥床していても，患者の視界に入るところで話しかける
- 安静拡大後は，頸椎装具は装着しているが，後ろから声をかけたりしない

看護のポイント【2】

1 術後ベッド準備
- **目的は？** 術後の固定と安静のため，砂嚢で頸部を固定する
- **必要物品**
  砂嚢（3kg×4個，2kg×2個）・薄い小枕　1個
  フリーシーシーツ　1枚・アンダーパット　1枚
  タオル　1枚
- **方法は？**
  ①後頭部に小枕とフリーシーシーツを敷き，両サイドを砂嚢で固定する
  ②その上にタオル，汚染予防のアンダーパットを敷く

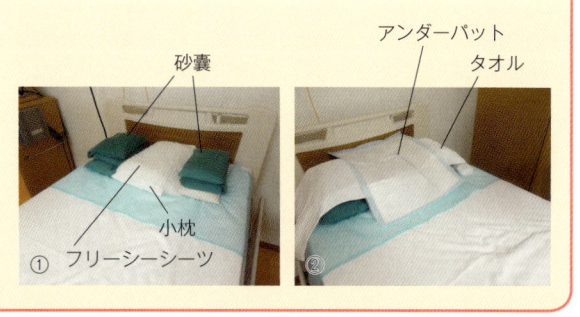

2 ドレーン管理／出血量（ドレーン〈創部・採骨部〉）　#4-6 O-4 T-5, 6

創部
- **背景** 頸椎術後は血腫予防のため創部にドレーンを留置する
- **なぜ必要？** 血腫形成の時期は48時間以内がほとんどなので，ドレーン管理は術後観察の重要なポイントとなる
- **方法は？** ドレーンからの排液の量・性状・吸引圧・固定の状況を経時的に観察する
- **ドレーン閉塞を疑う場合** 早急に医師に報告し，知覚症状の部位の変化や悪化，運動状態の変化がないかを観察する
- **Point❶** 術直後は血性の排液で，量が減少してくるとチューブ内は分離してくる．術後早い時期に排液が無色透明ならば，髄液漏を疑い，髄膜刺激症状（悪心・嘔吐・頭痛）を観察する．この場合も主治医に報告し，髄液漏が疑われる場合は，安静期間を延長することがある
- **注意！** 介助側臥位時は，創部ドレーンの位置と，採骨部が下にならないように注意する
- **他には？** 体位変換や離床時にチューブを抜去しないような注意が大切

採骨部
- **背景** 腸骨から採骨をしている場合，採骨部にペンローズドレーンを挿入していることが多い
- **方法は？** ガーゼを確認し出血の状態を観察する
- **出血量が多いとき** 汚染防止のためアンダーパットでカバーする

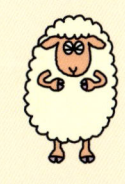

3 ベッド上 → 体位変換：介助側臥位
- **方法は？** 必ず看護師2人で行う．あらかじめ，高さを決めていた枕を準備し，1人が頭部を固定し頸椎を回旋しないように体位変換する
  #4-6 O-3 T-3〜5 E-3

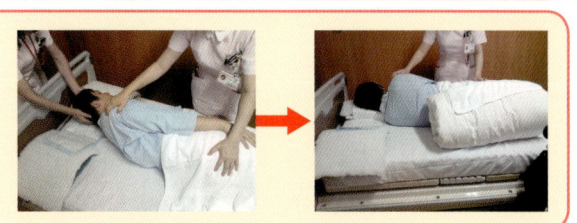

4 許可後飲水開始 → 誤嚥に注意　#5 T-4
- **Point❶** 手術に伴う反回神経麻痺の可能性がある．許可後水分摂取から開始するが，嗄声・嚥下時痛の有無を確認し誤嚥しないようにすすめていく

5 神経症状（運動・知覚）　#4-6 O-1, 2 T-1, 2 E-1, 2
- **方法は？** 術前の症状を把握し，症状の悪化がないか術後24時間は経時的（2〜3時間ごと）に観察する．問診と触診で疼痛・知覚障害の部位と程度を確認し，四肢の運動状態を観察する

6 精神状態（表情・言動）→ 術後せん妄　目標4
- **なぜ必要？** 頸椎術後は頸部を固定しているストレスや，不安からせん妄を起こしやすい状態にある．せん妄のため安静が守れないことで，移植片が脱転したり，ドレーンを自己抜去したりするなど，術後経過に影響を及ぼすことがある
- **Point❶** 術後の言動の観察を行い，早期発見と適切な対応が必要である

クリニカルパス項目【3】

経過	術後1日目
アウトカム	合併症の徴候がなく安静度の拡大ができる
検査	
処置	硬膜外チューブ抜去 創傷処置（適宜） 尿道留置カテーテル抜去 ドレーン管理 ▶1 装具装着 弾性ストッキング装着
薬剤	抗菌薬点滴 ▶2 鎮痛薬内服開始，坐薬頓用 持参薬再開（抗凝固薬は指示による）
リハビリ	
安静・清潔	▶3 歩行器歩行 ▶4 装具内清拭 全身清拭 洗面介助
食事・排泄	▶5 一般食　セッティング トイレで
観察	バイタルサイン 疼痛 出血（ドレーン性状・量） 創状態（発赤・腫脹・熱感・滲出液） 知覚障害 一般状態 皮膚状態（褥瘡好発部位含む） 装具装着状態 歩行状態
指導・説明	

看護のポイント【3】

▶1 装具装着 → 砂嚢固定の検討
- 装具装着後は，安静時の砂嚢固定は基本的には必要ないが，就寝後に体動が激しいときや，患者の不安感が強いときはしばらく固定する
- 枕は？　基本的に小枕程度にし，過度な前屈を避ける

▶2 鎮痛薬内服開始　#5 T-5
→ 服薬介助
- 背景　上肢の知覚障害に伴い，小さい錠剤の開封がうまくできないことがある
- 方法は？　術後は内服介助を行い，飲みこぼしがないように内服が済むまで確認する．徐々に自己管理できるように訓練をしていく

▶3 歩行器歩行 →　#4-6 T-7, 8
装具装着後の安静度拡大　#5 T-2
- 方法は？　まずはベッドのギャッチアップ機能を利用し座位の練習，端座位，起立，歩行器歩行と進めていく
- **注意!** 術後，初めて起座位になるときは，起立性低血圧を起こしやすい．血圧の変動に注意しながら，安静を拡大する
- **Point❶** 術後1日目は，転倒やチューブトラブル防止のためにも基本的に歩行時は看護師が付き添う
- 腸骨から採骨している場合　歩行時に採骨部痛があることが多い
- 術前から歩行障害がある場合　とくに転倒のリスクが高いため，歩行の自立は慎重に検討する

148

4 清潔

#4-6 T-3 #5 T-1

装具内清拭
●**方法は？** 必ず**看護師2人**で行う
　①1人が，両側頭部を両手で固定し回旋・前屈・後屈しないように頸椎中間位で保持し，前面の装具を除去する
　②清拭を行い，前面の装具を装着する
　③後面の装具を除去し，清拭後装具を装着する．装具カバーは毎日交換する

- マジックテープ®がきちんと密着しているか
- カラーが上下逆ではないか
- 両手でしっかり固定する
- 顎が正しく乗っているか

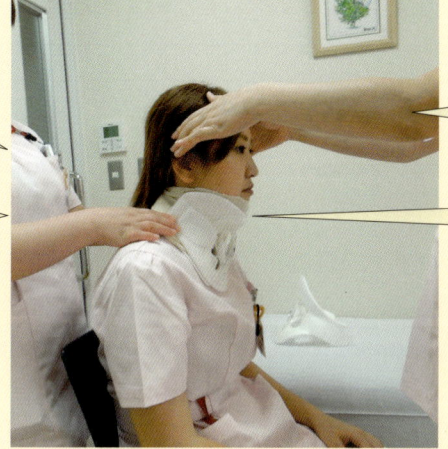

装具装着時のポイント

全身清拭
●**方法は？**　状態が安定するまでは，清拭を行う．装具装着中のため，背部や下肢などのできない部分は介助をする

更衣
Point! 前開きの上衣をすすめる．ボタンかけができない場合があるので必要時介助を行う

5 一般食 セッティング

#5 T-4

●**上肢の知覚障害や握力低下でうまく食事動作ができない場合**　おにぎりや串刺し食など食事の形態を工夫したり，取っ手付きの食器への変更，滑り止めマットなどの活用をする

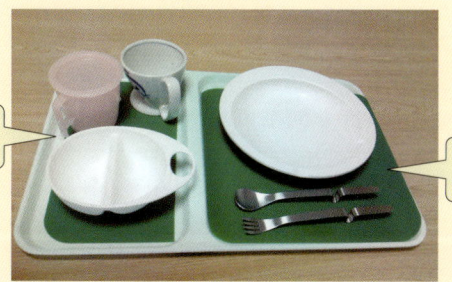

- 取っ手付きの食器
- 滑り止めマット

第1部 主な疾患とその看護　4 脊椎　A 頸椎前方固定術

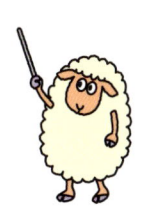

クリニカルパス項目【4】

経 過	術後2日目	術後3日目	術後4〜7日目
アウトカム	合併症の徴候がなく安静度の拡大ができる		リハビリに積極的に取り組むことができる
検 査	X線（2〜3日ごと）──────────────────────────→		
処 置	創傷処置（適宜）──────────────────────→ 抜糸 ドレーン抜去 装具装着 ──────────────────────────→ 弾性ストッキング装着 ───────────────────→		
薬 剤	抗菌薬点滴 ─────────→ 鎮痛薬内服，坐薬頓用 ────→		
リハビリ		理学療法開始 ─────────→	
安静・清潔	歩行器歩行 ─────────────────────→ 　　　　　　　　　　　ドライシャンプー 装具内清拭 ──────────────────────→ 全身清拭　　　　　下半身シャワー浴　抜糸後シャワー浴または入浴 ─→ 　　　　　　　　　　　　　　　　　（シャワー用装具着用） 洗面介助 ───────────────────────→		
食事・排泄	一般食　セッティング トイレで		
観 察	バイタルサイン ──────────────────────→ 疼痛 ────────────────────────────→ 出血（ドレーン性状・量） 創状態（発赤・腫脹・熱感・滲出液）───────────→ 知覚障害 ──────────────────────────→ 一般状態 ──────────────────────────→ 皮膚状態（褥瘡好発部位含む）──────────────→ 装具装着状態 ────────────────────────→ 歩行状態 ──────────────────────────→		
指導・説明			

術後8〜14日目	術後15〜28日目	術後29〜42日目
リハビリに積極的に取り組むことができる		
X線（毎週） ——————————————————→		
		▶2 ソフトカラーに変更（6〜8週）
徐々に独歩		
	▶1 退院指導 試験外泊	退院

看護のポイント【4】

▶1 退院指導 #7 O-1〜7 T-1〜4 E-1, 2
- 歩行が安定し，ADLを獲得したら退院をすすめる

正しい姿勢・動作
- 過度な前後屈・回旋は避ける
- 下を向いて行う動作（本を読む，書き物をする）は短時間から始め，徐々に慣らす

ソフトカラー
- 正しい装着方法について，退院時に再度指導する
- 除去してよい指示が出たら，外している時間を徐々に長くするように説明する

社会復帰
- 退院後，デスクワークや軽作業であれば，無理のない範囲で開始する．重労働は，主治医に開始時期の指示を得る

▶2 ソフトカラーに変更 #6 O-1, 4 E-3
- **背景** X線撮影の結果，移植骨の癒合の状態がよければ，術後6〜8週でソフトカラーへ変更になる

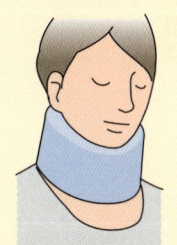

Point❶ 変更後は，固定力が弱いため不安を訴えることがある．疼痛や神経症状の悪化がないか確認するとともに，安心感を得られるような声かけが必要

Point❶ ソフトカラー変更後，「シャワー浴時のカラー除去」「リハビリ時の一時的なカラー除去」などの指示が出るため，個人に応じた指示に従う

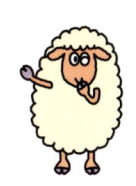

4 脊椎 治療別のケア

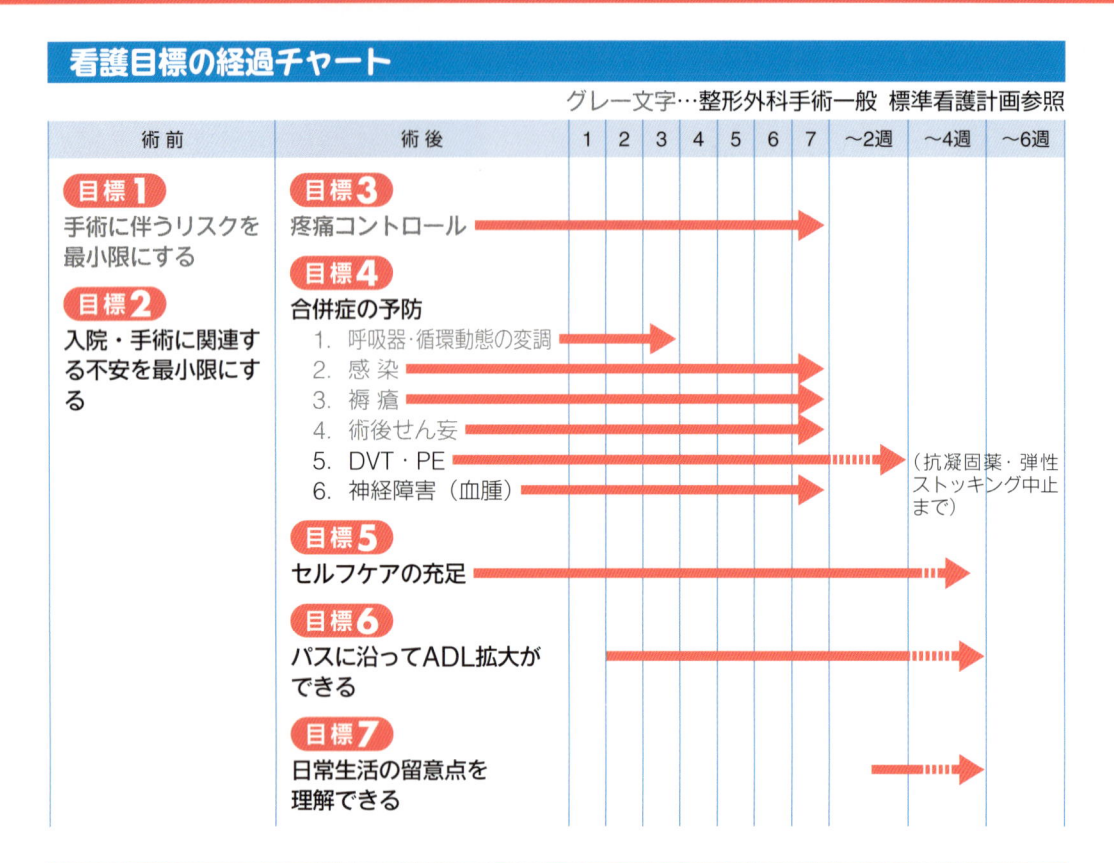

B 頸椎椎弓形成術　標準看護計画

看護目標の経過チャート

グレー文字…整形外科手術一般 標準看護計画参照

術前	術後	1	2	3	4	5	6	7	～2週	～4週	～6週

目標1 手術に伴うリスクを最小限にする

目標2 入院・手術に関連する不安を最小限にする

目標3 疼痛コントロール

目標4 合併症の予防
1. 呼吸器・循環動態の変調
2. 感染
3. 褥瘡
4. 術後せん妄
5. DVT・PE
6. 神経障害（血腫）

（抗凝固薬・弾性ストッキング中止まで）

目標5 セルフケアの充足

目標6 パスに沿ってADL拡大ができる

目標7 日常生活の留意点を理解できる

看護計画（術前）

アウトカム	●手術に臨むための身体的・精神的準備ができている

#2 入院・手術に関連する不安

目標 入院・手術に関連する不安を最小限にする

- O-1 言動・表情
- O-2 術前面談についての理解度
- O-3 睡眠状態
- O-4 家族のサポート体制
- T-1 治療内容について，医師から十分説明が受けられるように配慮する
- T-2 不眠時は医師の指示薬を使用する
- T-3 医師の説明に対する理解度を把握し，不足している点があればわかりやすく補足説明する
- T-4 家族の支援をうながす
- T-5 必要時，MSWと連携を図る
- T-6 スクリーニングシートを用いて退院支援の必要性をアセスメントする
- E-1 パスを用いて経過を説明する

	E-2 術前オリエンテーションおよび，装具装着してのADL訓練を行う ①電動ベッドを使用し起き上がりの練習 ②側臥位（頸椎が側屈しないように枕・小枕の調整を行う） ③食事の練習を行う（摂取しやすいように必要物品をそろえる） ④洗面・口腔ケアの練習を行う ⑤切開創は頸部後面のため，可能な限り短髪・後頭部剃髪を行う

看護計画（術後）

アウトカム ● 合併症の徴候がなく安静度の拡大ができる

#4-5 合併症（DVT・PE）の危険性 **目標** 合併症（DVT・PE）の予防	O-1 患肢の腫脹・圧痛の有無 O-2 バイタルサイン O-3 Dダイマー，下肢エコー O-4 水分出納バランス O-5 DVT・PEの既往，肥満の程度 T-1 異常時は医師にすみやかに報告する T-2 両足趾・足関節の運動をうながす T-3 弾性ストッキングの装着 E-1 異常徴候について説明し，症状出現時は看護師に知らせるように説明する E-2 弾性ストッキングの必要性について説明する E-3 水分摂取の必要性を説明する
#4-6 合併症（神経障害〈血腫〉）の危険性 **目標** 合併症（神経障害〈血腫〉）の予防	O-1 四肢の疼痛・知覚障害の有無（術前後の知覚障害の差） O-2 四肢の運動状態（術前後の運動障害の差） O-3 砂嚢・小枕の位置・固定状態 O-4 術中の出血とドレナージ（ポートバッグ）による排液の量・性状，吸引圧の状態，外出血の有無と程度 O-5 装具の装着状態，理解度 T-1 定期的に四肢の運動をうながす T-2 術前より知覚・運動障害が増強している場合は，すみやかに医師に報告する T-3 術後の体位変換・カラー内清拭は，2人以上で行う（頸椎が前後屈・側屈・回旋しないように注意する） T-4 側臥位時は，頸椎が側屈しないように枕・小枕の調整を行う T-5 体位変換時・離床時のチューブトラブルに注意（ひっぱる・抜ける） T-6 ドレーンの閉塞が疑われる場合は，早急に医師に報告する T-7 術後初めて起座位になるときは，血圧の変動に注意する T-8 術前から歩行障害がある場合は，転倒に注意し慎重に安静度拡大を図る E-1 疼痛・知覚障害出現時は，看護師に知らせるように説明する E-2 四肢の運動の必要性について説明する E-3 体位変換の方法・注意点について説明する E-4 装具装着の必要性について説明し，自己判断で外さないように指導する

#5 セルフケア不足 **目標** セルフケアの充足	O-1	術前のADLの状態（清潔・移動・排泄・食事）
	O-2	体動による疼痛や疲労の程度
	O-3	術後のADLの自立状態
	T-1 清潔	①全身清拭：適宜 ②ベッドサイドでの口腔ケアの援助を行う ③装具内清拭は，必ず看護師2人で行う（頸椎中間位保持に注意する） ④洗髪できるようになるまでは，ドライシャンプー・足浴を適宜行う ⑤状態が安定後，下半身シャワー浴介助を行う ⑥抜糸後，シャワー用の装具を装着し全身シャワー浴介助を行う
	T-2 移動動作	①適切な歩行補助具を選択する ②歩行が不安定なときは，看護師が付き添う
	T-3 排泄	①尿道留置カテーテル抜去後は，トイレ移動への援助，または床上排泄の援助を行う
	T-4 食事	①許可後水分摂取から開始するが，嗄声の有無・嚥下痛を確認し，誤嚥しないように援助する ②上肢の知覚障害などで食事動作困難時は，食事内容の検討を行う（おにぎり，串刺し食，滑り止めマット使用など）
	T-5 服薬介助	①錠剤の開封など，内服介助を行う
	E-1	術翌日～：セルフケア能力に合った自立の方法を説明する
	E-2	できないことは，看護師に知らせるように説明する
#6 筋力・ADLの低下の危険性 **目標** パスに沿ってADL拡大ができる	O-1	疼痛・知覚障害の有無，程度（安静時，運動後）
	O-2	筋力の程度，歩行状態
	O-3	リハビリ室でのリハビリ状況，パスの経過確認
	O-4	装具装着状態，圧迫・接触痛の有無
	T-1	床上またはベッドサイドでの手指巧緻動作訓練・筋力訓練・歩行訓練を行う
	T-2	装具での接触痛時は，ガーゼ，オルソラップなど下巻の調節をする
	E-1	理学療法士と情報交換を行う
	E-2	筋力・歩行・ADL訓練の必要性，方法について説明する
	E-3	装具除去時は，状態観察を行い，ADL拡大について説明する
#7 退院後の生活に対する不安 **目標** 日常生活の留意点を理解できる	O-1	不安内容
	O-2	ADL状態
	O-3	生活環境・自宅の準備（生活スタイル・職種）
	O-4	日常生活における留意点の理解度
	O-5	介護保険・福祉サービスの使用状況，希望の有無
	O-6	家族のサポート体制
	O-7	階段昇降，屋外歩行練習状況
	T-1	自宅生活環境の調整を行う
	T-2	試験外泊・外出を設定し評価を行う

T-3 ケアカンファレンスに参加し，情報を交換する
T-4 必要時，家族・理学療法士・MSW間の連絡調整をする
E-1 退院時パンフレットを使用し，退院指導を行う
E-2 必要に応じて家族へも注意事項を説明する

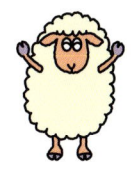

4 脊椎 治療別のケア

B 頸椎椎弓形成術

クリニカルパス項目【1】

経過	入院〜	手術前日
アウトカム	手術に臨むための身体的・精神的準備ができている	
検査	入院セット 　　CBC・生化学検査・感染症 　　PT・APTT 尿検査・胸部X線・呼吸器検査 Dダイマー	
処置	ネームバンドの装着 ▶1 頸椎装具（ソフトカラー）の準備 弾性ストッキングの準備 ▶2 術前訓練 ▶3 散髪	術前マーキング 術後ベッドの準備
薬剤	術前中止薬の確認	自己管理薬の一時預かり
リハビリ		
安静・清潔	シャワー浴または入浴	シャワー浴または入浴 ▶3 必ず洗髪
食事・排泄	一般食（必要時治療食） 排便調整	麻酔科医の指示により絶飲食
観察	バイタルサイン 現病歴・既往歴 身長・体重 アレルギーの有無 喫煙の有無 症状（疼痛・神経症状） 歩行状態 ADL	バイタルサイン 一般状態 不安言動・表情・睡眠状況 皮膚状態
指導・説明	入院時オリエンテーション 入院診療計画書 パス説明 必要物品の確認 術前面談 手術室看護師の術前訪問	手術前オリエンテーション 必要物品の最終確認 同意書確認 褥瘡予防説明

パスと看護のポイント

看護のポイント【1】

手術当日	
手術前	
手術に臨むための身体的・精神的準備ができている	

1 頸椎装具（ソフトカラー）の準備　#2 E-2
- **目的は？**　手術は除圧を目的としているため，装具は固定よりも安静を目的に装着する
- **方法は？**　頸椎装具（ソフトカラー）を，事前に採寸し合わせておく

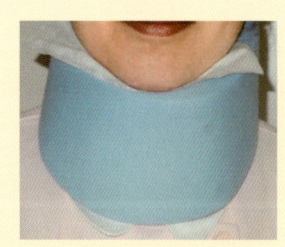

ソフトカラー

血管確保
尿道カテーテル留置
（通常は，手術室入室後）
更衣
術後ベッド準備（除圧マット）
弾性ストッキングの装着

2 術前訓練　#2 E-2
- **背景**　頸椎椎弓形成術は，頸椎前方固定術と比較し侵襲が少ない手術．ただ患者は頸椎の手術と聞くと，不安感が強い
- **方法は？**　術前訓練は，前方固定術に準じて行い，術後のイメージができるようにかかわる

麻酔科指示薬の内服
補液
抗菌薬投与（30分前）

3 散髪／必ず洗髪　目標1　#2 E-2
- **なぜ散髪が必要？**　切開創は頸部後面のため，散髪を行う
- **方法は？**　主治医に切開部位を確認し，切開部はできるだけ短髪にし，耳介の上端の高さまで，後頭部を剃髪する
- **背景**　術後は，洗髪がしばらくできないため，手術前日は入浴を行い洗髪を行う

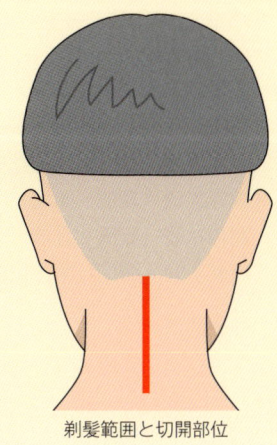

絶飲食

バイタルサイン
水分出納（輸液量・尿量）

剃髪範囲と切開部位

第1部　主な疾患とその看護　4 脊椎　8 頸椎椎弓形成術

クリニカルパス項目【2】

経過	手術当日	術後1日目
	手術後	
アウトカム	バイタルサインに異常がなく，合併症の徴候がない	
検査	X線	
処置	▶1 **ドレーン管理** 補液 硬膜外チューブ管理 酸素投与 褥瘡予防処置	硬膜外チューブ抜去 ▶4 **創傷処置（適宜）** 尿道留置カテーテル抜去 ドレーン管理 ソフトカラー装着
薬剤	補液 抗菌薬 鎮痛薬（持続硬膜外注入・坐薬・ペンタジン®筋注・ロピオン®点滴） ※喘息患者は別指示	抗菌薬点滴 鎮痛薬内服開始 持参薬再開
リハビリ		
安静・清潔	ベッド上 介助側臥位	歩行器歩行 装具内清拭 全身清拭　洗面介助
食事・排泄	許可後飲水開始	一般食　セッティング トイレで
観察	バイタルサイン ──────────────────────▶ 麻酔覚醒状態　　　　　　　　　　創状態 心電図モニター　　　　　　　　　装具装着状態 疼痛 ───────────────────────────▶ 出血量（ドレーン〈創部・採骨部〉）─────────▶ ▶2 **神経症状（運動・知覚）** ───────────────▶ ▶3 **精神状態（表情・言動）** ────────────────▶ 皮膚状態（褥瘡好発部位含む）　　歩行状態	
指導・説明	術後面談	

看護のポイント【2】

1 ドレーン管理（創部）

#4-6 O-4 T-5, 6

- ●**背景** 頸椎術後は血腫予防のため創部にドレーンを留置する．血腫形成の時期は48時間以内がほとんどなので，ドレーン管理は術後観察の重要なポイントとなる
- ●**方法は？** ドレーンからの排液の量・性状・吸引圧・固定の状況を経時的に観察する
- ●**ドレーン閉塞を疑う場合** 早急に医師に報告し，知覚症状の部位の変化や悪化，運動状態の変化がないかを観察する
- **Point❶** 術直後は血性の排液で，量が減少してくるとチューブ内は分離してくる．術後早い時期に排液が無色透明ならば，髄液漏を疑い，髄膜刺激症状（悪心・嘔吐・頭痛）を観察する．この場合も主治医に報告し，髄液漏が疑われる場合は，安静期間を延長することがある
- ●**他には？** 体位変換や離床時にチューブを抜去しないような注意が大切

2 神経症状（運動・知覚）

#4-6 O-1, 2 T-1, 2 E-1, 2

- ●**方法は？** 術前の症状を把握し，症状の悪化がないか術後24時間は経時的（2～3時間ごと）に観察する．問診と触診で疼痛・知覚障害の部位と程度を確認し，四肢の運動状態を観察する
- ●**術後の痛みや知覚障害の増強があったら？** C5麻痺または硬膜外血腫を疑う

C5麻痺の場合	●症状は片側の肩の痛み，片側の上肢の挙上困難 ●ドレーン排液の状態は良好
硬膜外血腫の場合	●頸部痛から始まり痛みと筋力低下が四肢に広がる ●すみやかに医師に報告 ●症状が進行する場合は血腫除去の緊急手術を行う場合もある

3 精神状態（表情・言動） → 術後せん妄

目標4 4

- ●**なぜ必要？** 頸椎術後は頸部を固定しているストレスや，不安からせん妄を起こしやすい状態にある．せん妄によって安静が守れないことで，ドレーンを自己抜去するなど，術後経過に影響を及ぼすことがある
- **Point❶** 術後の言動の観察を行い，早期発見と適切な対応が必要である

4 創傷処置

目標4 2

- ●**方法は？** 痛みがなく，症状が安定していれば，座位でカラー除去してガーゼを交換する
- ●**痛みや不安が強い場合** 側臥位で行うこともある

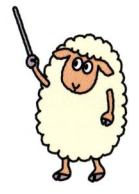

4 脊椎 治療別のケア

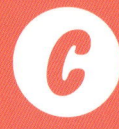

C 腰椎部分椎弓切除術 標準看護計画

看護目標の経過チャート

グレー文字…整形外科手術一般 標準看護計画参照

術前	術後	1	2	3	4	5	6	7	～2週

目標1 疼痛コントロール

目標2 手術に伴うリスクを最小限にする

目標3 入院・手術に関連する不安を最小限にする

目標4 疼痛コントロール

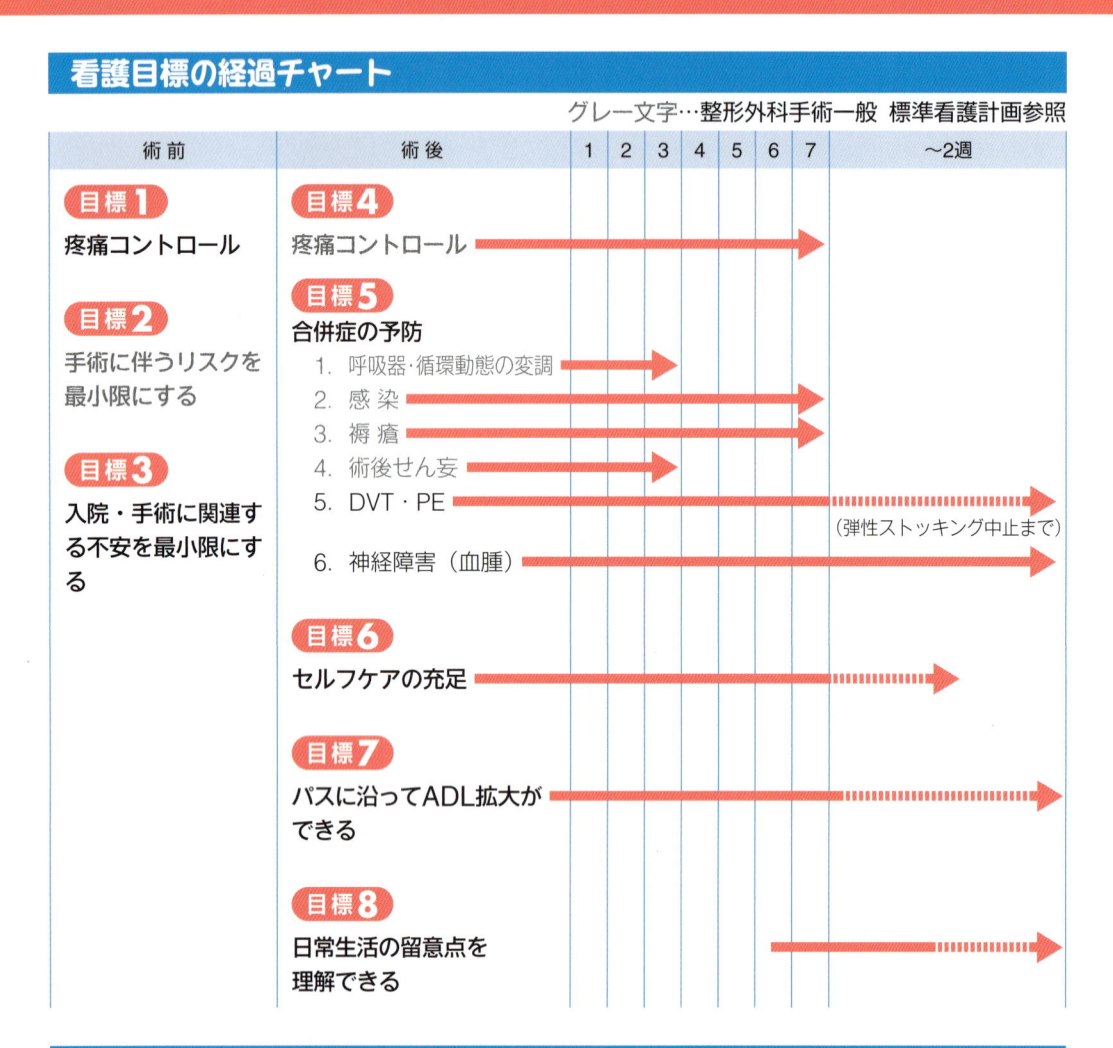

目標5 合併症の予防
1. 呼吸器・循環動態の変調
2. 感染
3. 褥瘡
4. 術後せん妄
5. DVT・PE （弾性ストッキング中止まで）
6. 神経障害（血腫）

目標6 セルフケアの充足

目標7 パスに沿ってADL拡大ができる

目標8 日常生活の留意点を理解できる

看護計画（術前）

アウトカム ● 手術に臨むための身体的・精神的準備ができている

#1 疼痛・知覚障害に対する苦痛がある

目標 疼痛コントロール

- O-1 疼痛の部位と程度
- O-2 知覚障害の有無
- O-3 歩行障害の程度
- O-4 患者の言動と表情
- O-5 膀胱直腸障害の有無
- O-6 鎮痛薬使用時の効果・副作用の有無
- O-7 ADLに関連する疼痛，補助具の使用の状況
- T-1 安楽な体位の工夫，気分転換を図る
- T-2 疼痛時は医師の指示薬を使用する

	E-1	疼痛時は鎮痛薬を使用できることを説明する
	E-2	必要に応じた補助具の使用法について説明する
#3 入院・手術に関連する不安 **目標** 入院・手術に関連する不安を最小限にする	O-1	言動・表情
	O-2	術前面談についての理解度
	O-3	睡眠状態
	O-4	家族のサポート体制
	T-1	治療内容について，医師から十分説明が受けられるように配慮する
	T-2	不眠時は医師の指示薬を使用する
	T-3	医師の説明に対する理解度を把握し，不足している点があればわかりやすく補足説明する
	T-4	家族の支援をうながす
	T-5	同じ手術をした患者を紹介し，術後の状態をイメージしてもらう
	T-6	スクリーニングシートを用いて退院支援の必要性をアセスメントする
	E-1	パスを用いて経過を説明する
	E-2	術前オリエンテーションおよび，コルセットを装着してのADL訓練を行う ①起き上がりの練習 ②自力側臥位の練習 ③食事の練習を行う（摂取しやすいように必要物品をそろえる） ④洗面・口腔ケアの練習を行う

看護計画（術後）

アウトカム●合併症の徴候がなく安静度の拡大ができる

#5-5 合併症（DVT・PE）の危険性 **目標** 合併症（DVT・PE）の予防	O-1	患肢の腫脹・圧痛の有無
	O-2	バイタルサイン
	O-3	Dダイマー，下肢エコー
	O-4	水分出納バランス
	O-5	DVT・PEの既往，肥満の程度
	T-1	異常時は医師にすみやかに報告する
	T-2	両足趾・足関節の運動をうながす
	T-3	弾性ストッキングの装着（術後2週間）
	E-1	異常徴候について説明し，症状出現時は看護師に知らせるように説明する
	E-2	弾性ストッキングの必要性について説明する
	E-3	水分摂取の必要性を説明する
#5-6 合併症（神経障害〈血腫〉）の危険性 **目標** 合併症（神経障害〈血腫〉）の予防	O-1	下肢の疼痛・知覚障害の有無（術前後の知覚障害の差）
	O-2	下肢の運動状態（術前後の運動障害の差）
	O-3	術中の出血とドレナージ（ポートバッグ）による排液の量・性状，吸引圧の状態，外出血の有無と程度
	O-4	コルセットの装着状態・理解度
	T-1	定期的に四肢の運動をうながす
	T-2	術前より知覚・運動障害が増強している場合は，すみやかに医師に報告する

	T-3	術後1日目の体位変換介助をする（腰椎をねじらないよう注意する）．自力側臥位を指導する
	T-4	体位変換時・離床時のチューブトラブルに注意（ひっぱる・抜ける）
	T-5	ドレーンの閉塞が疑われる場合は早急に医師に報告する
	T-6	術後初めて起座位になるときは，血圧の変動に注意する
	T-7	術前から歩行障害がある場合は，転倒に注意し慎重に安静度拡大を図る
	E-1	疼痛，知覚障害出現時は，看護師に知らせるように説明する
	E-2	四肢の運動の必要性について説明する
	E-3	体位変換の方法・注意点について説明する
	E-4	コルセットの装着の必要性について説明し，自己判断で外さないように指導する
#6 セルフケア不足　**目標** セルフケアの充足	O-1	術前のADLの状態（清潔・移動・排泄・食事）
	O-2	体動による疼痛や疲労の程度
	O-3	術後のADLの自立状態
	T-1 清潔	①全身清拭：適宜 ②セルフケア能力に応じ，ベッドサイドでの口腔ケアの援助を行う ③コルセット内清拭を行う ④洗髪できるようになるまでは，ドライシャンプー・足浴を適宜行う ⑤状態が安定後，下半身シャワー浴介助を行う ⑥状況に応じ，創部保護してシャワー浴介助を行う ⑦抜糸後，シャワー浴自立へ向けて援助する
	T-2 移動動作	①適切な歩行補助具を選択する ②歩行が不安定なときは，看護師が付き添う
	T-3 排泄	①尿道留置カテーテル抜去後は，トイレ移動への援助，または床上排泄の援助を行う
	T-4 食事	①疼痛で食事動作困難時は，食事内容の検討を行う（おにぎり，串刺し食，滑り止めマット使用など）
	E-1	術翌日～：セルフケア能力に合った自立の方法を説明する
	E-2	できないことは，看護師に知らせるように説明する
#7 筋力・ADL低下の危険性　**目標** パスに沿ってADL拡大ができる	O-1	疼痛・知覚障害の有無・程度（安静時，運動後）
	O-2	筋力の程度，歩行状態
	O-3	リハビリ室でのリハビリ状況，パスの経過確認
	O-4	コルセット装着状態，圧迫・接触痛の有無
	T-1	床上またはベッドサイドでの腰背筋訓練・歩行訓練を行う
	T-2	コルセットでの接触痛時は，タオルなどで調節をする
	E-1	理学療法士と情報交換を行う
	E-2	筋力・歩行・ADL訓練の必要性，方法について説明する
	E-3	コルセット除去時は，状態観察を行い，ADL拡大について説明する

#8 退院後の生活に対する不安 **目標** 日常生活の留意点を理解できる	O-1	不安内容
	O-2	ADL状態
	O-3	生活環境・自宅の準備（生活スタイル，職種）
	O-4	日常生活における留意点の理解度
	O-5	家族のサポート体制
	O-6	屋外歩行練習状況
	T-1	自宅生活環境の調整を行う
	T-2	試験外泊・外出を設定し評価を行う
	E-1	退院時パンフレットを使用し，退院指導を行う
	E-2	必要に応じて家族へも注意事項を説明する

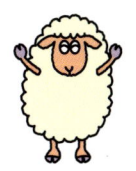

4 脊椎 治療別のケア

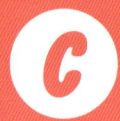

C 腰椎部分椎弓切除術

クリニカルパス項目【1】

経過	入院〜	手術前日
アウトカム	手術に臨むための身体的・精神的準備ができている	
検査	入院セット 　CBC・生化学検査・感染症 　PT・APTT 尿検査・胸部X線 呼吸器検査 Dダイマー ▶1 **ABI** **ミエロCT**	
処置	ネームバンドの装着 ▶2 **コルセットの準備**	術前マーキング
薬剤	▶3 **術前中止薬の確認**	自己管理薬の一時預かり
リハビリ		
安静・清潔	シャワー浴または入浴	シャワー浴または入浴 爪切り
食事・排泄	一般食（必要時治療食） 排便調整	麻酔科医の指示により絶飲食
観察	バイタルサイン 現病歴・既往歴 身長・体重 アレルギーの有無 喫煙の有無 **症状（疼痛・神経症状）** ▶4 **歩行状態** **ADL**	バイタルサイン 一般状態 不安言動・表情・睡眠状況 皮膚状態
指導・説明	入院時オリエンテーション 入院診療計画書 パス説明 必要物品の確認 術前面談と同意書の確認 手術室看護師の術前訪問	手術前オリエンテーション 必要物品の最終確認 同意書確認 褥瘡予防説明

パスと看護のポイント

看護のポイント【1】

1 ABI（足関節上腕血圧比） ※参照：第2部-16
- ●何を評価するもの？　下肢動脈の狭窄や閉塞を評価する指標
- ●目的は？　腰部脊柱管狭窄症に特有の間欠的跛行が神経性のものか閉塞性動脈硬化症によるものか鑑別する

ミエロCT（脊髄造影後CT）
- ●目的は？　くも膜下腔に腰椎穿刺を行い，造影剤を注入して圧迫している部分を確認する
- **Point!** 侵襲の大きい検査なので，事前に十分な説明をしたのち承諾書をとる
- **注意!** 検査後は低髄液圧症候群により頭痛や吐き気を訴える場合があるため症状の観察が必要

2 コルセットの準備　　#3 E-2
- ●なぜ必要？　術後の患部の安静のためにコルセットを採型する
- ●種類は？　既製の物を使用するか，オーダーするかは主治医に指示を得る
- **Point!** オーダーの場合，採型してでき上がるまでに数日かかることもあるので，手術に間に合うように採型する

3 術前中止薬の確認　　目標2
- ●背景　一般的な中止薬の確認に加えて，腰椎疾患の場合は保存療法として，鎮痛薬やビタミンB_{12}製剤，プロスタグランジン製剤などを内服している場合がある
- **Point!** プロスタグランジン製剤は抗血栓作用があるため，服用を継続して手術を行った場合，術中出血傾向が強くなる．術前に休薬または中止するか医師の指示を確認しておく

4 症状（疼痛・神経症状）／歩行状態／ADL　　#1 O-1～3, 7 E-2
→ 術前の症状の把握は，術後の観察の指標として重要！

疼痛
- ●腰部脊柱管狭窄症の腰痛　運動時の腰部の重さや鈍痛が主な症状で，急性発作ではない．座位や安静時は落ち着いており体幹後屈で痛みが増強し前屈で軽減する
- **Point!** ADLと疼痛出現・増強の関連を問診する

神経症状
- ●主な症状　大腿神経や坐骨神経に沿った痛み，しびれ

歩行状態
- **Point!** 間欠性跛行は腰部脊柱管狭窄症の特徴的な症状である．日常生活の中での歩行状態を観察しておく

ADL
- **Point!** 寝返り動作，立ち上がり動作，洗顔動作，中腰姿勢，立位持続，長時間座位，歩行などが困難なことがある．入院時の状況を把握して，セルフケアの援助を行う

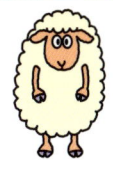

第1部　主な疾患とその看護　4 脊椎　G 腰椎部分椎弓切除術

クリニカルパス項目【2】

経 過	手術当日	
	手術前	手術後
アウトカム	手術に臨むための身体的・精神的準備ができている	バイタルサインに異常がなく，合併症の徴候がない
検 査		X線
処 置	血管確保 尿道カテーテル留置 （通常は，手術室入室後） 更衣 術後ベッド準備（除圧マット） 弾性ストッキング装着	▶1 ドレーン管理 補液 硬膜外チューブ管理 酸素投与 褥瘡予防処置
薬 剤	麻酔科指示薬の内服 補液 抗菌薬投与（30分前）	補液 抗菌薬 鎮痛薬（持続硬膜外注入・坐薬・ペンタジン®筋注・ロピオン®点滴） ※喘息患者は別指示
リハビリ		
安静・清潔		ベッド上
食事・排泄	麻酔科医の指示により絶飲食	許可後飲水・食事
観 察	バイタルサイン 水分出納（輸液量・尿量）	バイタルサイン 麻酔覚醒状態 心電図モニター 疼痛 ▶1 出血（ドレーン性状・量） ▶2 患肢の状態（運動・知覚・循環） 皮膚状態（褥瘡好発部位含む）
指導・説明		術後面談

看護のポイント【2】

1 ドレーン管理／出血（ドレーン性状・量）   #5-6 O-3 T-4, 5

- ●ドレーン挿入の目的は？　血腫予防のため
- ●なぜ観察が必要？　脊椎術後の硬膜外血腫は対応が遅ければ，麻痺などの重篤な後遺症を引き起こす．ドレーンの排液の状況を観察するとともに，徴候があれば直ちに医師に報告する

> **硬膜外血腫の徴候と観察ポイント**
> - ●術直後は起こりにくく，症状が徐々に悪化していく
> - ●術前の下肢の症状を把握し，一度軽減した下肢痛が再度出現増強していないか？
> - ●足趾・足関節の運動状態，知覚障害の部位と程度に変化はないか？
> - ●熱発の持続，創痛の持続などはないか？

2 患肢の状態（運動・知覚・循環） → 術後の下肢の神経症状   #5-6 O-1, 2 T-1, 2 E-1, 2

- ●術後の観察をするうえで重要な指標となるため，術前の下肢の神経症状・運動状態を把握しておく
- **Point❶** 術後，一時的に疼痛が強くなり不安を訴えることがある．手術操作による刺激痛であることも考えられるが，状態に変化があれば，主治医に報告して経過をみていくことが必要である
- **注意！** 硬膜外血腫による神経圧迫での麻痺症状であれば早期発見が重要！
- ●方法は？　しびれがないか問診だけではなく触診し，足趾・足関節の運動状態を確認する

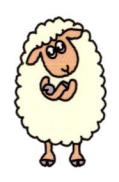

クリニカルパス項目【3】

経過	術後1日目	術後2日目	術後3日目	術後4〜7日目	術後8〜14日目
アウトカム	合併症の徴候がなく安静度の拡大ができる			疼痛コントロールができ，リハビリに積極的に取り組むことができる	
検査					
処置	硬膜外チューブ抜去 創傷処置（適宜）————————————————→抜糸 尿道留置カテーテル抜去 　　　　　　　ドレーン抜去 コルセット装着 ————————————————————→ 弾性ストッキング装着 ————————————————→				
薬剤	抗菌薬点滴 ————————→ 鎮痛薬内服開始，坐薬頓用 ——————→ 持参薬再開（抗凝固薬は指示による）				
リハビリ	▶1 **足趾・足関節運動** ——————————————————→ 　　**大腿四頭筋等尺訓練** ————————————————→ 　　　　　　　　　　　　理学療法開始				
安静・清潔	▶2 **歩行器歩行** ————————————→ 徐々に独歩 ▶3 **全身清拭** ————→ カバーしてシャワー浴 / 抜糸後シャワー浴				
食事・排泄	▶4 **一般食　セッティング** 　　トイレで				
観察	バイタルサイン ————————————————————→ 疼痛 ————————————————————————→ 出血（ドレーン性状・量）——→ 創状態（発赤・腫脹・熱感・滲出液）————————————→ 患肢の状態（運動・知覚・循環）——————————————→ 一般状態 ————————————————————————→ 皮膚状態（褥瘡好発部位含む）——————————————→ コルセット装着状態 ——————————————————→				
指導・説明				▶5 退院指導	退院

看護のポイント【3】

1 足趾・足関節運動／大腿四頭筋等尺訓練 → ベッド上リハビリ開始　#7 O-1〜3 T-1 E-1, 2

- 状態が安定していたら，足趾・足関節運動，大腿四頭筋等尺訓練（セッティング）を開始する
- **SLRは？**　臥位でのSLRは腰への負担が大きいため，端座位が保持できるようになったら，端座位でのSLRを行う
- **腹筋・背筋運動**　コルセット装着による筋力低下もあるため，腰椎に負担がかからない腹筋・背筋運動を症状の増強がないかを確認し行っていく
- **Point❗** リハビリ開始後は，疼痛増強やしびれの増強がないかを確認する

基本姿勢

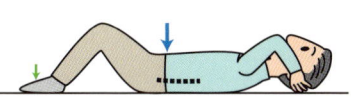

仰向けで両膝を立て，腰を床に押しつけるようにする

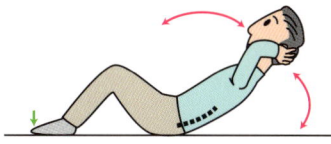

背筋を伸ばし，上半身を完全に起こす

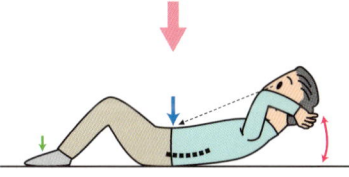

足を押さえて，上半身を20〜30°起こし，へそをのぞき込むようにする

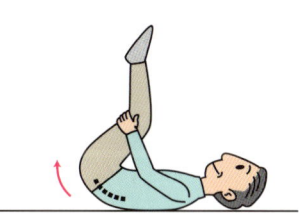

膝を抱え込む運動はより効果的

腰椎に負担がかからない腹筋・背筋運動

2 歩行器歩行 → コルセット装着後安静度拡大　#5-6 T-3, 4, 6, 7 E-3 #6 T-2

- **術後のコルセットの装着時期**　術当日は，観察のためにコルセットは装着しないことが多いが，術後1日目からはコルセットを装着して安静度を徐々に拡大していく
- **方法は？**　まずは自力側臥位，ベッドのギャッチアップ機能を利用し座位の練習，端座位，起立，歩行器歩行へと進めていく
- **注意❗** 術後に，初めて起座位になるときは，起立性低血圧を起こしやすい．血圧の変動に注意しながら，安静度を拡大する
- **Point❗** 術後1日目は，転倒やチューブトラブル防止のためにも基本的に歩行時には看護師が付き添う．歩行訓練では，歩行器歩行から開始し独歩へと進める．術前，前傾姿勢で歩くことが多かったため，姿勢を正して歩行するように指導する

3 全身清拭　#6 O-2, 3 T-1 E-1, 2

- **期間は？**　術後，バイタルサインや全身状態が落ち着くまでは全身清拭を行う
- **背部の清拭**　介助で，基本的に立位で行う．コルセットを外したら腰をねじらないように注意をうながす
- **痛みが強かったり，恐怖心が強いときは？**　側臥位で背部清拭を行う
- **下肢，とくに膝〜足尖**　術後日数が浅い間は，介助で清拭を行う

4 一般食　セッティング　#6 T-4

- **方法は？**　術後1日目はベッドのギャッチアップ機能を利用し食事セッティングを行う
- **Point❗** 食事摂取中は，コルセットで胃が圧迫されるようであれば，少し緩めてもよいことを伝える

第1部　主な疾患とその看護　4 脊椎　C 腰椎部分椎弓切除術

5 退院指導

#8 O-1〜6 T-1, 2 E-1, 2

正しい姿勢
●立位・座位について望ましい姿勢と避けるべき姿勢を説明する

立位	●椎間板へのストレスが大きく，筋緊張も強くなる ●長時間の立位は，負担が大きいので，何かにつかまったり，足を1歩出し休めの姿勢がよい
座位	●背もたれがあり，膝窩の高さの椅子に座るのが望ましく，深く腰掛ける

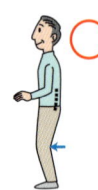

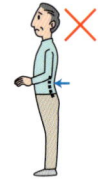

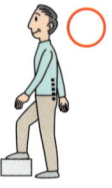

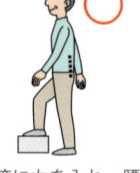

長時間立つ場合は，軽く膝を曲げ腹筋に力を入れ，腰の反りを抑える姿勢が楽
踏み台（15〜20cm）を置き，片足ずつ交互に乗せるのもよい

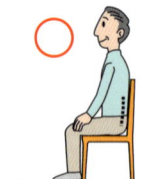

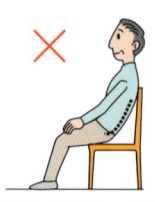

床に座る場合は，あぐらよりも正座のほうが腰への負担は軽くなる．あぐらをかくなら，座布団を2つに折ったものを尻の下に置くと，腰の緊張が取れる

立位　　　　　　　　　　　座位

正しい動作

物を持ち上げるとき	●前屈位での持ち上げる動作は避け，膝を曲げ腰を反らさないようにする ●よく使うものは，腰より高い位置に置いておくと前屈位にならず，腰に対する負担が軽い
掃除	●掃除機やモップを使用し，時々休憩する

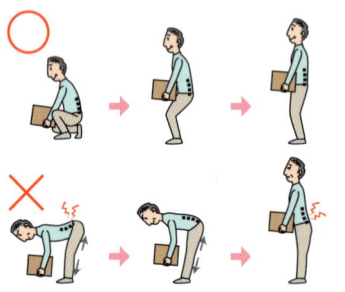

できるだけ物に近づき，中腰にならないように両膝を曲げ，腰を反らさないようにして持ち上げる

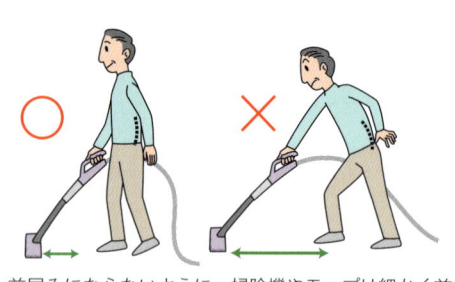

前屈みにならないように，掃除機やモップは細かく前後に動かす

物を持ち上げるとき　　　　　　掃除

コルセット
●**再指導**　正しい装着方法について，退院時に再度指導する
●**入院中体重の増減がある場合**　コルセットのサイズ調整を行う
●**装着期間**　腰椎の安静と腰背筋への負担軽減のために使用するが，長期になると筋力低下を起こす
●**外す時期**　退院後経過によって時期が異なるため，主治医から指示を受けるように指導する

仕事復帰
●**デスクワークや軽作業**　退院後，すぐに始めてもよい
●**重労働**　主治医に開始時期の指示を得る

スポーツ復帰
●**再開の目安**　マラソン・ジョギング・水泳などは術後6週間，その他激しいスポーツは術後3カ月程度．退院後なので，開始については主治医に相談することをすすめる

4 脊椎 治療別のケア

D 腰椎圧迫骨折による入院治療　標準看護計画

看護目標の経過チャート

	1	2	3	4	5	6	7	～2週	～3週	～4週

目標1 疼痛コントロール

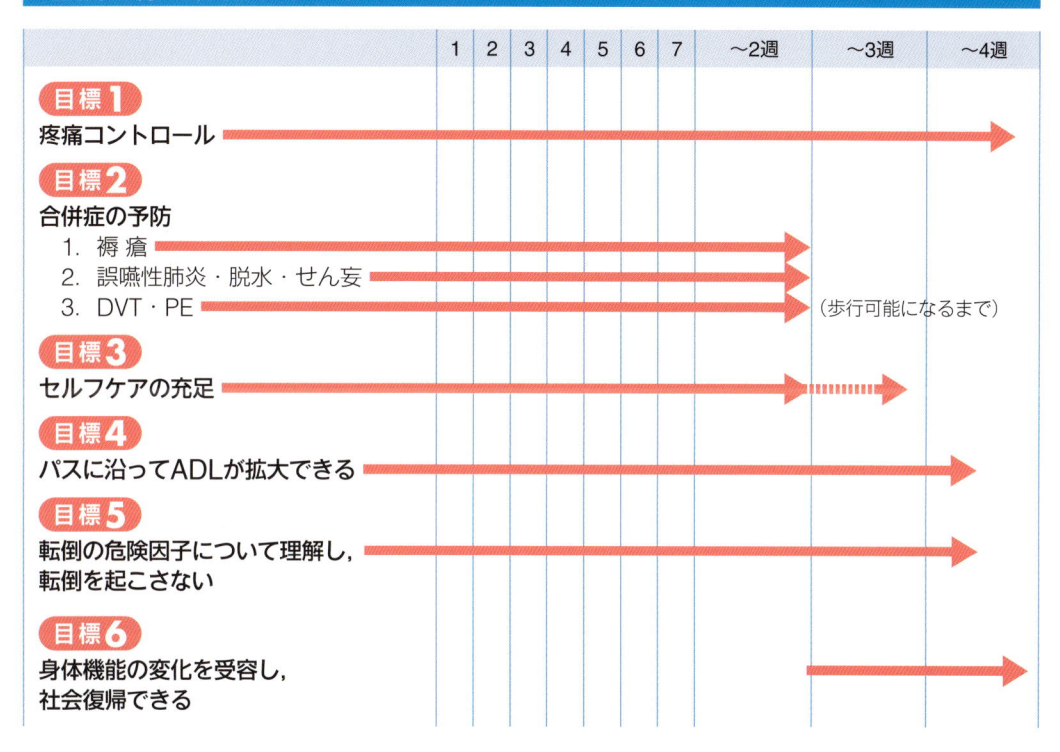

目標2 合併症の予防
1. 褥瘡
2. 誤嚥性肺炎・脱水・せん妄
3. DVT・PE （歩行可能になるまで）

目標3 セルフケアの充足

目標4 パスに沿ってADLが拡大できる

目標5 転倒の危険因子について理解し，転倒を起こさない

目標6 身体機能の変化を受容し，社会復帰できる

看護計画

アウトカム ● 合併症の徴候がなく安静度の拡大ができる

#1 疼痛

目標 疼痛コントロール

- O-1 疼痛の部位・程度，神経症状の有無
- O-2 下肢の運動状態
- O-3 歩行状態・姿勢
- O-4 言動と表情
- O-5 ADLと疼痛との関係
- O-6 鎮痛薬使用状況
- O-7 コルセット装着状態
- O-8 骨塩定量結果
- O-9 骨粗鬆症治療薬使用状況・種類
- T-1 安楽な体位の工夫，気分転換を図る
- T-2 疼痛時は医師の指示薬を使用する
- T-3 歩行状態・疼痛・神経症状の程度により，歩行補助具を検討する
- T-4 骨粗鬆症治療薬を適切に投与する
- T-5 コルセットによる圧迫時，正しく装着できているか確認し，その都度調整する
- E-1 疼痛時は鎮痛薬を使用できることを説明する
- E-2 薬剤師と情報を共有（骨粗鬆症治療薬の必要性・使用方法を補足説明する）
- E-3 骨粗鬆症治療薬（自己注射薬）に対しては，家族含め，注意点・手順・手技を説明する

#2-1 床上安静による合併症（褥瘡）の危険性 **目標** 床上安静による合併症（褥瘡）の予防	O-1 O-2 O-3 O-4 O-5 O-6 T-1 T-2 T-3 T-4 T-5 E-1 E-2	褥瘡好発部位の疼痛・発赤の有無 骨の突出および関節拘縮の有無 基本的動作能力（受傷前のADL，座位姿勢の保持，自力体位変換，除圧） 栄養状態，食事摂取状態 皮膚湿潤因子の有無（多汗，排泄状態） コルセット装着状態，圧迫の有無 枕を使用し，踵部・仙骨部の圧迫の軽減や背抜きを行う 自己で体位変換ができない場合は，介助側臥位を行う 体圧分散マットを使用する 必要時，踵部・仙骨部・骨突出部に低摩擦フィルムを貼る コルセットによる圧迫時，正しく装着できているか確認し，その都度調整する 体位変換の必要性を説明し，方法を指導する 同一体位による苦痛や圧迫部位の疼痛があれば，看護師に知らせるように説明する
#2-2 床上安静による合併症（誤嚥性肺炎・脱水・せん妄）の危険性 **目標** 床上安静による合併症（誤嚥性肺炎・脱水・せん妄）の予防	O-1 O-2 O-3 O-4 O-5 O-6 O-7 O-8 O-9 T-1 T-2 T-3 T-4 E-1 E-2	言動，表情 バイタルサイン，肺エアー入り，肺雑音の有無，腸蠕動音 皮膚や口唇の乾燥状態 水分出納バランス（尿量，排便状態，水分摂取量，食事摂取量） 既往症，治療状態 検査データ 食事の嗜好や受傷前の摂取状況 不穏・見当識障害の有無 家族のサポート体制 ベッドギャッチアップを行い，食事セッティングし，食事・水分量・嚥下の状態を確認，必要時介助する 嚥下の状態で，トロミール®の使用など栄養科と検討する 不穏・見当識障害がみられたら，頻回に訪室し声をかけ，現状説明する 昼夜の区別をつけ，生活のリズムをつくる 水分摂取の必要性について説明する 家族に刺激を与えることの必要性について説明する
#2-3 床上安静による合併症（DVT・PE）の危険性 **目標** 床上安静による合併症（DVT・PE）の予防	O-1 O-2 O-3 O-4 T-1 T-2 T-3 E-1 E-2 E-3	下肢の腫脹・圧痛の有無 バイタルサイン 水分出納バランス DVT・PEの既往，肥満の程度 異常時は医師にすみやかに報告する 両足趾・足関節の運動をうながす 歩行できるまでフットポンプを行う 異常徴候について説明し，症状出現時は看護師に知らせるように説明する フットポンプの必要性について説明する 水分摂取の必要性を説明する
#3 セルフケア不足 **目標** セルフケアの充足	O-1 O-2 O-3 O-4 T-1 T-2 T-3 T-4	ADLの状態（清潔・排泄・食事），自立度 体動による疼痛や疲労の程度 入院時スクリーニング調査を行い，受傷前のADL状況（セルフケア能力）確認 介護保険使用の有無・内容 清潔　　①全身清拭：毎日　セルフケア状態に応じて援助を行う 　　　　②洗髪・足浴：適宜 　　　　③ベッドサイドでの口腔ケアの援助を行う 移動動作　①適切な歩行補助具を使用する 　　　　②歩行が不安定なときは看護師が付き添う 排泄　　①床上排泄の援助を行う 食事　　①セッティングを行い，セルフケア状態に応じて援助を行う 　　　　②状況に応じ，水分の摂取方法・食事形態を検討し，食事が摂取しやすい環境をつくる

	E-1		セルフケア能力に合った方法を説明する
	E-2		できないことは，看護師に知らせるように説明する
	E-3		退院後も，セルフケア活動に対し援助が必要な場合，MSWと連携をとり早期から調整を行う

#4 筋力・ADLの低下

目標 パスに沿ってADLが拡大できる

- O-1 疼痛の有無・程度（安静時，運動後）
- O-2 受傷前のADL
- O-3 筋力の程度，歩行状態，ADL
- O-4 コルセット装着に対する理解度と装着状態
- O-5 コルセットによる圧迫感・接触痛の有無
- O-6 リハビリ室でのリハビリ状況，パスの確認
- T-1 早期から，床上またはベッドサイドでの筋力訓練・歩行訓練を行う
- T-2 受傷前のADLを検討し，患者の状態に合わせ無理なく安静度拡大を図る
- E-1 理学療法士と情報交換を行う
- E-2 筋力・歩行・ADL訓練の必要性，方法について説明する
- E-3 コルセットによる苦痛があれば，看護師へ知らせるように説明する

#5 転倒の危険性

目標 転倒の危険因子について理解し，転倒を起こさない

- O-1 年齢，既往・転倒歴
- O-2 全身状態
- O-3 筋力の程度，知覚障害の有無
- O-4 起立・歩行状態
- O-5 検査データ
- O-6 ベッド周囲の環境
- O-7 睡眠薬・安定剤の内服の有無
- T-1 70歳以上および必要時，転倒チェックリストを使用する　※参照：p.176
- T-2 適切な歩行補助具を使用する
- T-3 歩行が安定するまでは，必ず看護師が付き添う
- T-4 ベッド周囲，廊下の環境整備を行う
- T-5 睡眠薬使用時は夜間の排泄パターンを把握し，必要時付き添う
- E-1 転倒の危険因子について説明する
  ・靴を履く　・整理整頓をする　・オーバーテーブルを支えにしない
- E-2 気分不良があれば，すぐに看護師に知らせるように説明する

#6 退院後の生活に対する不安

目標 身体機能の変化を受容し，社会復帰できる

- O-1 不安内容
- O-2 ADL状態
- O-3 生活環境・自宅の準備（生活スタイル，職種）
- O-4 日常生活における留意点の理解度
- O-5 介護保険・福祉サービスの使用状況，希望の有無
- O-6 家族のサポート体制
- O-7 階段昇降，屋外歩行練習状況
- O-8 浴槽指導・和室動作の進行状況
- T-1 自宅生活環境の調整を行う
- T-2 試験外泊・外出を設定し，評価を行う
- T-3 ケアカンファレンスに参加し，情報を交換する
- T-4 必要時，家族・理学療法士・MSWとの連絡調整をする
- E-1 退院時パンフレットを使用し，退院指導を行う
- E-2 必要に応じて家族へも注意事項を説明する

4 脊椎 治療別のケア

D 腰椎圧迫骨折による入院治療

クリニカルパス項目

経過	入院1〜7日目	入院8〜14日目	入院15〜21日目	入院22〜28日目
アウトカム	疼痛のコントロールができる	安静度の拡大ができ，ADLの拡大に意欲的に取り組める	退院後の生活について理解できる	歩行が安定し不安なく退院できる
検査	入院セット　CBC・生化学検査・感染症・PT・APTT　尿検査・胸部X線　1骨塩定量　MRI			X線撮影
処置	ネームバンドの装着　2コルセットの採寸・採型　3間欠的空気圧迫法（フットポンプ）──────（歩行できたら中止）　4褥瘡予防処置			
薬剤	持参薬の確認　5フォルテオ®皮下注射の開始　鎮痛薬開始			
リハビリ		10状態によりベッドサイドリハビリ	理学療法開始────────→	
安静・清潔	6ベッド上安静，指示でギャッチアップ　全身清拭　適宜洗髪	6コルセット装着後安静度拡大　車椅子または歩行器	6痛みに合わせて安静度拡大　痛みに合わせてシャワー浴────→	
食事・排泄	一般食（必要時治療食）　7必要時おにぎり，串刺し食			
観察	バイタルサイン　現病歴・既往歴　身長・体重　アレルギーの有無　症状（疼痛・神経症状）────────────────→　8食事摂取量・飲水量・尿量・排便─────────→　ADL────────────────→　9入院時スクリーニング（介護度・サービス利用状況・キーパーソン）　生活環境調査			
指導・説明	入院時オリエンテーション　入院診療計画書　パス説明　褥瘡予防説明		退院指導　5フォルテオ®自己注射指導	退院

看護のポイント

1 骨塩定量
- **なぜ必要？**　腰椎圧迫骨折の原因とされる骨粗鬆症の確定診断には骨密度測定を行う
- **方法は？**　さまざまな測定方法があるが，DXA法（二重エネルギーX線吸収測定法）が骨粗鬆症ガイドラインで推奨されている．検査は臥床した状態で行い，5分程度で終了する

174

パスと看護のポイント

2 コルセットの採寸・採型 → 外固定　#1 O-7 T-5
- **なぜ必要？** 骨折した椎体の安定性と除痛を図るために，コルセットによる外固定を行う
- **種類は？** 患者の病態により，軟性コルセット，半硬性コルセット，硬性コルセットのいずれかを選択する
- **Point!** コルセットは患者の体型に合ったものでなければ固定力が弱くなるため，採寸または採型を行う
- **注意!** コルセットが正しく装着されているかチェックする
- 体動によりコルセットが体幹の上の方にずれてくることがあるため，その都度調整する
- コルセットが腋窩・腸骨などに当たり疼痛を訴えるときは，タオルやスポンジを挟むなど工夫をする

3 間欠的空気圧迫法（フットポンプ）→ DVT・PE予防　#2-3 O-1, 4 T-2, 3 E-2
- **背景** DVT・PEはベッドで寝たきりの期間が長い患者に起こる
- **なぜ必要？** 急性期は疼痛が強く，ベッド上でじっと寝ていることが多いため，歩行できるようになるまでは，フットポンプを行う
- **他には？** 足趾・足関節の運動をうながす

4 褥瘡予防処置　#2-1 O-1〜6 T-1〜5 E-1, 2
- **なぜ必要？** 痛みのため同一体位を長時間とることが多く，褥瘡予防が重要となる
- **方法は？** 褥瘡マット（除圧マット）を使用し，自己で体位変換できない場合は看護師介助で体位変換を行う．褥瘡好発部位にはあらかじめ低摩擦フィルムを貼付しておく．皮膚を清潔に保ち，皮膚の湿潤や排泄物による汚染に注意する

5 フォルテオ®皮下注射の開始／自己注射指導　#1 O-9 T-4 E-2, 3
- **背景** 腰椎圧迫骨折の原因である骨粗鬆症に対する治療薬には，カルシウム製剤，女性ホルモン製剤，活性化ビタミン製剤などがあるが，2010年に承認された新しい治療薬であるテリパラチド（フォルテオ®）の使用が増えている
- **Point!** フォルテオ®は半年以上継続する必要がある．在宅で継続するためには自己注射できることが前提であり，患者の積極的な治療参加をうながすことが重要となってくる
- **方法は？** 疼痛が強く起座ができない，また自己注射の手技に自信がない期間は看護師が注射を行うが，疼痛が落ち着き，ADLが拡大できるようになったら自己注射できるように指導する

6 ベッド上安静，指示でギャッチアップ／コルセット装着後安静度拡大／痛みに合わせて安静度拡大
- 強い痛みのため体動困難な時期は，自己でゆっくり側臥位となる程度だが，コルセットを装着してからは，疼痛に合わせて徐々にADLを拡大していく
- **進め方** トイレに移動できることを目標として，看護師付き添いで車椅子または歩行器で移動する．その後，洗面所などへ歩行範囲を広げ，歩行が安定すれば病棟内の歩行訓練を行う
- **最終ゴールは？** もともと独歩だった患者も再転倒の危険があるため，杖歩行を最終ゴールとする

#4 T-2 　#5 T-2, 3

7 必要時おにぎり，串刺し食 → 誤嚥に注意
- **背景** 患者が寝たままでも飲水できるようストロー付きコップや吸い飲みを準備し，食事形態をおにぎり・串刺し食へ変更する
- **注意!** 十分にギャッチアップができない状況での食事摂取時には，誤嚥に注意
- 家族から，もともとむせやすいという情報を得たら，嚥下訓練食（誤嚥しにくい食材・調理法での食事）を準備する
- 通常飲水するお茶もトロミをつけたものを準備する

#2-2 O-7 T-1, 2 #3 T-4

8 食事摂取量・飲水量・尿量・排便 → 脱水・低栄養に注意

#2-2 O-3, 4 T-1 E-1

- **背景** 体動に伴う激しい痛みのため，食事量・水分摂取量が減り，脱水傾向や低栄養状態になることがある．また，入院するまでに数日自宅で様子観察をしていた患者は，起き上がれないため満足な食事も摂れていない場合がある
- **Point❶** 食事量・水分摂取量や尿量，検査データをチェックし，飲水や食事摂取がしやすいように工夫や声かけが必要である

9 入院時スクリーニング（介護度・サービス利用状況・キーパーソン）／生活環境調査

- **なぜ必要？** トイレ歩行自立が退院の目安であり，退院時に入院前と同様な生活が行える状況ではない．そのことを入院当初に患者・家族に説明し，退院後の生活を想定してもらうことが必要である
- **介護保険の利用が必要になると想定された場合** 入院時から介護申請の手続きを行い，患者が不安なく退院できるように調整する

#6 O-1〜6 T-4 E-2

10 状態によりベッドサイドリハビリ

#4 O-3 T-1, 2 E-2

- **なぜ必要？** 痛みのため，歩行できない時期は，筋力が落ちないようにベッド上で筋力訓練を行う
- **時期は？** コルセットを装着する時期から，歩行器による訓練を行い，徐々に距離を増やしていく

転倒・転落の危険性についての説明書

＊慣れない入院環境や手術の後などでは，転倒により骨折や頭部外傷を起こす危険性があります
＊当院では入院時に患者様一人一人に聞き取り調査をさせていただき、安全な入院生活を送っていただけるように留意しております

【評価スコア合計と危険度】

危険度 I	0〜7点	転倒・転落を起こす可能性がある
危険度 II	8〜16点	転倒・転落を起こしやすい
危険度 III	17点以上	転倒・転落をよく起こす

分類	特徴		転倒・転落の危険性
A. 年齢	□70歳以上、9歳未満	2	
B. 既往歴	□転倒転落したことがある □失神したことがある	2	同様な転倒が起きる可能性があります。以前の転倒原因を看護師にお伝え下さい。
C. 身体的機能障害	□視力障害がある、聴力障害がある □麻痺がある、しびれ感がある □骨・関節に異常がある（拘縮、変形） □足腰の弱り，筋力の低下がある □ふらつきがある	3	状態に応じてベッドの高さを調節し、ベッド柵を使用します。ベッド周囲を整え、ベッド辺の器具、ナースコール、枕灯の使用方法を説明いたします。オーバーテーブルや床頭台は動きますので、これらにつかまると危ないのでご注意下さい。
D. 精神的機能障害	□見当識障害，意識混濁，混乱がある □認知症がある □判断力，理解力の低下がある □不穏行動がある □記憶力の低下があり，再学習が困難である	4	ナースコールを押して介助を求めるように説明しますが、押さないことが多いと思われます。看護師の目が届く部屋に移動、センサーマットを使用して頻回に訪室し観察を強化しますが、完全に防止できないことをご理解下さい。
E. 活動状況	□車いす、杖、歩行器を使用 □移動時に介助を要する □姿勢の異常 □寝たきりの状態である □付属品：点滴類，ドレーン類，胃管など	4	車椅子使用の際はストッパーの確認など安全に配慮します。夜間の排泄時は移動介助、排泄介助を行います。しかし、看護師への遠慮などからナースコールをせずに自分一人で動かれることで転倒する危険性があります。
F. 薬剤	□鎮痛剤　□麻薬　□睡眠安定剤 □抗パーキンソン剤　□降圧利尿剤 □浣腸・緩下剤　□化学療法	各1	お薬の影響でふらつき等が出現し、転倒の危険性が高くなります。途中で目が覚めた時や起き上がったときにふらつくようであれば、ナースコールを押して介助を求めて下さい。
G. 排泄	□尿・便失禁がある　□頻尿がある □トイレ介助が必要　□尿道カテーテル留置 □夜間トイレに行く　□トイレまで距離がある	各1	トイレへの行き帰りやトイレの中は転倒の好発場所です。トイレでの立ち座りに介助が必要な方は、看護師が必ず付き添いますので、自分一人で立ち上がらないようにしましょう。
H. 慎重性	□あせりやすい	2	一人で動けると思っても、慣れない環境や手術の後などでは思うように動けないものです。どうぞご遠慮なくお声をおかけ下さい。
I. 限界の容認	□スタッフの手を借りることを遠慮する □何でも自分でやろうとする	4 4	

＊職員一同で事故防止対策に努めてまいりますが、完全には防止できないことを十分に理解していただき、入院治療にご協力いただきたいと思います。

説明日　平成　　年　　月　　日　　院長
　　　　　　　　　　　　　　　　　　説明者
私は上記内容の説明を受けました
　　　　平成　　年　　月　　日　　患者氏名
　　　　　　　配偶者、親権者、その他家族　　氏名

当院では，入院時にこのようなシートを用いて，転倒予防に努めています

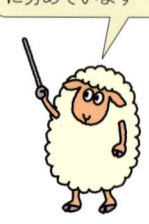

第2部
整形外科の看護

1 ブロック療法

どんな治療法？

[目的]
- 麻酔薬やステロイドを注入することで，炎症や疼痛の緩和を図る
- ブロックの種類はトリガーポイント注射，仙骨ブロック，硬膜外ブロック，神経根ブロックなどがあり，疾患により選択する

[注意点]
- 抗凝固薬を内服している場合は一定の休薬が必要
- アレルギーや既往歴を十分に確認する
- 急変に備えて，救急カート類はすぐ使用できるように準備しておく

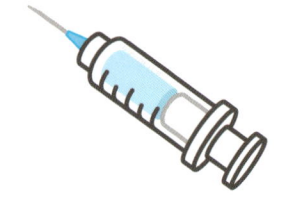

[種類]

	トリガーポイント注射	仙骨ブロック	硬膜外ブロック	神経根ブロック
目的	●疼痛の軽減	●疼痛の軽減 ●血行障害の改善 ●炎症の緩和	●疼痛の軽減 ●血行障害の改善 ●炎症の緩和	●疼痛の軽減 ●炎症の緩和 ●診断の確定
適応	●トリガーポイントが存在する疾患（肩こり・腰痛など）	●腰部脊柱管狭窄症 ●腰椎椎間板ヘルニアなどの神経根症	●腰部脊柱管狭窄症 ●腰椎椎間板ヘルニアなどの神経根症 ●術後の疼痛管理	●腰部脊柱管狭窄症 ●腰椎椎間板ヘルニアなどの神経根症
観察	●局所の硬結・発赤・腫脹・熱感や全身状態（局所麻酔中毒）に注意	●ブロック後の評価のため，痛みの部位や程度，歩行状態を事前に確認 ●バイタルサインは施行直後，5分後，15分後，30分後に測定 ●ショック，血圧低下，頻脈，頭痛などの出現がないか状態観察を行う ●床上安静は基本的に1時間（ただし薬液濃度や個人差により違いがある） ●局所麻酔中毒に注意して観察を行う		
ポイント	●操作が容易 ●繰り返し行うことで効果が期待できる ●細い針を使用することでほとんど痛みを感じない ●安静の制限はない	●硬膜外ブロックと比較して，合併症としての硬膜穿刺のリスクは低い ●薬液が広がる範囲が広いので薬液量が多く必要であるが，効果がやや弱い	●仙骨ブロックと比較して注入部位の選択が可能で，脊椎の分節に対応しているので目的の部位のみ行え効果が大きい ●合併症として硬膜穿刺のリスクがあり，血圧や下肢の運動状態のチェックが重要 ●1回法と持続的に行う方法がある	●神経に直接針を刺入して薬液を注入するので，硬膜外ブロックより除痛効果は大きい ●神経に刺すので痛みが強い ●確実性や安全のためX線透視下で行う

注意！ 怖い！局所麻酔中毒

- 原因としては，局所麻酔薬の過量投与，血管内注入，血流の豊富な組織への大量投与があり，アレルギー反応によるものもある
- 表のような中枢神経系・循環器系・呼吸器系症状が短時間に出現する

局所麻酔中毒の症状

軽症	中等度	重症
興奮，不安，欠伸，動悸，多弁，呼吸促迫，口唇のしびれ	不穏状態，けいれん，頻脈，血圧上昇，チアノーゼ，悪心，嘔吐	意識消失，呼吸停止，血圧低下

看護のポイント

［ブロック前］

不安の軽減とブロックに対する理解度の確認
- ブロックについて医師から説明を受けているが，看護師から再度わかりやすい言葉で説明を行い，不安の軽減に努めると同時に理解度を確認することが重要

オリエンテーション
- ブロックとは？
- 治療の目的
- ブロック前・中・後の注意点
- 予測される症状
- 体位の準備と保持
- 異常時の報告
- 安静の必要性と転倒の危険性

ブロック中は予期していないことが発生!?
- 治療中の疾患があれば治療状況を把握しておく
- 抗凝固薬やアレルギー反応のほか，喘息や糖尿病，ステロイド内服中などについても把握しておく

［ブロック中］

- 羞恥心に配慮する（不必要な露出を避け，掛け物で覆う）
- 体位固定のときの痛みに対して配慮する
- １つひとつの処置に対して声かけを行う
- ブロック中，直後に合併症を起こしやすい
- 極度な緊張・血圧の変動がないか，表情を観察する

［ブロック後］

- 安静解除の時間および飲食開始の時間を説明する

転倒に注意！
- 安静解除時は，端座位をとり，足踏みさせ，立位時のふらつきなどを確認する
- 下肢のしびれや脱力感があれば，消失するまで休むように説明する

代表的なブロックと看護のポイント

［トリガーポイント注射］

- 痛みの部分（トリガーポイント）に直接注射する

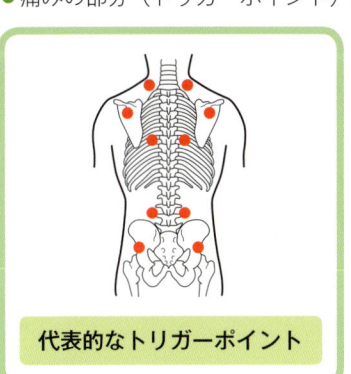

代表的なトリガーポイント

体位の準備
- 刺す部位により座位・臥位など

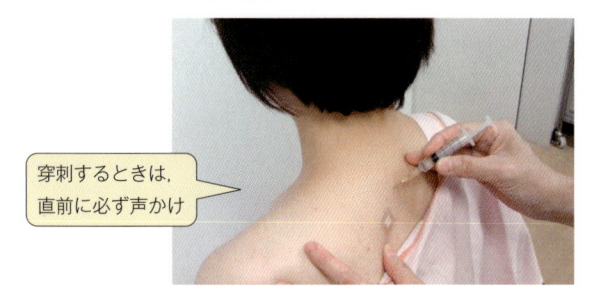

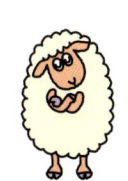

穿刺するときは，直前に必ず声かけ

[仙骨ブロック]

- 仙骨裂孔と呼ばれる仙骨下部の欠損している部分から硬膜外腔に薬液を注入する

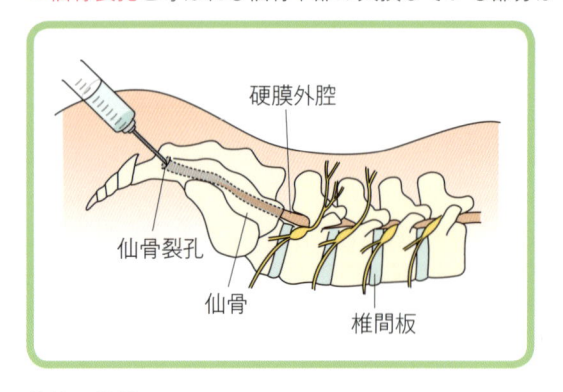

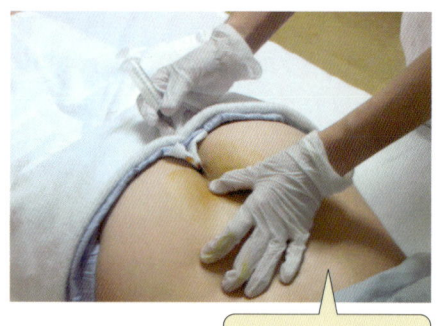

（図：硬膜外腔、仙骨裂孔、仙骨、椎間板）

穿刺直前に必ず声かけ

体位の準備

- 下腹部に枕を入れて殿部を挙上する

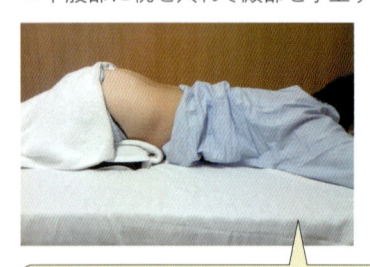

頭は左右どちらかに向けて、腕は頭の方に上げて力を抜いてもらう

Point❗
- 体位の準備次第で刺入時の難易度が左右される
- 殿部の挙上と露出が必要で身体的にも精神的にも苦痛が大きいため、体位の準備は無駄なく露出に対する配慮を行う

- 薬液注入時は殿部の重だるさを訴えることが多い
- 血圧変動が予測されるため、患者の顔色や表情などを観察
- 気になることがあればすぐに知らせるように伝えておく

注意！
- ブロック後の転倒に注意！
- 安静解除時の下肢の動きに注意！

[硬膜外ブロック]

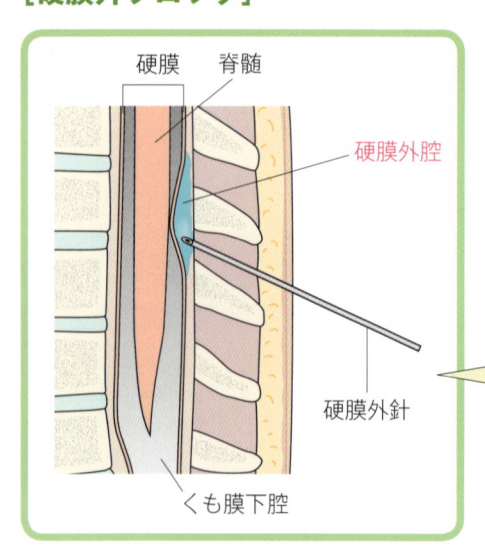

（図：硬膜、脊髄、硬膜外腔、硬膜外針、くも膜下腔）

- 穿刺部位により頸部・胸部・腰部・仙骨部の硬膜外ブロックに分類される（本書では腰部に限定し説明）
- 使用する薬液の濃度や注入量によりブロックの効果や範囲が変わる（多く入れれば広く効く）
- 下肢の手術時や術後の疼痛管理の目的でチューブを留置し、持続的に注入することがある

硬膜外麻酔：硬膜の外に麻酔薬を入れる
脊椎麻酔：硬膜より内側のくも膜下に麻酔薬を入れる

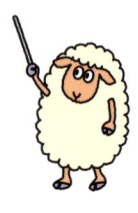

体位の準備
- 患側を下にした側臥位
- 腰椎の棘間を広くし，穿刺しやすくするためエビのように背中を丸めた姿勢をとらせる
- 背面はベッドに対し垂直になるように注意する

介助者は患者の腹部側から，肩と殿部を抱えるように体位を保持する

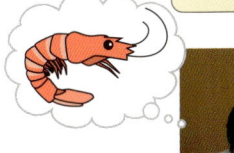

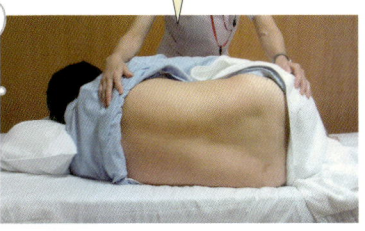

Point!
- 体位が重要なので体位の練習を行っておくとスムース
- 何かあれば身体を動かさずに言葉で表すように伝える
- 見えない部分での操作のため，動作の事前に声かけし不安除去に努める

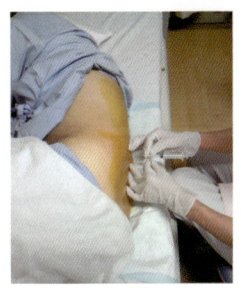

Point!
- 施行中は患者に声かけし，顔色，表情，気分不良，呼吸状態などを観察
- 薬液注入後，バイタルサインの変動に注意
- 両下肢の自動運動の有無，麻痺の有無を確認

[神経根ブロック]

- モニターを見ながら椎間孔から脊髄神経が出てきた部分へ薬液を注入する

体位の準備
- 患側手前の腹臥位で身体の下に枕を入れる
- 腰痛やしびれが強いので，声かけを行い，不安の除去に努める

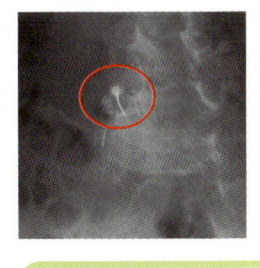

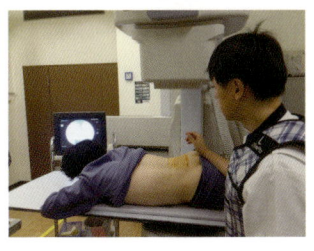

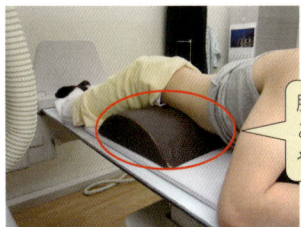

腹部に枕を入れることで針が挿入しやすくなる

Point!
- 神経根に針が触れると，放散痛（足まで通じる痛み）が生じることを伝えておく
- 注入中は痛みの増強や，重苦しさが生じる．患者の状態が変動しやすいので，十分に注意し異常の早期発見に努める
- 注入時に，ふだん痛む部位への再現痛があったか（診断のため），観察する
- 注入により下肢の入力困難をきたす場合がほとんどであり，移動時は必ず付き添う
- 安静解除時は端座位をとり，足踏みを行い立位時のふらつきや膝折れがないかを確認

注意!
- X線の被曝を伴うため注意!
- ブロック施行後の下肢の動きに注意!

2 ギプス療法

どんな治療法？

[目的]

- 骨折・脱臼の整復後の固定
- 病巣部位や術後の安静
- 関節の鎮痛
- 変形の観血的・非観血的固定

＊語源は「石膏」を意味する
ドイツ語：ギプス（Gips）
英語：キャスト（cast）

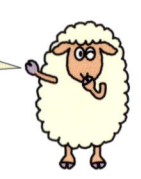

[素材]

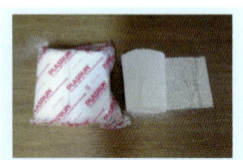

石膏製	● 焼石膏粉末と綿布を組み合わせたもので，水和反応により凝固 ● 重く通気性が悪い ● 水濡れで軟化する ● X線を透しにくい ● 今でも採型など細かな成形が必要な場合に使用
プラスチック（樹脂）製	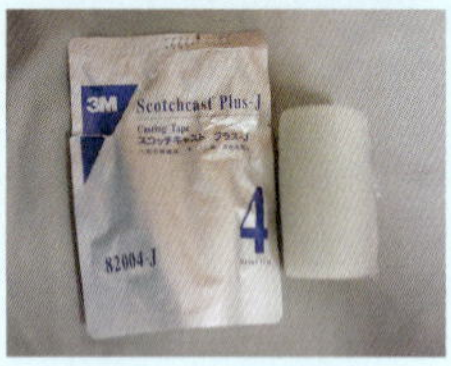 ● ガラス繊維ニットにポリウレタン樹脂を含浸させたもの ● 21～24℃の水和反応で発熱し，約3～5分で硬化 ● 早く固まり，軽くて水濡れにも強いという点で，主流になっている ● 装着したままX線撮影が可能

[ギプスとギプスシーネ]

- ギプス固定：患部が動かないように外から固定する包帯法
- ギプスシーネ固定：ギプス包帯を重ね合わせてつくった副子を用いて行う固定

Point ギプスシーネを用いる場合

- ギプスほど強固な固定は必要としないが，安静と軽い固定を行いたいとき
- 受傷直後など腫脹が強い，あるいは腫脹が予測される場合に，ギプスを巻くまでの一時的な固定を行いたいとき

ギプスシーネの種類

ソフトシーネ	アルフェンスシーネ	オルソグラス
● 金網枠をスポンジで被覆したもの ● 必要な長さにカットし，患肢に当て，包帯で固定する ● 切断面の針金で皮膚を損傷しないように処理して使用する	● アルミ板にスポンジが貼付したもの ● 必要な長さにカットし，患肢に当て，テープで固定し包帯で固定する ● はさみで切った切断面の処理をして使用する ● 指などの小さい部位によく用いられる	● 樹脂製キャストがフェルトで覆われたもので，よく使用されている ● 必要な長さにカットし，水に浸した後，余分な水分を吸い取り，患肢に当て包帯で固定する

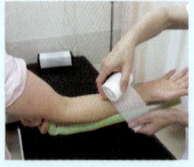

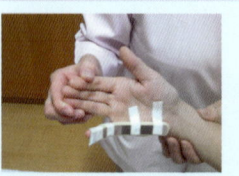

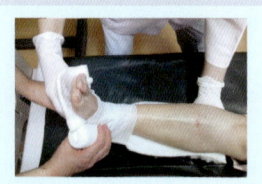

固定時の介助のポイント

[事前の準備]

- 患者へ固定の必要性や手順を説明しておく
- ギプスが固まるときに一時的に熱を発するが熱傷の心配はないことを患者へ伝えておく
- 固定部位が汚れている場合は清拭を行う
- 固定後に着脱可能な衣服か確認しておく
- タオルなどで露出による羞恥心や保温への配慮をする
- 処置用シーツなどで汚染防止を行う

[ギプス固定時の下巻き]

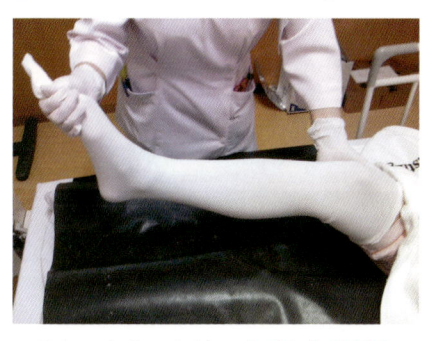

- ストッキネットは、中でしわを極力つくらないように適したサイズの物を選択し、しっかり伸ばすようにする

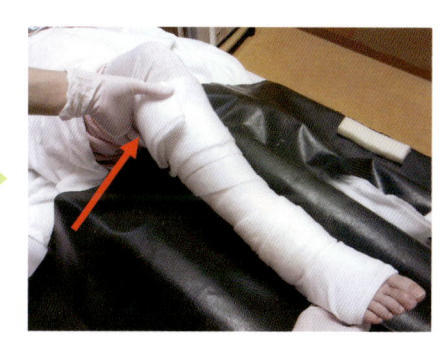

- 骨突出部位や皮下に神経がある部位には、褥瘡や神経麻痺を予防するため、綿を厚めに巻くなどの工夫をする

[肢位の保持]

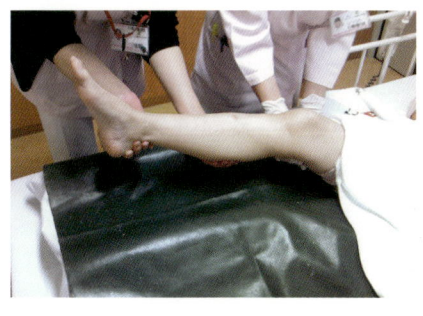

- 痛みを伴うような不安定な骨折や靱帯損傷の患者の処置を行う際は、痛みが増強しないように肢位の保持に十分配慮する
- 肢位保持は、看護師でなく医師が行う場合や、2人で保持する場合もある
- 良肢位を意識して介助を行う

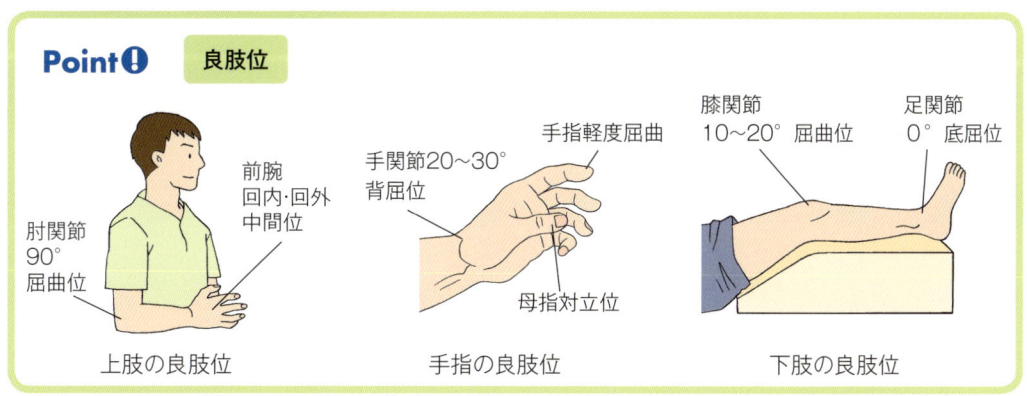

Point❗ 良肢位

上肢の良肢位
- 肘関節 90°屈曲位
- 前腕 回内・回外中間位

手指の良肢位
- 手関節 20～30°背屈位
- 手指軽度屈曲
- 母指対立位

下肢の良肢位
- 膝関節 10～20°屈曲位
- 足関節 0°底屈位

ギプス固定中の注意点と観察ポイント

[ギプス固定中に起こり得る合併症]

	原因	注意点
循環障害	血管の走行部位の直接的な圧迫や腫れなどによる二次的な圧迫	●受傷および手術直後は患部の腫脹が増強するため、末梢の循環障害をきたしやすい ●すみやかな処置が施されないと不可逆性の変化（コンパートメント症候群やフォルクマン拘縮など）をきたすおそれがある
神経障害	神経走行部位の直接的な圧迫や腫れなどによる二次的な圧迫	●特有な神経知覚領域に、しびれ感や知覚鈍麻、運動性の低下がないか注意 ●軽度でも症状が明らかで、しだいに増強する場合は医師に報告を！ ※参照：第2部-12
皮膚障害 （水疱・褥瘡）	骨突出部（橈骨・尺骨遠位端など）やギプス辺縁の圧迫や摩擦	●かゆみ・しびれ感・痛み・悪臭が認められ、軽減しない場合は注意 ※参照：第2部-13
廃用性筋萎縮・関節拘縮	安静に伴う運動制限	●ROMの縮小や筋力の低下がみられないかチェックする ●患側のみでなく、健側にも起こすことがある

[観察ポイント]

ギプスの辺縁は？
●皮膚に直接あたっていないか？
●圧迫はないか？

かゆみは？
●場所は？
●においや痛みは伴うか？

指先などの動きは？
●自分で動かせるか？
●時間の経過とともに鈍くなっていないか？

指先や爪の色は？
●健側と比べて蒼白や冷感、チアノーゼはないか？
●爪床を圧迫し、除去後2～3秒で淡紅色に戻るか？

しびれ感や痛みは？
●場所や程度は？
●締めつけられるような痛みを伴うか？

むくみは？
●ギプスから出ている部分が腫れていないか？
●皮膚の蒼白や冷感はないか？
●末梢の動脈拍動は触れるか？

患者への説明
●ギプス固定後は患肢を挙上しておくこと
●患肢・健肢の自動運動を行うこと
●痛みやしびれ、知覚鈍麻、チアノーゼなどが出現、または増強したときはすぐに知らせること

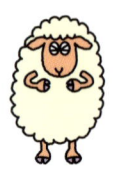

日常生活のサポート

- 皮膚の清潔を保ち，瘙痒感を軽減するように援助を行う

シャワー時
- 症状が安定したら，シャワーや入浴をすすめる
- ギプスをビニールで覆い，濡れた場合はドライヤーで乾かす（市販のカバーを使用することもある）

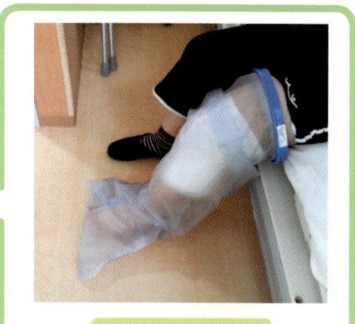

シールタイト®

歩行用のカバー
ギプスのまま，荷重歩行の許可が出たときには，汚れや雨などから足を保護するためにカバーの購入をすすめることもある

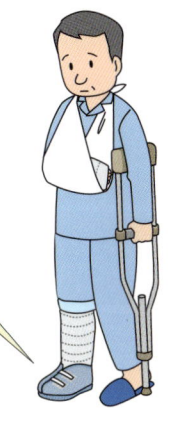

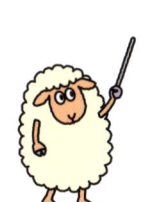

Point❶　瘙痒感へのアプローチ
- ギプスの上から軽く叩く
- ギプスの上からアイスパックなどで冷やす
- ギプス周囲の皮膚をアルコールや清涼剤などで清拭する
- かゆみがあっても，ギプス内に箸や定規など先の尖ったものを入れて傷つけないように指導しておく

ギプスカット

種類	目的
割入	神経障害や強度の浮腫などがみられた場合，患部周辺の減圧
開窓	ギプス内の皮膚や創の観察，処置
切半	骨癒合が良好で，ギプスを完全に除去する前段階の処置
除去	骨癒合が良好で，ギプスを完全に除去する

Point❶
- ギプスカッター使用時は騒音があるので，周りの人への声かけが必要
- 実施前に振動刃の仕組みを説明し，皮膚が切れる心配はないこと，ギプスカット中は動かないことを説明する
- カットしたギプスはシーネとして使用することがある

第2部　整形外科の看護　❷ ギプス療法

3 牽引療法

どんな治療法？

- 四肢や体幹に持続的牽引力を加える治療法
- 局所の安静・筋緊張軽減・矯正・整復を目的に行う

骨折・脱臼に対する牽引療法

- 骨折・脱臼に対して，牽引力を加えることで，整復位を獲得する
- 手術までの安静期間に用いられることが多い
- 直達牽引と介達牽引がある

[種類と特徴]

種類	代表的な牽引	方法・特徴
直達牽引	キルシュナー鋼線牽引（上肢・下肢）	● 直接，骨に鋼線などを刺入して，重錘で持続的に牽引する方法 ● 強力な牽引力が得られる ● 整復位保持，短縮予防，疼痛軽減などの目的で行う ● 股関節脱臼骨折整復後には，関節面の除圧・免荷・屈曲拘縮予防目的で行う
介達牽引	スピードトラック牽引（上肢・下肢）	● スポンジラバーと弾性包帯を使用し，重錘で皮膚を介し牽引する方法 ● 皮膚トラブルの危険がある ● 強い牽引力を必要としない場合に行う ● 屈曲拘縮改善の目的で行われることもある

[看護のポイント]

腓骨神経麻痺の予防	● 下肢の牽引では，下腿が外旋しやすく腓骨神経麻痺を生じる危険があるため，中間位を保つように枕などで調整する
褥瘡予防	● 除圧マットの使用 ● 褥瘡好発部位の観察と除圧
廃用症候群・関節拘縮の予防	● ベッド上でできる筋力訓練を指導 ● 足関節底背屈運動を指導：疼痛のため足関節の底背屈がうまくできず，尖足拘縮を起こしやすい．運動の必要性と方法を説明する
身体のズレによる肢位調整	● 日常の動作の中で，身体が徐々に下方へずれやすい．ズレが強いと正しい方向に牽引力が働かなくなるため，調整が必要 ● 調整の際，牽引力が減弱しないように注意する．必要時，医師とともに行う

不安の軽減

- 予期しない受傷の場合，痛みに加え，処置を受けなければならないという強いストレス状態にあると推測される
- 細かい配慮と，声かけが重要になる

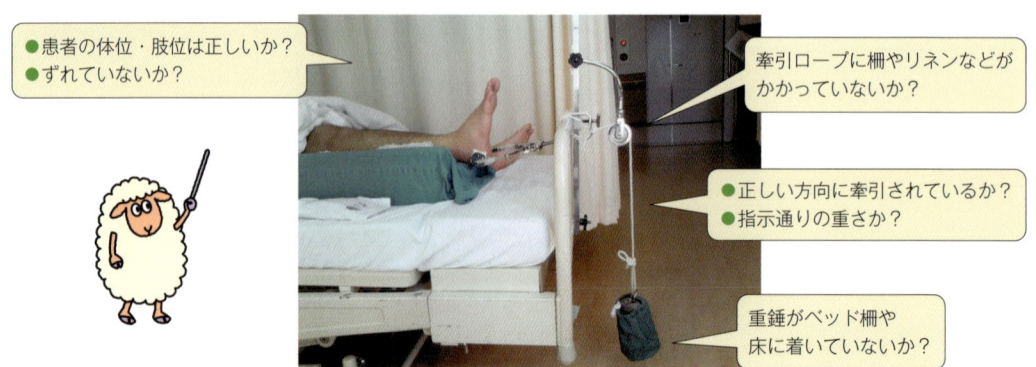

- 患者の体位・肢位は正しいか？
- ずれていないか？

- 牽引ロープに柵やリネンなどがかかっていないか？

- 正しい方向に牽引されているか？
- 指示通りの重さか？

- 重錘がベッド柵や床に着いていないか？

[直達牽引]

注意！

鋼線刺入部からの感染
- 刺入部の発赤・腫脹・滲出液の有無
- 滲出液の性状の観察
- 熱型・検査データの確認

皮膚損傷
- 患部の腫脹により固定皿で皮膚を圧迫する危険性
- 膝下から牽引する場合は下腿前面を馬蹄弓で圧迫する危険性

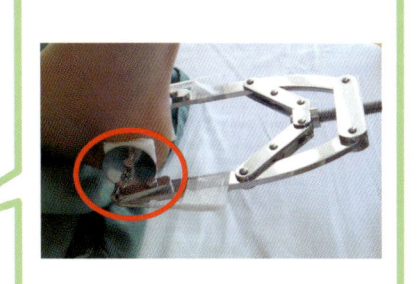

[スピードトラック牽引]

注意！

皮膚トラブル
- トラックバンドと皮膚の摩擦で起こることがある
- 皮膚をガーゼなどで保護し包帯を巻き，1日1回は巻き直し皮膚の状態を観察する

循環障害・神経障害
- 包帯がきつかったり，逆に緩くてずれたりすると，局所的な圧迫による循環障害や神経障害を起こすことがある
- 圧迫感，知覚障害，皮膚色，足趾・足関節運動の状態を観察する

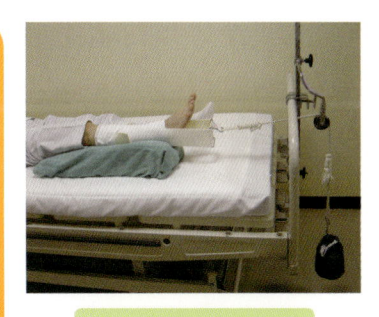

スピードトラック牽引

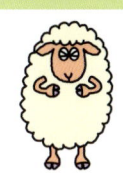

脊椎疾患に対する牽引療法

- 脊椎疾患に対する保存療法
- 牽引力により，椎間板ヘルニアの脱出部位への負担軽減作用，椎間孔の拡大，周囲筋のストレッチ効果などがある
- 頸椎牽引，腰椎牽引があり，持続牽引と間欠的牽引に分けられる

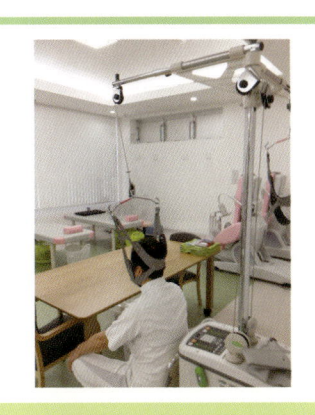

グリソン係蹄を使用したグリソン牽引

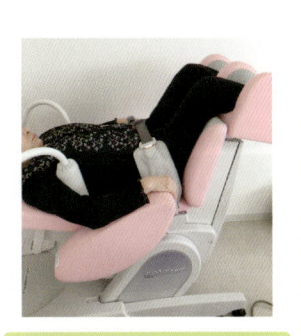

骨盤帯を使用した骨盤牽引

4 装具療法

どんな治療法？

[目的]

- 低下した機能の補助と失われた機能の代償
- 体重の支持
- 患部の安静・固定・保持
- 変形の予防・矯正

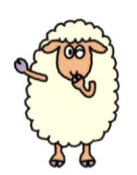

[種類]

部位	適応	装具名
手指	槌指	DIP伸展装具
手	橈骨神経麻痺 CM関節症 TFCC損傷など	コックアップスプリント CMバンド リストサポーター
肘	肘屈曲拘縮 テニス肘	ターンバックル付き肘装具，タウメル継手付き肘装具，クエンゲル装具 テニスエルボーバンド
肩	肩腱板損傷 肩関節亜脱臼 鎖骨骨折	肩外転装具 アームスリング，アームサスペンダー クラビクルバンド
足	変形性膝関節症 外反扁平足 足関節捻挫 外反母趾	内・外側ウェッジ アーチサポート 足関節サポーター 外反母趾楽歩®
下腿	腓骨神経麻痺 下腿切断	リーストラップ 下腿義足
膝	十字靱帯損傷 膝蓋骨脱臼	硬性装具，ニーブレース パテラブレース
股	ペルテス病 股関節脱臼	股関節外転装具 リーメンビューゲル
頸椎	頸椎捻挫 頸髄損傷	ソフトカラー オルソカラー
胸椎	肋骨骨折 側彎症	バストバンド アンダーアームブレース
腰椎	腰痛症・圧迫骨折	硬性コルセット，軟性コルセット

リストサポーター

徳永式クラビクルバンド

リーストラップ

アンダーアームブレース

採型のポイント

[装具採型の流れ]

治療方針決定 → 処方 → 採型 → 製作 → 仮合せ → 適合 → 装用開始
　　　　　　　　　　　　　　　　　　　　　　→ 不適合 → 調整

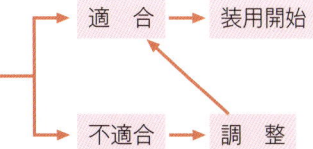

[採型時の注意点]

- 立位保持での採型時には，患者の顔色・冷汗・意識混濁などに注意し，気分不良時は臥位がとれるように準備しておく（とくに術後や長期臥床者）
- 正しい姿勢や肢位保持がとれるように歩行器や支持台を準備しておく
- 下着姿で行うこともあるので，カーテンやスクリーンの準備をしておく
- 室温の調整をしておく

看護のポイント

[装着中の注意点]

必要性や目的を理解しているか	●装具の必要性を説明し，自己判断で外さないように説明する
装具は正しく装着できているか	●正しい順序や方法，ベルトの締め具合など，適切に装着されているか確認する ●自分でできるようになるまで，繰り返し一緒に着脱の練習をすることが必要
装具による障害を起こしていないか	●装具による圧迫やズレなどが，合併症（循環障害・神経障害・褥瘡など）の原因となる ●清拭などで装具を取り外した際は，圧迫や摩擦による痛み，皮膚障害の有無を観察する ●術後の腫脹など体型の変化に適応しているか，「装具が当たる感じ」などがあれば，看護師の判断だけで対処するのではなく，義肢装具士に相談する
関節拘縮の予防	●装具を装着していない部分は，可能な限り自動運動を行うように説明し，筋力の維持増強，関節拘縮の予防を図る

[観察ポイント]

- 角度設定は医師の指示通りか？
- サイズは合っているか？
- 緩みはないか？
- 装着位置のズレはないか？
- 圧迫による痛みはないか？
- 皮膚の状態は？

前十字靱帯損傷時の硬性装具（ブレッグ装具）

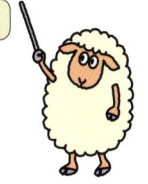

5 移動・移乗の援助

[目的]

- 目的の場所まで安全に移動できるようにサポートする
- 安静度に合わせ徐々にADLおよび活動範囲を拡大する

[安静度の拡大]

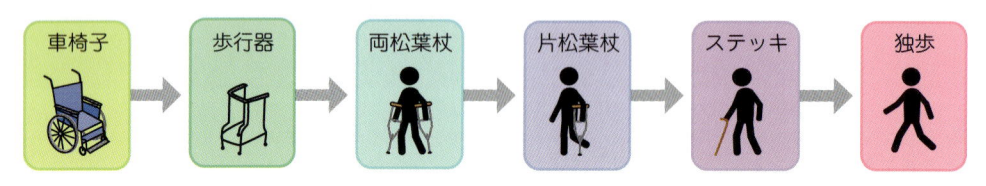

車椅子 → 歩行器 → 両松葉杖 → 片松葉杖 → ステッキ → 独歩

移動の前の準備

- 許可されている安静度や荷重量を確認し，患者へも指示された安静度・荷重量の範囲内で歩行することを説明しておく．
- 安全・安心して歩行できるように，歩行補助具の必要性や正しい使用方法を説明しておく．
- 患者の状態に適した補助具を選択する．
- 歩行補助具の安全点検を行い，患者に合わせて調整しておく．
- とくに長期臥床後や術後の離床時は，起立性低血圧や気分不良などが生じる場合があるため，実施前にバイタルサインの確認・表情・気分不快の有無などを確認しておく．
- 上下肢の筋力，バランス保持能力や理解力を評価し，安定性があることを確認しながら行う．
- 点滴ルートやドレーン類などがある場合は，移動時にひっかからないように注意する．
- 環境の整備
  - 床が濡れていないか，障害物などがないか確認しておく
  - 歩行に適した服装や履物かどうか確認しておく（すその長すぎるズボンや，スリッパなどの踵のない履物は転倒の危険が大！）

歩行訓練時のポイント

Point 転倒のリスクを考えた歩行介助を！

- 歩行が安定するまで必ず見守りを行う

  近位での観察 → 遠位での観察 → 自立
  転倒しそうになった場合に　　　歩行が安定
  すぐに身体を支えられる距離

- 歩行方法や指示通りの荷重量を守っているか確認する
- 気分不快などがないか全身状態の観察を行う
- 患者の歩行速度に合わせて，慌てさせないようにする
- 歩行訓練中は患者から目を離さない

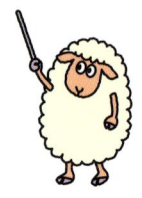

歩行補助具使用のポイント

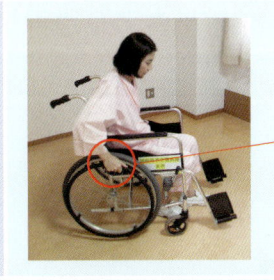

車椅子

名称：ハンドリム
（手で握り回転させて移動する）

Point
- 自走の際は，自立保持や移乗動作が安定して行え，安全に操作ができることが原則
- 移乗動作などが介助の場合でも，気分転換の目的で自走のみ許可することもある
- 事前に操作時の注意について説明を行う
  ①タイヤを持って操作しない
  ②回転している車輪に手を入れない
  ③素手で減速しない
  ④走行中身体を乗り出さない

歩行器

合わせ方
- 肘が90°になる高さに合わせる

使用方法
- 前腕で体重を支えながら車輪を動かし歩行する

Point
- 床が平らで凹凸や段差がない場所で使用する
- 床が傾斜していると歩行器全体が傾くため危険
- ブレーキがついていないものが一般的であり，前方に突進しやすい使用者には注意が必要
- 肩と肘の力を抜いて使用することを指導する

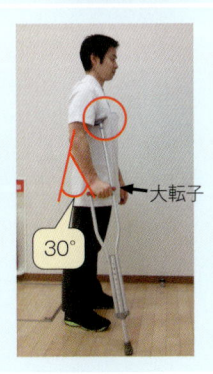

松葉杖

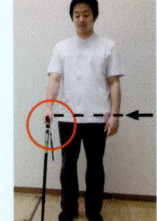

合わせ方
- 杖の上部は腋窩から2～3横指あける
- 肘が30°屈曲し，握り手の位置が大転子の高さになるように調整

Point
- 腋窩に体重をかけないように指導！　腋窩で体重を支えると，神経麻痺や皮膚損傷の可能性がある．腋窩ではなく腕で体重を支えるように指導する
- 松葉杖は腕の力で動かすこと

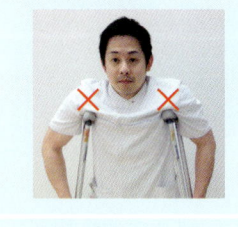

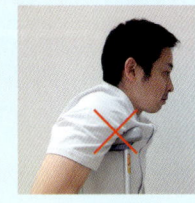

ステッキ

合わせ方
- 大転子の高さに合わせる

Point
- 患者の状況や用途に合わせて，グリップの太さや軽量化されたものなどを選択する
- 高齢者の手術後の安定性や下肢への負担を考慮して，退院後も使用をすすめる

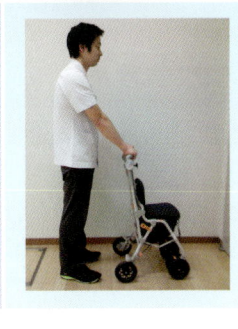

シルバーカー

適応
- 杖の使い方が習得できない場合や，高度の円背などで杖での荷重支持が不十分な場合に使用する

Point
- ブレーキや方向転換の操作が可能か，評価する
- 段差ではシルバーカーが使えないため，段差には手すりを設置し，介助を行う必要がある

第2部　整形外科の看護　⑤ 移動・移乗の援助

ベッドから車椅子への移乗（基本は健側から移乗）

［健側からの移乗（右下肢免荷）］

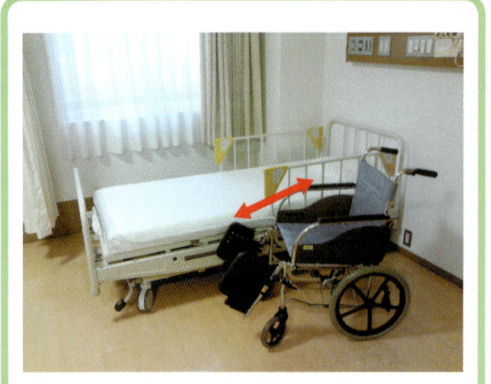

- 健側に車椅子を平行に置く

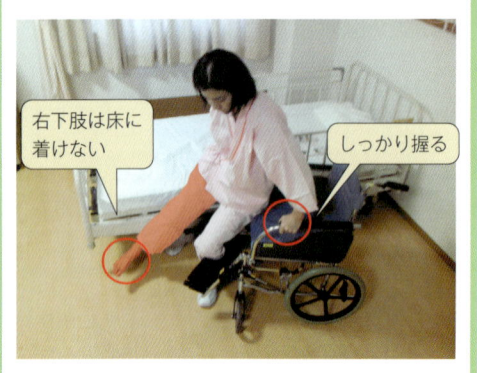

（右下肢は床に着けない／しっかり握る）

- 健側の下肢に体重をかけて腰を浮かす
- その際は両上肢と健側で身体を支える

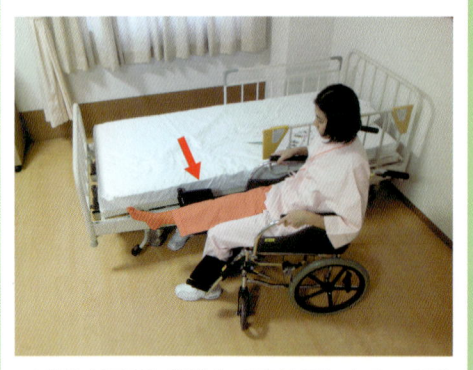

- 腰部を平行に移動して車椅子に座る．患肢を動かせない場合でも移乗することができる

［患側からの移乗（右下肢免荷）］

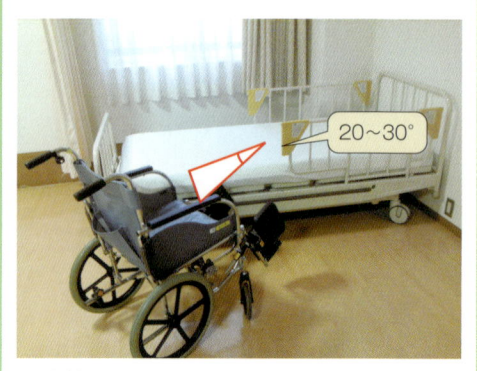

20〜30°

- 車椅子をベッドに対して20〜30°の角度に設置する

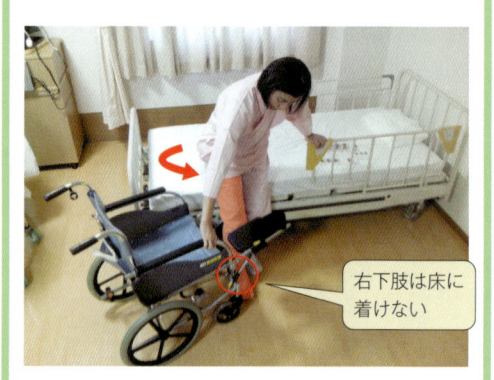

（右下肢は床に着けない）

- 健側（左脚）を軸足にして健側だけで立つ

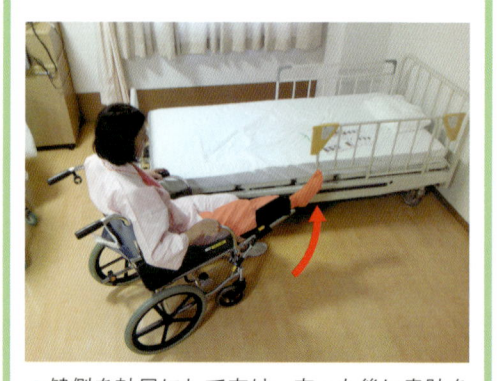

- 健側を軸足にして座り，座った後に患肢を挙上する
- 高齢者などの場合で荷重制限が守れないときは，患肢を保持して荷重制限を厳守する

THA術後の移動動作（脱臼予防）

Point❶
- 体位変換時や移動の際の，股関節の脱臼予防が重要
- 脱臼肢位を十分理解したうえで援助を行う
  - 前方脱臼：股関節伸展・外旋
  - 後方脱臼：股関節過屈曲・内転・内旋
- 術前からパンフレットを用いて体位変換や移動の方法について指導を行う
- 患者の理解度や移動の評価を行い，安全に移動が行えるまで移動援助をする
- 状況によっては，本人だけではなく家族にも指導を行う

> 本書で説明しているのは，後方脱臼を防ぐ動作です！

[下肢の平行移動]

- 術後は下肢の筋力が十分回復しておらず，脚のコントロールが自己で行えない場合が多い

介助での移動

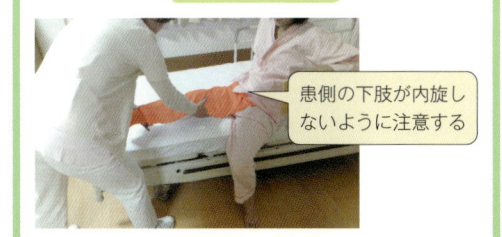

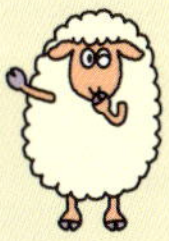

> 患側の下肢が内旋しないように注意する

自力での移動

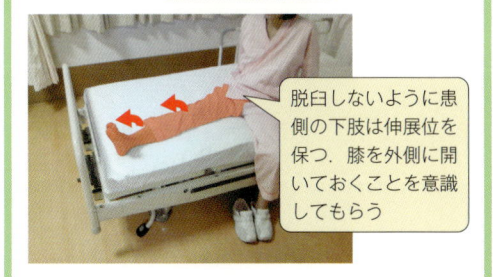

> 脱臼しないように患側の下肢は伸展位を保つ．膝を外側に開いておくことを意識してもらう

自力での移動

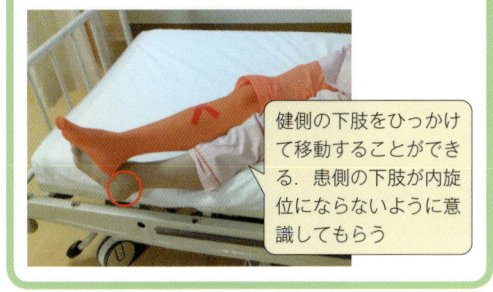

> 健側の下肢をひっかけて移動することができる．患側の下肢が内旋位にならないように意識してもらう

[座位時の姿勢]

- 創部の腫脹や疼痛のため，重心が健側に傾いて内旋位になりやすいので注意が必要

○

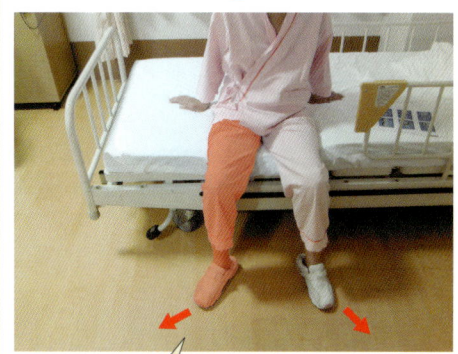

> 足を開きつま先が外側になるように意識してもらう

×

> 下肢が内旋位になっている

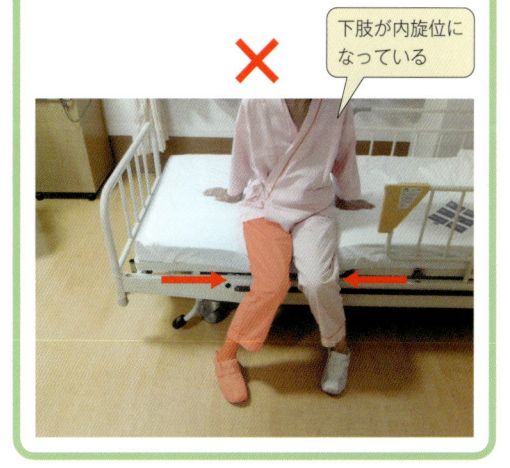

第2部 整形外科の看護 ❺ 移動・移乗の援助

[トイレ動作]

- 過屈曲や内旋位になりやすいので注意
- 筋力の低下により便座への座位動作が安定して行えない場合があり，注意する必要がある

○

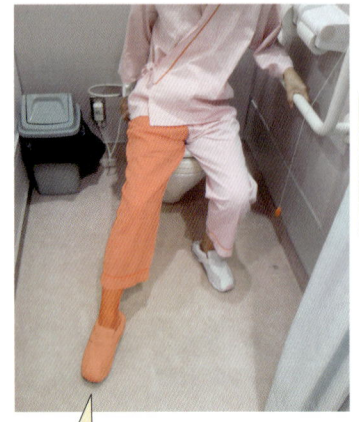

便座に座る際は，やや浅めに腰かけ，患肢を伸展位，やや外旋位で便座にゆっくり座るように指導

×

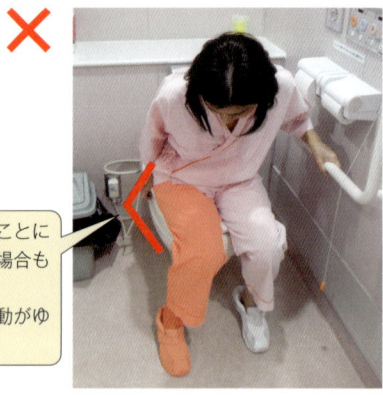

上半身が前傾することにより過屈曲になる場合もある
また，座位への移動がゆっくりできない

×

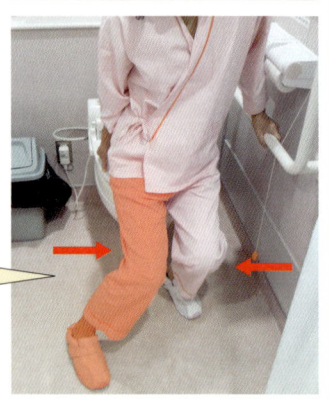

患肢が内旋位になっている

便利な自助具

○ 術後早期や安全な動作の獲得が困難な場合は，以下のような自助具を用いた動作の指導を行う．

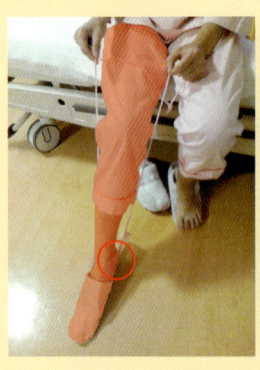

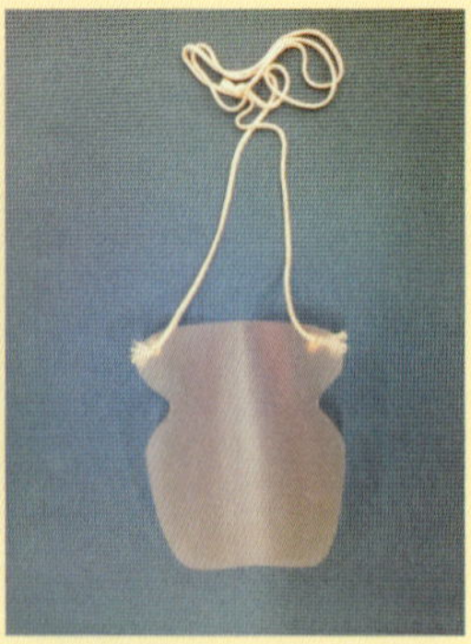

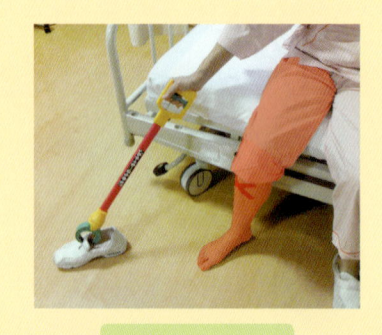

ストッキングエイド

- 靴下を履くとき，過屈曲や内旋位になりやすいので注意が必要
- 靴下の中に自助具（ストッキングエイド）を入れて上に引き上げることで容易に履くことができる

マジックハンド

- 過屈曲や内旋位にならずに物を拾えたり，衣服の着脱（下肢）がしやすいようにマジックハンドなどの自助具を用いる

6 術後の体位変換

目的	●同一体位による圧迫，循環障害による苦痛，褥瘡，関節拘縮，静脈血栓，肺炎などを予防する
注意点	●体位変換の目的や効果，方法などを説明し同意を得ておく ●羞恥心や自尊心への配慮，周囲の環境や温度調整にも注意を払う ●点滴やドレーン類などの管が圧迫されたり曲がったりしていないか観察し，調整する ●体位変換の際にはバイタルサインの確認と気分不良の有無の観察も同時に行う ●介助者は1人でよいか，複数必要か，評価しておく

腰椎術後

Point
- 腰椎の捻転や過伸展，過屈曲を予防する
- 術前から安静度を説明し，術後自力で動かないことを理解してもらう
- 術後せん妄や不穏で安静が守れない場合は，観察や適切な予防策を行う

[介助での体位変換：側臥位]

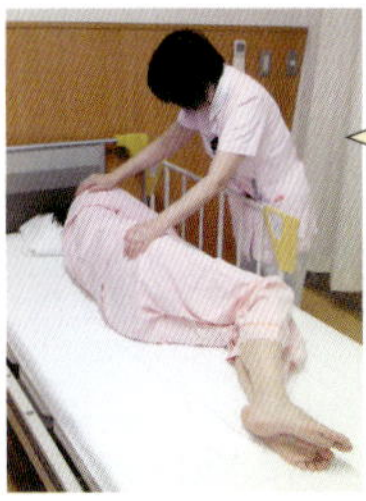

側臥位になる側に立ち，肩と骨盤周囲を保持する．腰椎が捻転しないように注意する

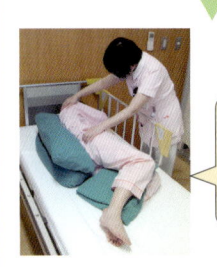

肩と腰部の位置を調整し両膝を軽く曲げ，背部と膝間にクッションを当てる

[自力での体位変換]

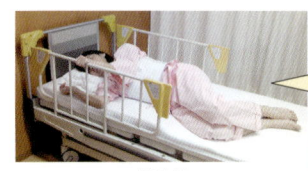

両膝を立て，腰椎が捻転しないように注意して回転するように説明する

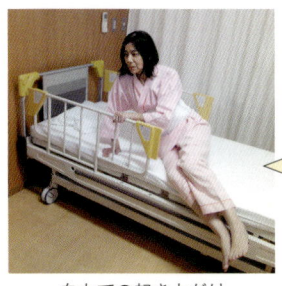

側臥位

上半身と下半身を同時に回転．下腿をベッド下に降ろし，上の手で柵を持ち，下の手でベッドを押しつけるようにして上半身を起こしていく．起き上がり後は腰椎が捻転しないように座位を保持する

自力での起き上がり

THA術後

[自力側臥位]　　　　　　　　　　　　　　　※介助での側臥位は，第1部−2−B（p.85）参照

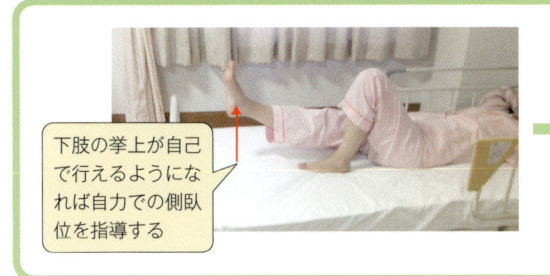

下肢の挙上が自己で行えるようになれば自力での側臥位を指導する

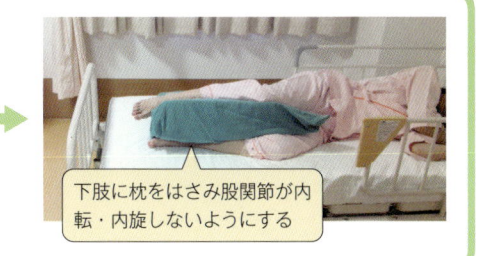

下肢に枕をはさみ股関節が内転・内旋しないようにする

195

7 術後の疼痛管理

[目的]

- 術後の疼痛管理をしっかり行うことで，早期離床をうながしすみやかにリハビリを進め，術後合併症の予防や患者のQOL向上を図る

[観察ポイント]

- 不安な表情や言動
- 疼痛の種類・程度・性質
- 原因・部位・随伴症状の有無
- 創部の状態（腫脹・圧迫・熱感）
- 持続的か間欠的か
- バイタルサインの確認
- 全身状態

[疼痛の評価]

- 痛みの感じ方は個人によって大きく異なる
- 痛みの評価を定期的に行う
- 客観的に評価できるスケールを用いて測定する

表情評価スケール（FRS）

0	1	2	3	4	5
痛みなし	わずかに痛い	もう少し痛い	さらに痛い	かなり痛い	これ以上ない痛み

視覚的評価スケール（VAS）

痛みはない 0 ─── 100 これ以上の痛みはないくらい痛い

[ケアのポイント]

- 術後は我慢させず早めに鎮痛薬を使用する
- 疼痛管理の目的を説明し，患者が安心して鎮痛薬を使用できるように配慮する
- いつでも苦痛を訴えられるように信頼関係を築いておく
- 同一体位や肢位による痛みには肢位調整や体位変換を行う
- 傾聴を心がけ傍らにいる時間を長く持つなど，痛みに対する恐怖や不安を和らげるケアに努める

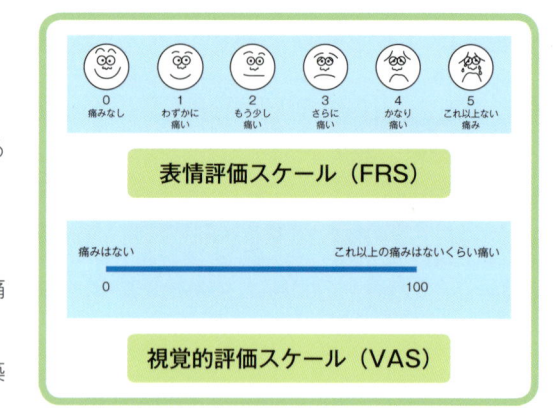

疼痛管理の方法

[薬剤]

- 最もよく行われる疼痛コントロール
- 術後は主に非ステロイド系消炎鎮痛薬（NSAIDs）・麻薬拮抗性鎮痛薬を用いる
- 患者の状態に応じた薬剤を選択する（即効性なら麻薬拮抗性鎮痛薬，持続性なら坐薬など）

> **注意！**
> - 使用前：既往歴（薬剤アレルギーの有無・消化性潰瘍・肝障害・腎障害・喘息）の確認を行う
> - 使用後：血圧変動・呼吸抑制・意識状態の変化に留意して観察を行う

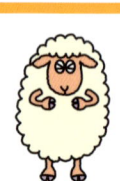

[アイシング]

- 急性期で痛みがあるときは，患部を挙上してアイシングを行う
- 方法としては，アイスパック，クライオアイシングシステム，氷枕などがある

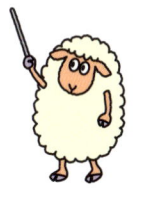

> **使用時の観察ポイント**
> - 痛みの程度と腫脹，熱感などの状態
> - 氷の量や冷感，氷による痛みや刺激の有無
> - アイシング部位の皮膚

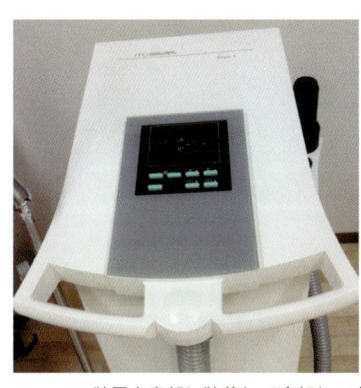

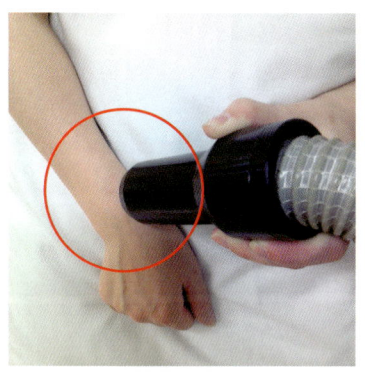

装置を患部に装着して冷却し，寒冷による消炎や疼痛の軽減を図る

クライオアイシングシステム

[持続硬膜外麻酔]

- 硬膜外腔にカテーテルを留置して局所麻酔薬を注入し，脊髄の前根と後根をブロックして疼痛を抑える
- さまざまな部位の手術管理に用いられ，術中にカテーテルを留置し術後2～3日ほど疼痛の程度に合わせ持続注入する
- 施行中は下肢のしびれや麻痺・排尿困難の有無や，時間当たりの薬剤注入量や残量の確認，カテーテル刺入部や固定テープの皮膚の状態などの観察を行う

よく用いられる薬剤
- 麻薬性鎮痛薬：フェンタニルクエン酸塩
- 局所麻酔薬：ブピバカイン塩酸塩水和物

[患者調節鎮痛法（patient-controlled analgesia：PCA）]

- 静脈にカテーテルを留置し，痛みを感じたときに患者自身が鎮痛薬を追加する方法
- 患者自身が痛みの程度に応じて行うので，良好な鎮痛を得られ満足度が高い
- 過剰投与を避けるため痛くないときは使用しないことなどを理解できることが使用の適応となる
- 施行中はカテーテルの固定性や刺入部の皮膚の状態，薬剤注入量や注入による効果を確認する

よく用いられる薬剤
- 麻薬性鎮痛薬：フェンタニルクエン酸塩，モルヒネ塩酸塩水和物

[末梢神経ブロック]

- 部位に応じて腕神経叢ブロックや大腿神経ブロックなどを併用する場合がある

術後，主に使用される鎮痛薬

	一般名	商品名	効能	用量・使用方法	作用の特徴	副作用	禁忌
NSAIDs	フルルビプロフェン アキセチル	ロピオン	術後の鎮痛 各種がん	成人1回50mgを緩徐に静注	6～7分で最高血中濃度に達する	●ショック，アナフィラキシー様症状 ●嘔気，嘔吐 ●AST，ALT，ALPの上昇・熱感	●消化性潰瘍 ●重篤な血液異常，肝障害，腎障害，心機能不全，高血圧症 ●アスピリン喘息 ●エノキサシン水和物，ロメフロキサシン，ノルフロキサシン，プルリフロキサシンを投与中 ●妊娠後期
	ジクロフェナクナトリウム坐剤	ボルタレンサポ	術後の鎮痛 関節リウマチ 腰痛症など	成人1回25～50 mgを直腸内挿入，1日1～2回 低体温によるショックを起こすことがあるので，高齢者に投与する場合は少量から開始することが望ましい	肛門挿入後50～60分で最高血中濃度に達する	●ショック，アナフィラキシー様症状 ●嘔気，嘔吐，腹痛，下痢，軟便，直腸粘膜の刺激 ●AST，ALTの上昇 ●浮腫	●消化性潰瘍 ●重篤な血液異常，肝障害，腎障害，心機能不全，高血圧症 ●直腸炎，直腸出血または痔疾のある患者 ●アスピリン喘息 ●インフルエンザの臨床経過中の脳炎・脳症の患者 ●妊婦または妊娠している可能性のある婦人 ●トリアムテレンを投与中の患者
麻薬拮抗性鎮痛薬	ペンタゾシン	ペンタジン ソセゴン	術後の鎮痛 各種がん その他	成人1回15mgを筋注または皮下注 3～4時間ごとに反復投与	15～20分で効果発現 3～4時間効果持続	●ショック ●呼吸抑制 ●依存性 ●傾眠 ●嘔気，嘔吐	●頭部障害，頭蓋内圧が上昇している患者 ●重篤な呼吸抑制状態
麻薬性鎮痛薬	フェンタニルクエン酸塩	フェンタニル	術後 がん性疼痛 その他 鎮痛作用はモルヒネ，静注用の50～60倍	フェンタニルとして25～100μg/時の速さで硬膜外腔に持続注入	オピオイド受容体に作用	●依存性 ●呼吸抑制 ●換気困難 ●血圧低下 ●ショック ●不整脈 ●興奮 ●チアノーゼ ●嘔気，嘔吐，発汗	●注射部位や周辺に炎症がある患者 ●敗血症の患者 ●筋弛緩薬の使用が禁忌の患者 ●呼吸抑制を起こしやすい患者 ●けいれん発作の既往歴がある患者 ●喘息患者
局所麻酔薬	ブピバカイン塩酸塩水和物	マーカイン	術後（硬膜外麻酔）	硬膜外腔に持続投与，麻酔部位，年齢，全身状態などにより適宜用量を決定 手術中に投与開始 術後2～3日持続投与	局所麻酔による痛覚遮断 長時間作用	●ショック ●意識障害，振戦，けいれん ●異常感覚，知覚・運動障害 ●肝障害	（硬膜外麻酔） ●大量出血やショック状態の患者 ●注射部位や周辺に炎症がある患者 ●敗血症の患者
	レボブピバカイン塩酸塩	ポプスカイン	術後（硬膜外麻酔）	硬膜外腔に持続投与，麻酔部位，年齢，全身状態などにより適宜用量を決定 手術中に投与開始 術後2～3日持続投与		●血圧低下 ●悪心・嘔吐 ●感覚鈍麻	（術後鎮痛） ●大量出血やショック状態の患者 ●注射部位や周辺に炎症がある患者 ●敗血症の患者

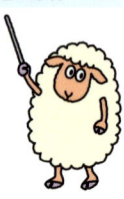

8 自己血輸血の管理

自己血輸血とは？

[目的]

- 患者自身の血液をあらかじめ貯血し，手術のときに戻し輸血することで，同種血輸血による副作用を防ぐ

注意 自己血輸血の禁忌

- 感染徴候がある場合は，自己血の保存中に細菌増殖の可能性があるため，原則自己血輸血の適応から除外する
- 評価のため，採血前検査でCRPを測定する．整形外科疾患の場合，関節リウマチでも陽性になるため判別が必要である
- 他に，貧血や循環器疾患がある場合も自己血輸血適応になるか慎重に判断する

[適応]

- 自己血貯血に耐えられる全身状態で，輸血が必要と予測される待機手術を受ける患者
- 整形外科領域では主に，人工膝関節置換術（TKA）や人工股関節置換術（THA），脊椎変性疾患の手術に行われることが多い

[検査・貯血のスケジュール]

	貯血前の検査日	1回目貯血日 前	1回目貯血日 後	2回目貯血日 前	2回目貯血日 後
説明	貯血の必要性 貯血のスケジュール 同意書		採血後の注意点		本入院日の確認
検査	生化学・CRP・CBC			CBC	
内服・点滴	造血剤の内服開始	点滴 →	造血剤の注射（エリスロポエチン製剤, 鉄剤など）	点滴 →	造血剤の注射（エリスロポエチン製剤, 鉄剤など）
処置	体重測定	血圧測定	血圧測定	血圧測定	血圧測定
安静・活動			採血終了後，気分不良がなければ帰宅 その日は安静に過ごすよう指導		採血終了後，気分不良がなければ帰宅 その日は安静に過ごすよう指導

貯血のスケジュールの考え方
- 自己血の使用期限は，採血後3週間のため，手術日からさかのぼって3週間以内に必要輸血量を採血するスケジュールを立てる
- 術式・検査データ・年齢・体重を考慮し，総貯血量を決定
- 1回の採血量の上限は400mL
- 採血から次の採血までは原則1週間空け，手術1週間前の採血は避ける

看護のポイント：貯血時

[貯血前]

主治医からの説明
- 自己血輸血の意義
- 自己血採血・保管に要する期間
- 採血前の検査
- 自己血輸血時のトラブルの可能性と対処法

> 説明内容と患者の同意を確認しよう！

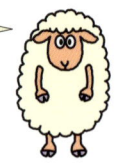

採血を受けるにあたっての注意点
- 前日は過度な飲酒は控え，十分な睡眠をとる
- 当日は必ず朝食を摂る
- 発熱・風邪症状がある場合は，来院前に連絡する
- 貯血終了までに3時間程度かかるため，時間に余裕を持って来院する
- 採血が終了し帰宅する場合は，必ず家族の付き添いをすすめる
- 帰宅後は，当日の入浴は避け，気分不良があれば直ちに病院に連絡する

[貯血中・貯血後]

注意！

血管迷走神経反射（vaso-vagal reaction：VVR）
- **原因**：過度な不安，穿刺時の痛み刺激，採血速度が早いこと
- 血圧低下，徐脈，冷感，欠伸の有無を観察する
- **予防**：採血後，15分程度の安静をうながす

循環不均衡症候群
- **原因**：急激な循環血液量の低下による，血管内外の浸透圧の不均衡
- 頭痛，全身倦怠感，脱力感などの自律神経失調症の有無を観察する
- **予防**：採血後，補液をすることが望ましい

神経損傷
- 正中神経，外側前腕皮神経，橈骨神経浅枝などが損傷しやすい
- 穿刺後疼痛が持続する場合は，運動障害の有無を観察する
- 神経損傷が疑われたら，直ちに抜針

血腫
- **原因**：止血操作が不十分（採血針が通常の採血より大きいため）
- **予防**：適正な圧で止血した後，止血バンドを使用し15分程度圧迫する．止血できたかを確認する

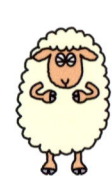

[保管・受領時の注意]

> **Point❶**
> - 輸血の保管・受領は，輸血事故を防ぐため必ず1回1患者ごとに行う！

看護のポイント：返血時

[自己血輸血前]

ここを確認しよう

- **同意書が取れているか**
貯血の同意書に加え，自己血輸血の同意書が必要
- **クロスマッチが終わっているか**
自己血であっても，輸血前日に血液型照合のためクロスマッチを行う
- **採血バッグの外観に異常がないか**
必ずバッグの前面・後面を見て破損がないか，色調の異常，凝集塊の有無を確認する
- **患者と血液に間違いはないか**
- **血液は使用期限内のものか**

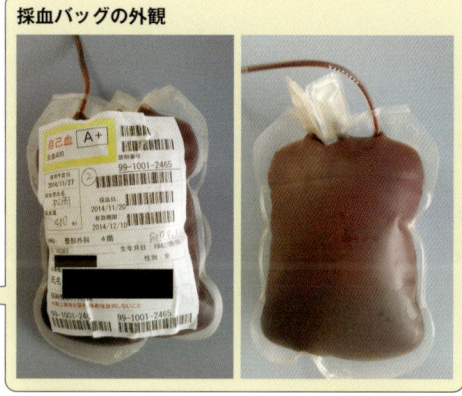

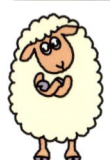

採血バッグの外観

> **注意！** 輸血における確認の重要性
> - 輸血にまつわる人為的ミスは決して起こしてはいけない．そのため，確実なダブルチェックを行い，電子認証でさらに安全を確保することが重要！

[ダブルチェックのタイミング]

	貯血前	貯血時	血液保管時	血液受領時	輸血前	輸血時
チェック者	看護師 看護師	看護師 患者	看護師 検査技師	看護師 検査技師	看護師 看護師	看護師 患者
目的	●採血バッグの取り違え防止 ●指示量の確実な採血	●採血時の取り違え防止	●採血済み血液と伝票の整合性の確認	●払い出し時の取り違え防止	●誤認防止	●誤認防止 ●最終確認
方法	●伝票の指示内容と採血バッグのラベル表示に誤りがないか確認	●患者に名前・生年月日を声に出してもらい，伝票・採血バッグのラベル表示に相違がないか確認	●伝票・採血バッグのラベル表示に相違がないか確認し，血液台帳に記載（採血バッグのセグメントロットナンバー含む）	●輸血指示が出たら指示表の血液を受領する ●伝票・採血バッグのラベル表示・血液台帳に相違がないか，ロットナンバー・有効期限内かを確認	●輸血指示表・伝票・採血バッグのラベル表示に相違がないか確認	●患者に名前・生年月日を声に出してもらい，伝票・採血バッグのラベル表示に相違がないか確認 ●ネームバンド照合

[自己血輸血施行時]

準備

患者準備	①輸血を始める旨の説明 ②血圧測定 ③生理食塩水でライン確保（溶血予防のため，18～20G留置針使用）
物品準備	①濾過装置がついた輸血セットを使用し，採血バッグと接続 ②1患者1トレイを厳守 ③輸血セットとラインの接続 　●輸血はできるだけ単独ラインで投与 　●生理食塩水以外の薬液を後で投与する場合は，凝固や変性予防のため必ず生理食塩水でフラッシュする

輸血開始

滴下開始
●輸血のスピードは同種血の手順に準じる ●最初の10～15分は1分間に1mL程度，その後は1分間に5mL程度の速さで輸血する ●輸血後5分間は患者の側を離れず，状態観察を行う

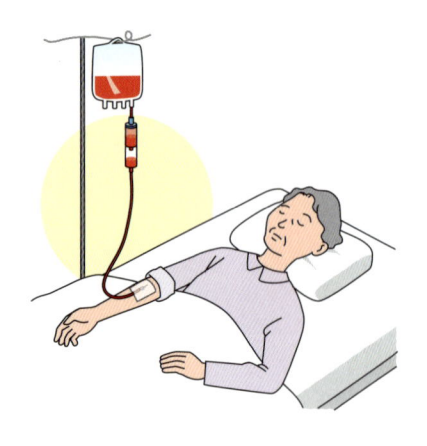

注意！ 輸血の合併症

●**血液型不適合輸血**
　自己血輸血は全血輸血のため，とくに取り違えなどで，不適合輸血を行うと重篤である．
　確認を徹底しここを観察！
　発熱，悪寒，胸痛，腹痛，穿刺部位の熱感・疼痛

●**細菌汚染による菌血症・エンドトキシンショック**
　自己血採血の場合，採血操作時の細菌混入・保管時の管理，バッグ破損などでの細菌混入のリスクがある．
　ここを観察！
　血圧低下，脈拍の上昇，発熱，皮膚の発赤，動悸

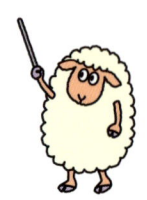

⑨ 術後の創部ドレーン管理

[目的]

情報ドレナージ	術後出血や滲出液の貯留，髄液の漏れなど，異常状態をチェックするため
予防的ドレナージ	術後，縫合不全や体液貯留を防止するため
治療的ドレナージ	体腔内に貯留した膿や血腫を排除するため

管理のポイント

[患者説明（心理的苦痛への支援）]

- 治療の一端を担う大切な処置であるが，患者にとっては疼痛の原因になったり，ADLを制限されたりする不快な処置でもある
- 効果的なドレナージを行うため，観察・取り扱いに留意するとともに，患者の精神的サポートも大切である

Point❗

患者の心理	説明内容
● 怖い！　どこに入れてあるの？ ● 動いたら抜けてしまいそう！ ● いつまで入っているの？ ● いつまで痛いの？　など…	● ドレーン挿入の目的・必要性 ● ドレーン挿入期間のおよその目安 ● ドレーン挿入中の注意点，移動の方法 ● 安静度拡大の予定

[観察ポイント（効果的なドレナージのために）]

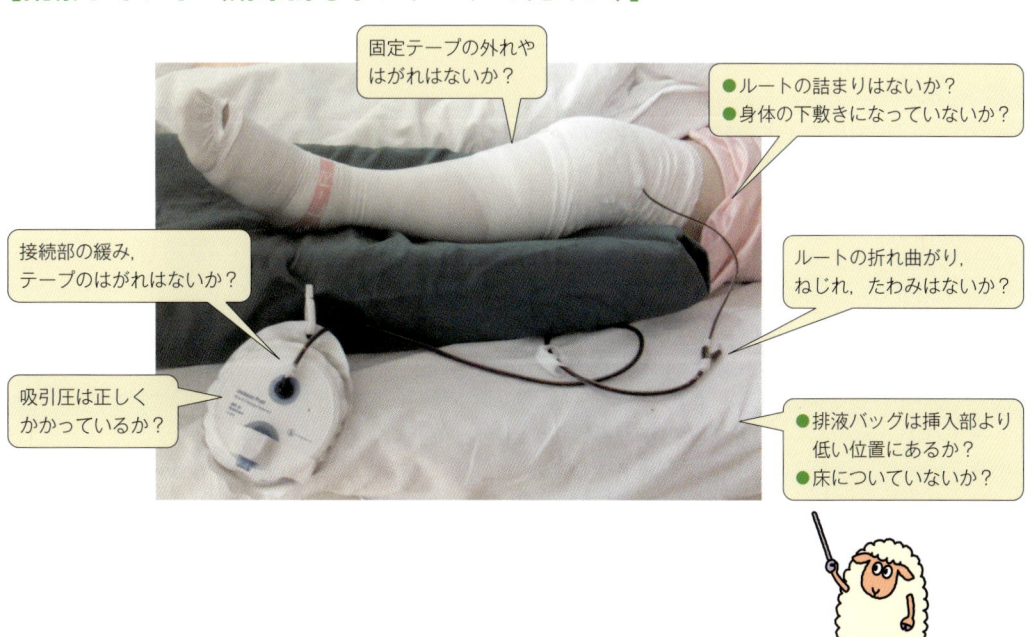

- 固定テープの外れやはがれはないか？
- ルートの詰まりはないか？
- 身体の下敷きになっていないか？
- 接続部の緩み，テープのはがれはないか？
- ルートの折れ曲がり，ねじれ，たわみはないか？
- 吸引圧は正しくかかっているか？
- 排液バッグは挿入部より低い位置にあるか？
- 床についていないか？

[移動時の注意（ドレーン挿入中の移動）]

- 逆行性感染予防のため，移動時は必ず挿入部よりバッグが低くなるように注意が必要
- 移動時にチューブが過度にひっぱられないように固定．たわまないように工夫する

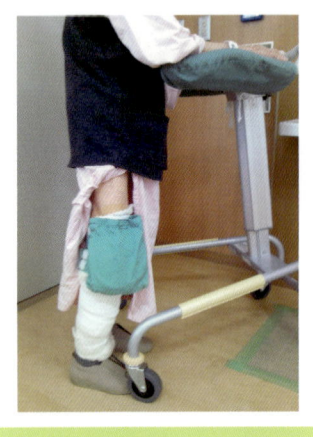

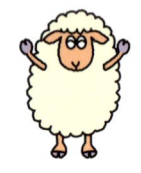

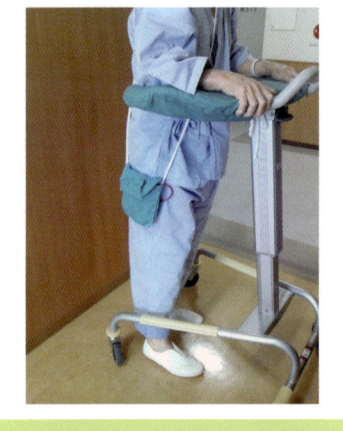

ドレーン収納バッグ（下肢用） ／ ドレーン収納バッグ（腰椎，股関節など）

[トラブル時の対応]

接続部が外れてしまったら？	…外れた両端をクランプして，チューブの両端は清潔ガーゼで保護．すみやかに医師に報告する
排液バッグの圧がかからないときは？	…接続部の緩みがないか，ドレーンが抜けていないか，バッグ自体のリークがないかを疑い確認．すみやかに医師に報告する

[感染予防]

- ドレーンは細菌の侵入ルートになる危険がある．刺入部からの感染と，排液ルートからの逆行性感染，医療者の手を介して起こる交差感染に注意！
- 滲出液で汚れたドレッシング材は感染の原因！ 必要に応じて交換する
- 血性の排液や凝血塊，粘稠度が高い排液などは，閉塞しやすい．血腫や滲出液の貯留があると，細菌繁殖の培地となりやすい．適宜ミルキングを行って排液をうながす

[排液時の注意事項]

- 手洗い，擦式アルコール製剤で手指消毒後，手袋・ガウン・ゴーグルを着用
- 排液時は，確実にドレーンをクランプして行い，終了後も確実にクランプを解除
- 排液の回収容器に排液口がつかないように注意して排液を行う．排液後は，排液口をアルコール綿で消毒し閉じる．回収容器は，できれば使い捨てとする
- 汚物処理槽へ廃棄する際も，必ず手袋・ガウンを着用．飛散しないように流す．飛散防止のため，医療用廃棄物処理剤で排液を固め廃棄する場合もある

⑩ 術後の全身管理

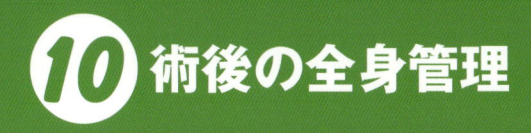

術後の全身管理の基本的な考え方

- 手術は患者の身体に強い侵襲を与える操作である．手術後は，麻酔から覚醒し循環動態など，術中の急激な全身状態の変化が一応安定したうえで病棟へ帰室するが，完全に安定しているわけではない
- 手術後，看護師は，患者の身体的・精神的状態を観察・アセスメントし，異常の早期発見に努めるとともに，疼痛や不安などへの対応も同時に行っていく必要がある

術後合併症の原因と看護

	合併症	考えられる原因	ポイント
循環器系	後出血	●術中の不完全な止血操作（術後に循環動態回復につれ拡張し，思いのほか出血が多くなることがある）	※高血圧・不整脈・肝障害の有無，術前心機能評価，凝固能，抗凝固薬服用歴の把握 ●術後24時間は，とくに注意して出血の観察を行う
	急性循環不全	●出血による循環血液量の減少 ●心臓への負荷による心不全状態 ●麻酔の影響も含めた末梢血管虚脱による血圧低下	●輸液管理に留意し，とくに心機能，腎機能低下がある場合，負荷をかけ過ぎることのないよう，IN/OUTバランスに注意する
	深部静脈血栓症（DVT）	●手術侵襲による凝固能の亢進 ●術後の安静による血流停滞 ●脱水による助長	●フットポンプ，弾性ストッキングの使用 ●麻酔覚醒後は，足関節の底背屈運動の励行
呼吸器系	無気肺 肺炎	●気管内挿管による気道分泌物の喀出困難 ●麻酔薬効果の残存や鎮痛薬による呼吸抑制 ●脊椎麻酔レベルの上昇 ●誤嚥性肺炎	※気管支喘息，慢性呼吸器疾患，喫煙歴の把握 ●指示された酸素吸入を行う ●呼吸音聴取 ●深呼吸，喀痰をうながす ●肺炎予防のためにも含嗽・口腔ケアは重要であるが，覚醒状態を確認し，誤嚥しないように注意する
	肺梗塞	●DVTによる肺塞栓	●術後の安静からの離床時に，突然の呼吸困難・胸内苦悶が出現しないか注意して観察
消化器系	イレウス	●手術侵襲による生理的腸管麻痺 ●開腹手術の既往による癒着から起こる単純性イレウス	●腹部症状の観察と，指示による経口摂取の開始．適宜，体位変換し，循環不全を防ぐ
感染	術後創感染	●手術操作による感染 ●術後，創汚染による感染	※糖尿病の有無，程度の把握 ●創部の炎症徴候・熱型の観察
泌尿器系	急性腎不全	●輸液量不足から，循環血液量不足，尿量減少を引き起こす	※腎機能の把握 ●適切な輸液管理．IN/OUTバランス注意
	尿路感染症	●尿道留置カテーテルからの逆行性感染	●尿の逆流・停滞予防 ●排液時の清潔操作 ●できるだけ早期に尿道留置カテーテルを抜去
神経系	末梢神経麻痺	●術中術後長時間の同一姿勢，とくに下肢脱力で外旋位による腓骨神経麻痺	●良肢位の保持，確実な足趾背屈の確認
	術後せん妄	●術後の疼痛・不安・環境の変化・拘束感・低酸素状態など	※認知症，緊張・不安の程度などの把握 ●鎮痛と睡眠への援助 ●拘束感の軽減に配慮 ●チューブ抜去や転落を予測した危険回避策の工夫

205

術直後～翌日の観察ポイント

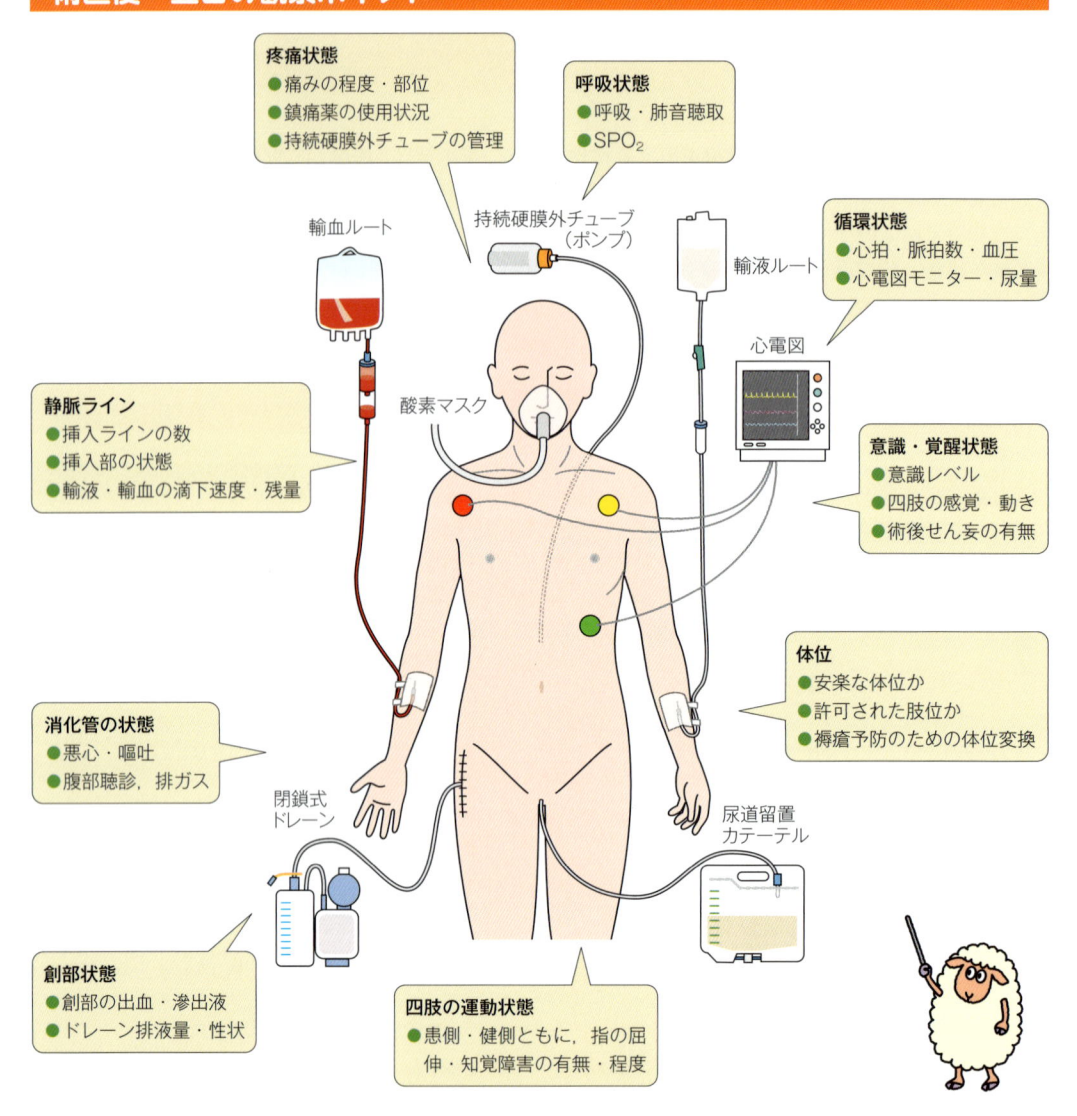

疼痛状態
- 痛みの程度・部位
- 鎮痛薬の使用状況
- 持続硬膜外チューブの管理

呼吸状態
- 呼吸・肺音聴取
- SPO$_2$

循環状態
- 心拍・脈拍数・血圧
- 心電図モニター・尿量

静脈ライン
- 挿入ラインの数
- 挿入部の状態
- 輸液・輸血の滴下速度・残量

意識・覚醒状態
- 意識レベル
- 四肢の感覚・動き
- 術後せん妄の有無

消化管の状態
- 悪心・嘔吐
- 腹部聴診、排ガス

体位
- 安楽な体位か
- 許可された肢位か
- 褥瘡予防のための体位変換

創部状態
- 創部の出血・滲出液
- ドレーン排液量・性状

四肢の運動状態
- 患側・健側ともに、指の屈伸・知覚障害の有無・程度

ラベル：輸血ルート、持続硬膜外チューブ（ポンプ）、輸液ルート、酸素マスク、心電図、閉鎖式ドレーン、尿道留置カテーテル

脊椎麻酔

合併症：硬膜外血腫・硬膜膿瘍
- まれな合併症であるが、急に腰背部痛や下肢の麻痺が生じた場合には、本症を疑う
- 血腫については、抗凝固薬の投与時に硬膜外チューブの抜去を避けるなどの注意が必要

脊椎麻酔後の頭痛
- 穿刺により、髄液が漏出し、頭蓋内圧の変動により起こる
- 術後、12～24時間で起こり、1週間ほど持続する場合がある
- 脊椎麻酔後は、術直後から安静臥床を保ち、十分な輸液を行う

11 術後の創処置

術後の創の特徴

- 手術終了時に閉鎖された創は，縫合糸やテープで固着され，周囲の皮膚組織と連続しているが，創面が上皮細胞で覆われバリア機能が形成されるには，術後24～48時間を要する
- 術後は滅菌されたドレッシング材で創部を被覆しているため，滲出液が多い場合や感染が疑われる場合を除き，ドレッシング材の交換は行わず，細菌の侵入を予防する

[整形外科の術後，感染管理が重要な理由]

- 整形外科手術は，開放骨折などの外傷や骨・関節などの感染性疾患を除けば，本来無菌状態の部位を扱うため，消化器外科などの手術と比較して，創部感染の発生率は低い
- しかし，整形外科手術では，人体にとっては異物である人工関節や金属プレートなどのインプラントを入れることが多く，細菌量が少なくても感染を起こしやすい
- とくに人工関節の場合は，感染により抜去を余儀なくされることもあり，ADLに著しく影響を与えることになる．そのため，より適切な管理が必要となる

感染，創治癒遅延のリスクを高める要因

- 代謝疾患（糖尿病，肝硬変）
- 閉塞性動脈硬化症などによる末梢循環障害
- 喫煙
- 低栄養状態
- 加齢
- 手術部位から離れた部位の感染や保菌
- ステロイドの投与
- 低酸素症
- 貧血　など

創処置のポイント

[観察ポイント]

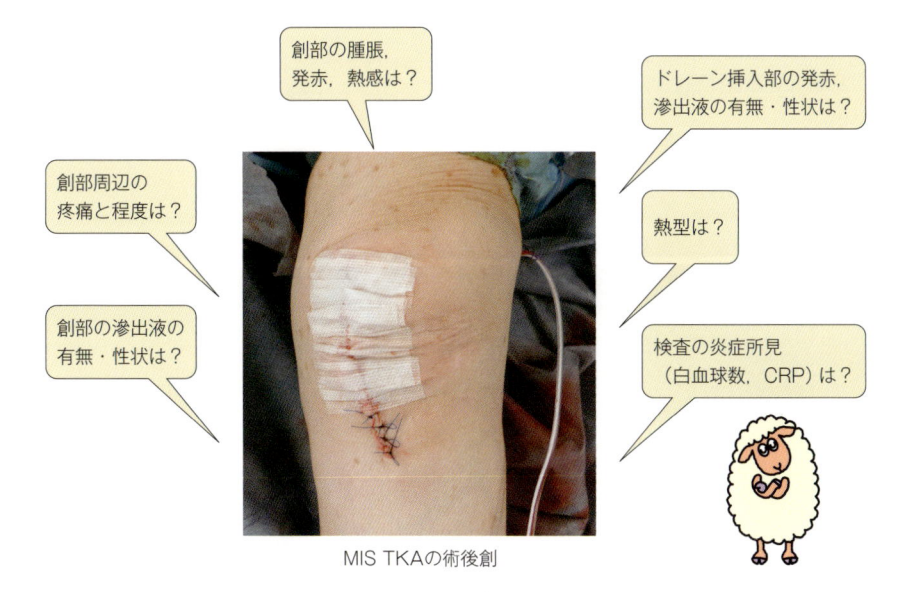

- 創部の腫脹，発赤，熱感は？
- ドレーン挿入部の発赤，滲出液の有無・性状は？
- 創部周辺の疼痛と程度は？
- 熱型は？
- 創部の滲出液の有無・性状は？
- 検査の炎症所見（白血球数，CRP）は？

MIS TKAの術後創

> **手術創のドレッシング，創処置時のポイント**
> - 患者の状態の把握：創処置に臨む前に，術式や術後創部の状態の情報を把握しておく
> - 処置を行う前に，患者へ説明を行い，周囲の環境（プライバシー，患者の準備）を整える
> - 自己の準備：手指の清潔（1患者1処置ごとの手指消毒）
> - 無菌操作

[フィルムドレッシング材のはがし方]

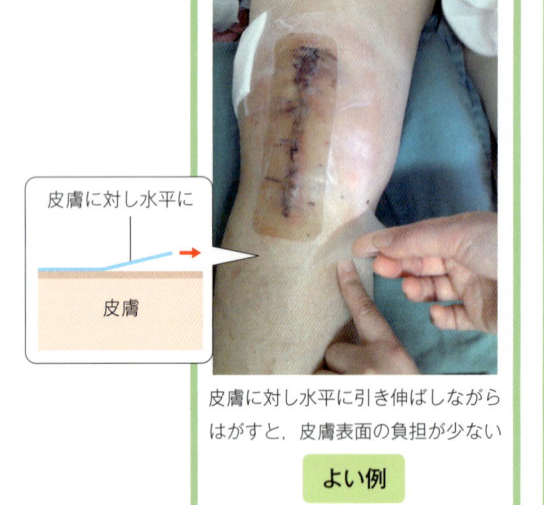

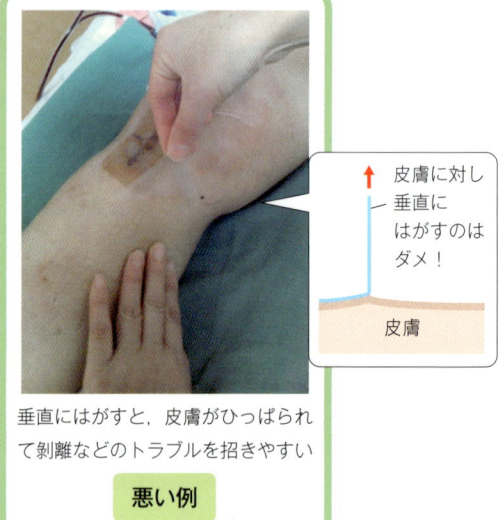

皮膚に対し水平に

皮膚に対し水平に引き伸ばしながらはがすと，皮膚表面の負担が少ない

よい例

皮膚に対し垂直にはがすのはダメ！

垂直にはがすと，皮膚がひっぱられて剥離などのトラブルを招きやすい

悪い例

[ドレッシング材貼付とテープ固定の方法]

- 創部のサイズや滲出液の状態に合ったドレッシング材を選択する
- テープは，皮膚にシワやつっぱりができないように貼る
- 基本的に，術後48時間以降は，ドレッシング材での創の被覆保護は不要

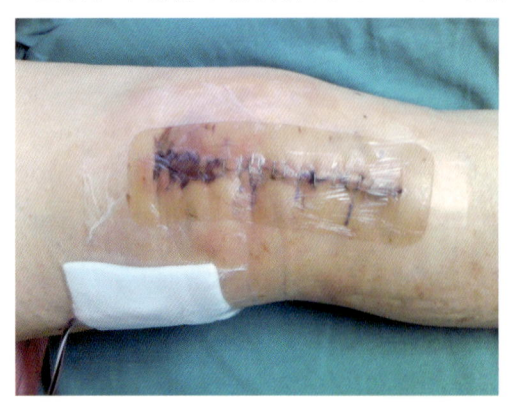

> - TKA後ステープルで縫合した創に，カラヤヘッシブ®（ハイドロゲル創傷被覆保護材）を抜糸まで貼用します
> - ただし，滲出液の多い場合や，ドレーン挿入部は，ガーゼを当て透明なフィルムドレッシング材で被覆保護します

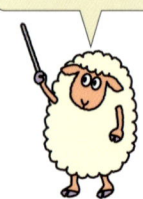

12 神経麻痺の予防

[目的]

- 外傷や圧迫などにより，神経の麻痺が発生すると不可逆性で機能回復が困難なため，予防と早期発見が重要となる

> もしも，神経麻痺の徴候を発見したら…？
> ↓
> すぐに医師に報告し適切な処置を行うことが必要!!

橈骨神経麻痺

原因	・上腕骨骨幹部骨折などの外傷 ・睡眠時や麻酔中の同一部位の圧迫，注射など
傷害されやすい部位	・腋窩での圧迫 ・上腕の外側での圧迫
症状	・肘関節より末梢で傷害された場合 / ・手関節の伸展は可能だが，伸展時に手関節は橈屈する ・母指と他指のMP関節の伸展不良 ・肘関節より中枢で傷害された場合 / ・手関節とMP関節が下垂し背屈できない

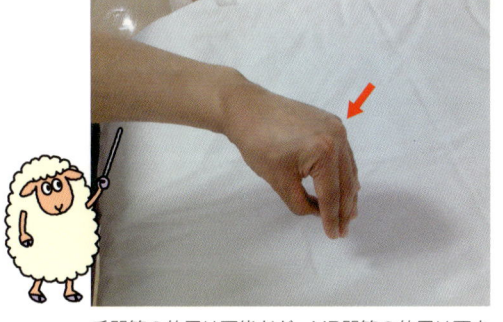

手関節の伸展は可能だが，MP関節の伸展は不良
末梢で傷害

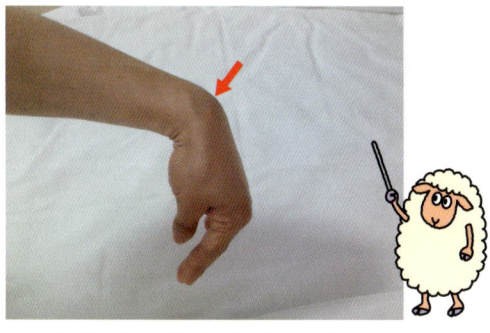

手関節とMP関節が下垂し背屈できない
中枢で傷害

観察項目
- □ MP関節の伸展の確認
- □ 手関節の背屈障害の有無
- □ 母指の外転障害の有無
- □ 下垂手を起こしていないか確認

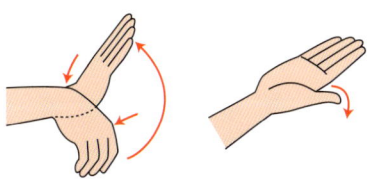

予防法
- ギプス固定時
  MP関節までギプスで覆われていると指の動きを十分に観察できず，発見が遅れることがある
  ➡ ギプスを巻いた後，手指の運動を確認する
- 注射時
  ➡ 刺入部位は手関節橈側は避ける

正中神経麻痺

原因	・切創や開放創による受傷が多い ・肘周辺のフォルクマン拘縮に合併することもある	
症状	・手関節部で傷害された場合	・母指対立運動や短母指外転筋の筋力が低下 ・母指球筋の萎縮
	・手関節より中枢で傷害された場合	・母指，示指，中指の屈曲力が低下 ・回内ができなくなり，手関節の屈曲力が低下

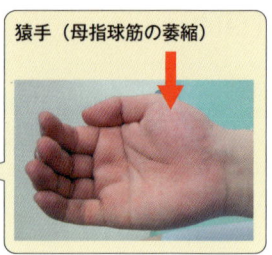

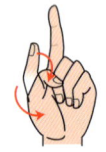

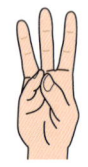

猿手（母指球筋の萎縮）

観察項目
□母指の屈曲の確認
□母指と小指の対立運動の確認
□示指の知覚鈍麻の有無

予防法
・受傷直後，患部周囲の腫脹の増強，ギプス固定後の腫脹の増強により神経を圧迫する危険性がある
➡ 患部の挙上・アイシング，末梢手指の運動が重要

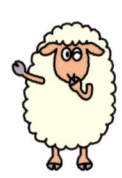

尺骨神経麻痺

原因	・尺骨神経が肘部で牽引もしくは圧迫を受けての受傷が多い	
症状	・手関節部で傷害された場合	・環指，小指はMP関節が過伸展，PIP関節・DIP関節が屈曲
	・肘関節部で傷害された場合	・環指，小指の屈曲力が低下

鷲手（かぎ爪指変形）

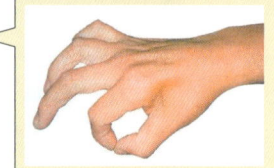

環指・小指の内転運動が障害される

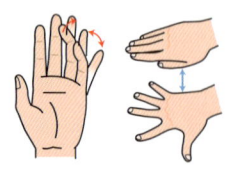

観察項目
□環指・小指の伸展の確認
□小指の開閉障害の有無
□環指・小指の知覚鈍麻の有無

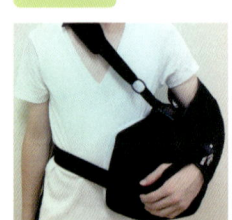

予防法
・装具の肘内側にガーゼを入れるなどの除圧を行う工夫をする
・三角巾固定している場合，三角巾の結び目が肘内側を圧迫しないように注意する

腓骨神経麻痺

原因

- **前脛骨筋・長母趾伸筋の傷害**により起こる
- 外傷や骨折・脱臼などに合併することが多い
- 下肢のギプス固定，装具，牽引架台や手術などの整形外科治療・処置に伴う**腓骨頭部の圧迫**によっても起こる
- ※腓骨神経は腓骨頭付近に浅く走行しており，神経の移動性が乏しく，骨と皮膚・皮下組織の近くに神経が存在するため，外部からの圧迫により容易に麻痺が生じやすい

症状

- 足関節・母趾の背屈不良
- 腓骨神経の支配領域の知覚障害，疼痛

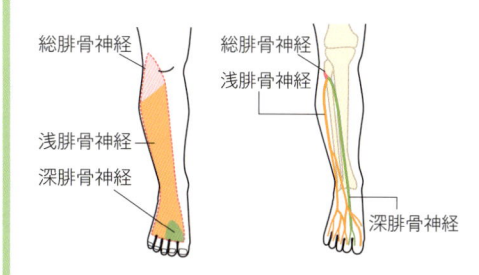

腓骨神経の知覚支配領域

（総腓骨神経／浅腓骨神経／深腓骨神経）

観察項目

（図：足関節・母趾の背屈状態／しびれ・知覚障害／疼痛／しびれ）

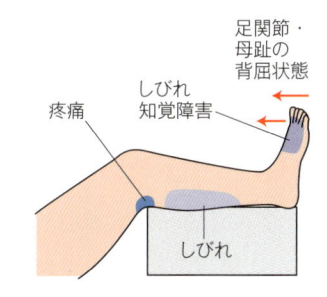

- □ 足関節の背屈の確認
- □ 母趾の背屈の確認
- □ 第1・2趾間の知覚障害の有無
- □ 下肢が外旋位になっていないか
- □ 装具・ギプス圧迫感の有無

予防法

- **下肢の外旋位を避け，腓骨頭部の圧迫を避ける**
- 術後，まだ十分に麻酔から覚めていない場合などは，徐々に麻痺が進行している可能性があり，下肢の肢位に注意
- 術後の疼痛コントロールで持続硬膜外ブロックの施行時など，下肢の運動状態・知覚障害に注意
- ギプス包帯，シーネ・装具固定の直接圧迫により神経麻痺をきたすことがあり，定期的に圧迫痛，循環・知覚障害，運動障害のチェックを行う

良肢位保持が重要

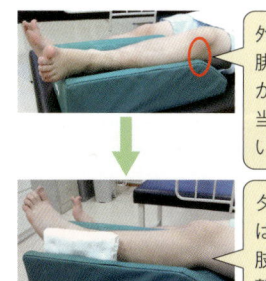

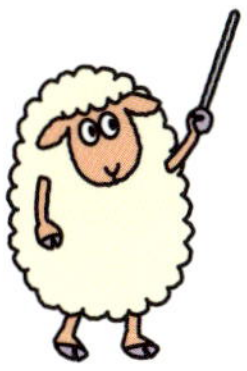

- 外旋位で腓骨頭部が架台に当たっている
- タオルをはさんで肢位を調整
- 腓骨頭部を圧迫しないように装着

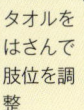

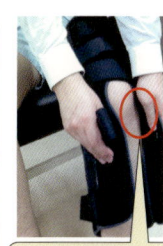

13 褥瘡の予防

褥瘡発生の背景

[整形外科での褥瘡発生の原因]

- 術後は，安静や疼痛により活動性が低下することで褥瘡の発生リスクが高まる
- 高齢者，若年者を問わず体動困難から皮膚の圧迫による褥瘡を発生する
- 整形外科では，ベッド上安静以外に，臥床中のギプスや装具，牽引などによる持続的な局所の圧迫が原因で褥瘡を起こすこともある
- 医師や看護師，薬剤師，栄養士なども協力して，チーム医療で予防に取り組むことが重要である

発生要因

全身的要因	局所の要因	社会的要因
●やせ型体型 ●低栄養 ●加齢・基礎疾患	●摩擦とズレ ●失禁・湿潤 ●局所の皮膚疾患	●介護力（マンパワー）不足 ●経済力の不足 ●情報不足

↓ 褥瘡の発生

直接的要因は持続的圧迫であるが，複合的に関与して発生

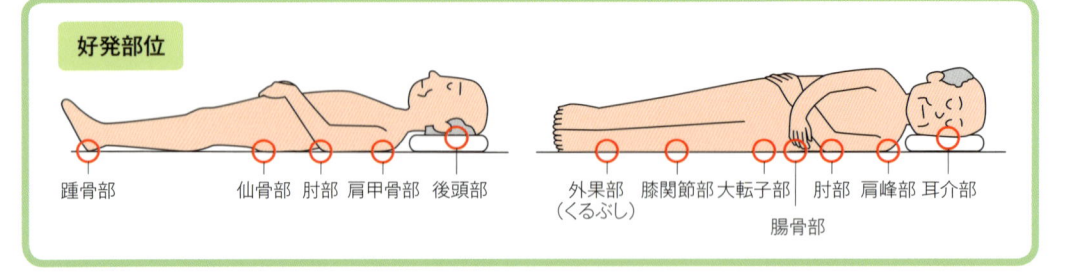

好発部位

踵骨部　仙骨部　肘部　肩甲骨部　後頭部　外果部（くるぶし）　膝関節部　大転子部　腸骨部　肘部　肩峰部　耳介部

看護のポイント

[褥瘡の予防方法]

体圧分散ケア	体位変換	●原則2時間ごと ●摩擦，ズレ力に注意 ●ベッドアップは30°以下 ●側臥位は原則30°
	姿勢の保持	●座位時90° ●長時間の座位はしない
	体圧分散マットの使用	
	踵部の除圧	
スキンケア	摩擦，ズレのケア	●摩擦からの皮膚の保護・背抜き・ズレ予防の用具使用 ●フィルム材での皮膚の保護
	皮膚の清潔	●可能な限りのシャワーや入浴 ●排泄コントロール
栄養管理	栄養状態の改善	

観察のポイント

※毎日重点的に行う
- 褥瘡好発部位の痛み
- 体位変換の内容・回数
- 皮膚の圧迫の程度
- 検査データ（血清総タンパク，血清アルブミン）
- 除圧対策の適否

当院では，褥瘡発生のリスクが高い手術を受ける患者すべてにパンフレットを渡し説明しています

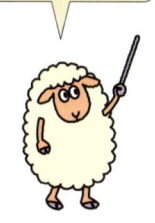

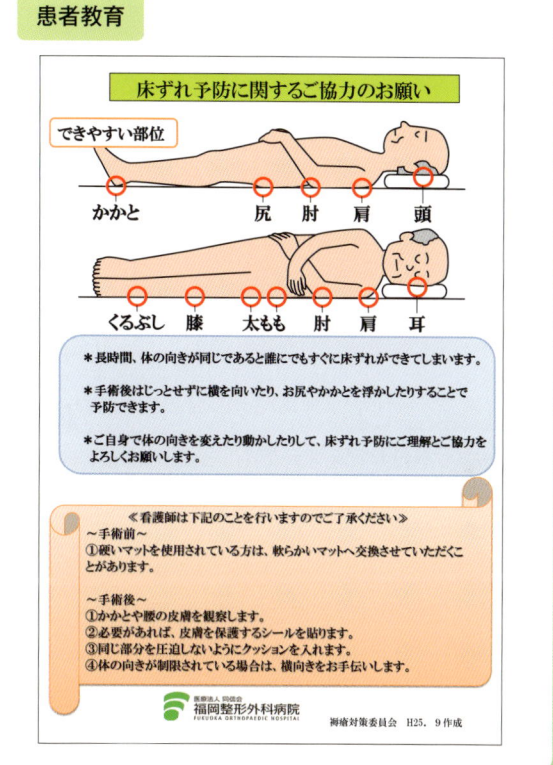

患者教育

床ずれ予防に関するご協力のお願い

できやすい部位：かかと、尻、肘、肩、頭／くるぶし、膝、太もも、肘、肩、耳

* 長時間，体の向きが同じであると誰にでもすぐに床ずれができてしまいます。
* 手術後はじっとせずに横を向いたり，お尻やかかとを浮かしたりすることで予防できます。
* ご自身で体の向きを変えたり動かしたりして，床ずれ予防にご理解とご協力をよろしくお願いします。

《看護師は下記のことを行いますのでご了承ください》
～手術前～
①硬いマットを使用されている方は，軟らかいマットへ交換させていただくことがあります。
～手術後～
①かかとや腰の皮膚を観察します。
②必要があれば，皮膚を保護するシールを貼ります。
③同じ部分を圧迫しないようにクッションを入れます。
④体の向きが制限されている場合は，横向きをお手伝いします。

医療法人 同仁会 福岡整形外科病院
褥瘡対策委員会　H25．9作成

実際に褥瘡発生した例

ケース1：ベッド上安静　仙骨部に発生した事例

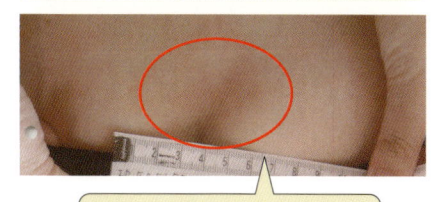

術後，仙骨部に7cm大の発赤確認

教訓
- 積極的な疼痛コントロールに努め，体位変換の必要性を説明し，疼痛があっても体位変換をうながす
- 自力での体位変換が可能となっても，疼痛のため長時間同一体位をとる傾向にあり，定期的に介助で体位変換や背抜き，クッションなどで圧の分散を行う

ケース2：麻酔による知覚障害があり発生した事例

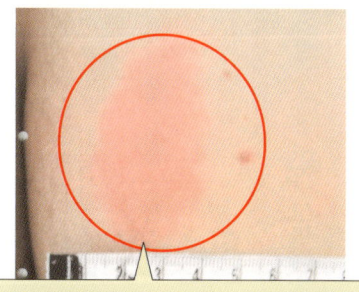

術後，持続硬膜外注入を行い，知覚障害があり気づかなかった．注入中止後，右殿部痛の訴えがあり，3cm×6cmの発赤を確認

教訓
- ブロックなどで疼痛コントロールを行っている場合は，疼痛を感じない場合があり注意が必要！

ケース3：TKA後踵部に発生した事例

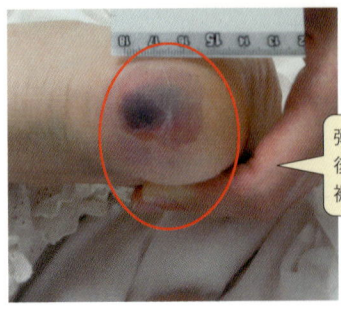

弾性ストッキング装着中．術後8日目に2.5cm×2.5cmの褥瘡発生

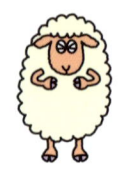

踵部の除圧の方法

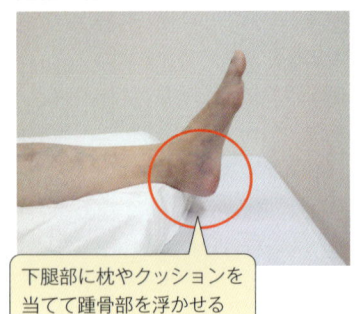

下腿部に枕やクッションを当てて踵骨部を浮かせる

教訓
- 仙骨部の次に多い
- 離床し歩行が行えていても，油断できない．ベッド上で同一体位の圧迫により発生するリスクがある

ケース4：鋼線牽引の固定皿の圧迫により発生した事例

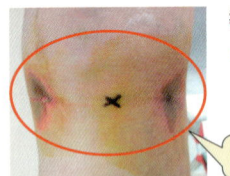

鋼線固定皿の圧迫

教訓
- 鋼線刺入部だけではなく，固定皿部位の観察も定期的に行う

ケース5：ギプスにより発生した事例

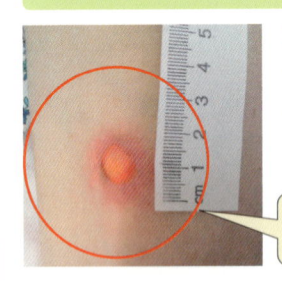

下腿前面に2cm×2cmの褥瘡

教訓
- 圧迫感や接触痛の有無を観察
- 骨突出部には事前にスポンジなどで除圧する

ケース6：弾性ストッキングにより発生した事例

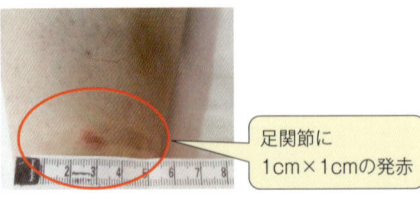

足関節に1cm×1cmの発赤

教訓
- 圧迫・しわ・ズレが原因で発生する
  ・適正サイズであるか
  ・正しく着用しているか
  定期的にチェックを行う

14 深部静脈血栓症（DVT）の予防

深部静脈血栓症とは？

- 下肢の静脈には，表在静脈系，深部静脈系とその両者を橋渡しする交通枝系が存在する
- その深部静脈に血栓が生じることを深部静脈血栓症という．深部静脈が血栓で閉塞することにより静脈還流障害が起こり，さらに血栓が血流に乗って下大静脈→右心房→右心室→肺動脈と流れていくと，肺血栓塞栓症（PE）を起こし致死的状況になる
- PEは突然発症し，いったん発症すると急激に進行し救命が難しくなるため，まずは予防が重要になる

用語の整理
- DVT：deep vein thrombosis 深部静脈血栓症
- PE：pulmonary thromboembolism 肺血栓塞栓症
- VTE：venous thromboembolism 静脈血栓塞栓症
  （VTEはDVTとPEを併せた総称）

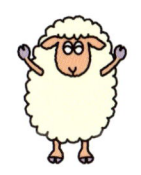

[危険因子]

- 危険因子として，ウィルヒョウの3要因（①血流の停滞，②血管壁損傷，③血液凝固能の亢進）があげられる

血流の停滞	血管壁損傷	血液凝固能の亢進
●長期臥床 ●長時間の同一姿勢 ●肥満 ●妊娠 ●心・肺疾患 ●全身麻酔 ●下肢麻痺 ●下肢ギプス包帯固定 ●下肢静脈瘤	●手術（とくに腹部，骨盤内，下肢） ●外傷，骨折 ●中心静脈カテーテル留置 ●カテーテル検査 ●血管炎	●悪性腫瘍 ●熱傷 ●薬物（経口避妊薬，エストロゲン製剤） ●感染症 ●脱水

術前スクリーニング

- 術前スクリーニング検査としてDダイマー測定と下肢エコー検査を行う

Dダイマー（血栓の分解産物）
- 高値の場合は，血栓の存在を疑う
- 出血性疾患の場合にも高値を示すため，整形外科領域において下肢の骨折，骨盤骨折，大腿骨頸部骨折でとくに高値を示す

下肢エコー
- 近位に血栓の存在を認めた場合，術前から抗凝固療法開始や下大静脈フィルター留置を検討することもある

リスクレベルの決定と予防方法の選択

[術式と付加的な危険因子からリスクレベルを決定し, 血栓予防策を選択する]

リスクレベルと推奨予防法

リスクレベル		発生率		推奨予防法
		症候性PE	致死性PE	
低リスク	上肢手術	0.2%	0.002%	早期離床および積極的運動
中リスク	脊椎手術 骨盤・下肢手術	1〜2%	0.1〜0.4%	弾性ストッキング あるいは間欠的空気圧迫法
高リスク	下肢人工関節手術 股関節骨折手術	2〜4%	0.4〜1%	間欠的空気圧迫法 あるいは抗凝固療法
最高リスク	高リスク+血栓性素因 またはVTEの既往	4〜10%	0.2〜5%	抗凝固療法と間欠的空気圧迫法の併用 あるいは抗凝固療法と弾性ストッキングの併用

付加的な危険因子

弱い	肥満, エストロゲン治療, 下肢静脈瘤
中等度	高齢, 長期臥床, うっ血性心不全, 呼吸不全, 悪性疾患, 中心静脈カテーテル留置, がん化学療法, 重症感染症
強い	VTEの既往, 血栓性素因, 下肢麻痺, 下肢ギプス包帯固定

[リスクレベルが「最高レベル」の場合の当院のプロトコール (手術を受ける場合)]

● 当院では, TKA, THAのパスに組み込んで運用している

経過	術前	手術当日	術後1日目	術後3日目	術後7日目	術後14日目
説明	術前面談・承諾書 DVT予防のパンフレット 足関節運動の指導	足関節運動の励行				
検査	下肢エコー			●※		○	○
	Dダイマー	●		●	●	○
内服・点滴			抗凝固療法 ──────────────→			
処置	弾性ストッキング採寸	弾性ストッキング フットポンプ ─→				
安静・活動		下肢挙上	下肢エコー結果で離床			

● : 必ず行う　/　○ : 状態により行う

※術翌日の離床前に下肢エコーを行い, 血栓の有無を確認し安全を確認したうえで離床をすすめる. 遠位に血栓がある場合は, 注意しながら離床をすすめるが, 近位にある場合は, ベッド上安静で抗凝固療法を行いながら, 下肢エコー, Dダイマーの経過観察を行うことがある

DVTの予防方法

[理学的予防法]

早期離床と積極的運動
- 血流の停滞を改善するために行う
- 安静期間中は，足趾・足関節の底背屈運動を行う．最も簡単な方法であるが，予防効果が高い
- 術前から運動の必要性と方法について説明しておく．術後は治療に必要な安静期間が終了したら，できる限り早く離床をすすめる
- 歩行することで，筋肉のポンプ作用が働き，静脈還流が改善し予防につながる

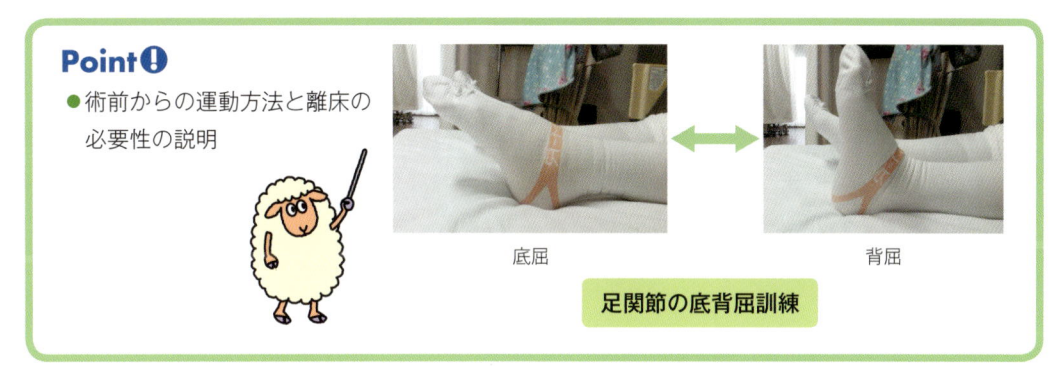

Point❶
- 術前からの運動方法と離床の必要性の説明

底屈　　　　背屈

足関節の底背屈訓練

弾性ストッキング
- 夜間も通して24時間装着する
- 表在静脈を圧迫して静脈の径を減少させることで深部静脈の血流速度を増加させ，下肢の静脈うっ滞を減少させる
- 中リスクの場合，単独でも効果があるが，高リスクの場合，単独では十分な効果は得られない．間欠的空気圧迫法や薬物療法と組み合わせて行う

Point❶
① 必要性と装着時の注意点の説明
② 適正なサイズの選択
③ 合併症予防
- 褥瘡・皮膚炎予防
- 腓骨神経麻痺の予防
- 循環障害の予防

④ 装着状態の確認

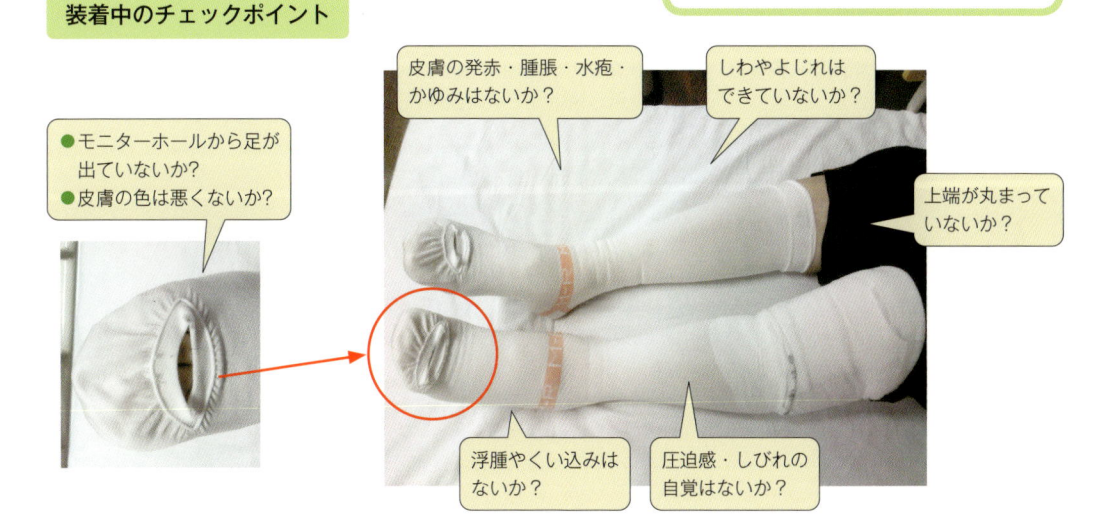

装着中のチェックポイント

- モニターホールから足が出ていないか？
- 皮膚の色は悪くないか？

皮膚の発赤・腫脹・水疱・かゆみはないか？

しわやよじれはできていないか？

上端が丸まっていないか？

浮腫やくい込みはないか？

圧迫感・しびれの自覚はないか？

第2部　整形外科の看護　⑭　深部静脈血栓症（DVT）の予防

217

間欠的空気圧迫法（IPC）
- 血流の停滞を改善する目的で行う
- 弾性ストッキングよりも効果が高い．とくに出血リスクが高い場合に有用
- 足部または下腿部のみ，足部と下腿部の両方など，圧迫部が異なるさまざまな機種がある（効果の違いは不明）
- 急性期のDVTがある場合は，PEを引き起こしたという報告もあるため，使用にあたっては，DVTの有無を確認して行う

> **Point!**
> ①必要性と装着時の注意点（機械音がすることなど）の説明
> ②定期的な動作の確認
> 　●加圧の状態
> 　●緩みの有無
> ③合併症の予防
> 　●まれに腓骨神経麻痺，PE

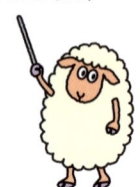

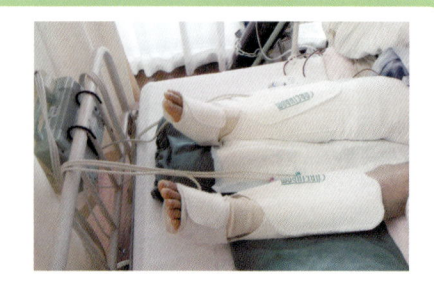

[薬物的予防法]

抗凝固療法
- 薬剤により静脈血栓の形成を予防する
- 以前はワルファリンやヘパリンが使用されていたが，現在では，Xa阻害薬など出血の副作用が少ない薬剤が使用されている

> **Point!**
> ①確実な与薬
> 　●経口薬の場合，内服確認の徹底
> ②副作用のチェック
> 　●出血傾向の有無
> 　●腎機能障害

出血性合併症のチェックポイント
- 創出血：手術部位の腫脹はないか
- 消化管出血の徴候はないか（胃痛・腹痛・下血・黒色便の有無）
- 頭痛：めまいはないか
- 血液データ（CBC・生化学検査）

> **入院前から抗凝固薬を内服している場合は？**
> - かかりつけ医と相談し，術前にいったん休薬し，抗凝固療法終了後再開する
> - 中止できない場合は，術前にヘパリンを使用し術後から抗凝固療法に切り替える．抗凝固療法終了後，入院前の抗凝固薬を再開する

> **注意！**
> **転倒**
> - 出血傾向が増大するため，転倒し頭部打撲することにより硬膜下血腫などのリスクが高まる
> - 投与にあたり高齢者や認知症患者には十分なアセスメントが必要である
> - 投与する場合は，転倒予防への十分な配慮が大切である
>
> **持続硬膜外ブロック時**
> - 抗凝固療法中は出血傾向が増大するため，投与前後の硬膜外穿刺，硬膜外チューブ抜去については添付文書を参照して行う

15 リハビリテーション

[目的]

- 疼痛や関節の可動域制限あるいは筋力低下といった何らかの障害や病気によって，身体機能面から日常生活に障害をきたしている人に対して，低下した機能の改善や回復を目的に運動療法を行う

[廃用症候群]

- 本来失われるべきでない機能が，適切に使われなかったために機能しなくなった状態

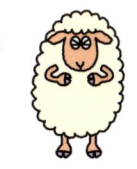

安静臥床 → ・筋力低下／・骨萎縮／・関節拘縮 → 廃用症候群の発症原因になる

- 廃用症候群の予防には，発症後や手術後の安静を守りながら，ベッド上で行える運動を行うなど，看護師のかかわりが重要となる

看護のポイント

[バイタルサインや患者情報に注意]

- 他職種と情報を共有し，状況によって，リハビリ中止とする

  - 発熱時
  - 体調不良時（頭痛・吐き気・下痢など）
  - 感染症（インフルエンザ・感染性胃腸炎・疥癬など）の疑いがある場合　など

[適切な運動と休養の指導]

- 術後リハビリを開始するときは，痛みに十分配慮して無理しないことが大切
- 運動は痛みのない範囲で行い，痛みや疲労が生じても，翌日まで残らない程度にとどめるように指導する

[リハビリにおける病棟看護師の役割]

- 身体的な管理，心理的なかかわりを通して心身ともによいコンディションを維持させ，十分な運動や訓練ができるようにする
- 運動や訓練の成果を患者の生活の場である病棟でのADLに活かすことができるように指導する
- チーム医療において他職種へ適切な情報提供を行い，潤滑油的な役割を果たす

[退院目標を患者と共有し，早期から個別のリハビリを検討]

- 限られた入院期間のなかで最良の医療が提供でき，退院後の生活調整が図れるように，入院時から生活環境調査を行う
- 得た情報を基に医療チームで検討を行い，早期からのリハビリ指導・生活環境に応じたADL指導・家屋調整が重要

理学療法室における運動例

- 疾患，患者の状態を総合し各個人に合わせたプログラムを設定する

[筋力増強運動]

大腿四頭筋訓練

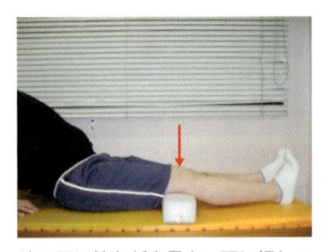

膝の下に枕などを置き，下に押しつける

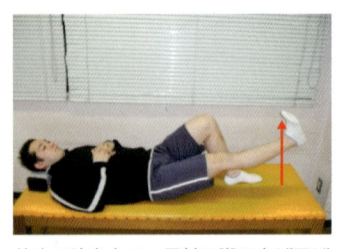

セッティング

片方の膝を立て，反対の脚の上げ下げを行う

SLR

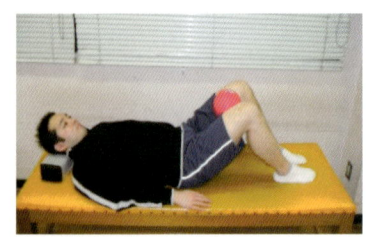

膝を立て，挟んだボールをつぶす・緩めるを繰り返す

内側広筋筋力運動（ボール挟み運動）

[可動域運動]

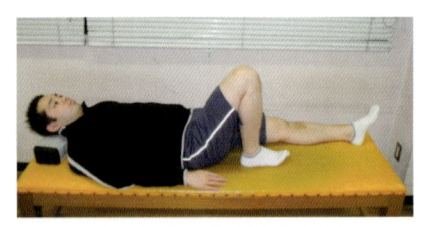

自身の力で膝の曲げ伸ばしを行う

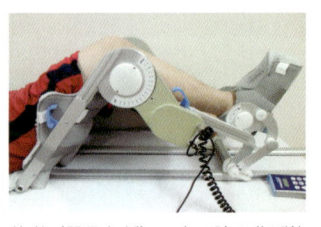

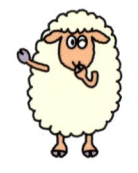

自動屈曲運動（膝関節）

他者（器具など）の力で膝の曲げ伸ばしを行う

他動屈曲運動（CPM）

[ADL指導]

- 日常生活訓練室で，自宅に近い環境を再現して運動を行う
- 和式動作
- 床上での立ち上がり動作
- 家事動作
- 入浴動作
- 脱臼予防動作　ほか

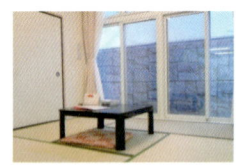

和室動作・床上での立ち上がり動作

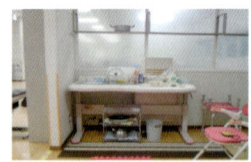

家事動作

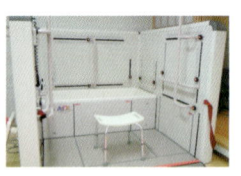

浴槽の高さを設定し入浴動作

[物理療法]

バイブラバス（渦流浴）	鎮痛・マッサージ効果による皮膚軟部組織の伸展性増加
低周波	鎮痛・麻痺筋の筋再教育，循環改善
EMS	筋力増強，鎮痛
クライオセラピー	消炎，鎮痛，筋緊張の緩和
その他：微弱電流（マイクロカレント），超音波，ホットパック，メドマー®（エアマッサージャー），骨盤牽引，グリソン牽引など	

16 検査

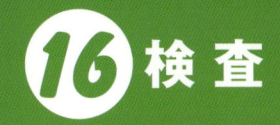

X線検査

- 単純撮影・機能撮影・ストレス撮影・造影検査・CTなどがある
- 整形外科領域の診断には不可欠な検査だが、画像の異常が症状に直結するとは限らない

撮影方法		特徴
単純撮影		● X線画像から、辺縁の輪郭、形態的変化、海綿骨骨梁などの内部構造、全体・局所の陰影濃度の濃淡などを見て診断
機能撮影		● 同一部位の可動時のX線画像を、機能的に評価するための撮影方法 ● その部位の不安定性や適合性を評価するのに用いる
ストレス撮影		● 関節の不安定性を観察する目的で行う ● 徒手的に力を加えた状態で撮影する
造影検査 造影剤を注入して撮影する	脊髄造影	● 脊柱管の神経組織の圧迫や狭窄の位置・程度を評価する検査 ● 腰椎から造影剤を脊髄腔内に注入し、X線でその拡散の様子を透視・造影し、圧迫病変の有無の評価や今後の治療・手術の部位・方法を決める参考にする ● 造影CTを施行することで神経根の近位の詳細な描出が可能となり、圧迫性病変の診断に威力を発揮する
	椎間板造影	● 椎間板に針を刺し、造影剤を注入して椎間板の変性の程度やヘルニアの部位などを診断する検査 ● MRIでは診断の難しい、外側ヘルニアや椎間板性疼痛などの診断が行える
	神経根造影	● 神経根圧迫の有無や部位を確認する検査 ● 検査の際、ふだん痛みを感じている部位に激しい痛みがあれば、その神経根が障害を受けていることがわかる ● 造影検査の際、局所麻酔薬を注入し、痛みが軽減するかどうかをさらに確認する（神経根ブロック）
CT		● 単純X線像では見落としがちな複雑な解剖の病変部も明瞭に把握でき、立体視が可能 ● 骨・石灰化病変の描出能、空間分解能ではMRIに勝る

注意! 造影剤使用時の副作用

アレルギー
- 事前にアレルギー歴の聴取をする。アレルギー反応を起こしたことがない場合も、まれに発疹や瘙痒感が出現することがある

頭痛
- 脊髄腔を穿刺した際、流失した髄液に加え、穿刺針を抜去した後も硬膜の穿刺孔から髄液漏出が続くことがある
- 施行後に頭蓋内圧が下がり頭痛が出現することがある
- 起き上がると頭痛が起こり、安静にすると痛みが治まるという特徴がある
- 症状は数日で落ち着くが、症状が強い場合は入院して点滴治療を行うことがある

MRI

- 磁気共鳴画像であり，軟部組織の描出に優れている
- 筋肉・靱帯・軟骨（関節軟骨，半月板，椎間板など）・神経・骨髄内信号変化の評価に有効

造影MRI

- 造影剤を静脈内に投与し撮像する．腫瘍・炎症などで病変部の信号増強効果が得られる
- 増強効果は必ずしも疾患に特異的なものではない
- 当院では，関節内に直接造影剤を入れ関節内病変を評価することもある

Point! MRI撮像前の確認

- MRI室は強い磁場環境にある．金属の物を持ち込むことは，非常に危険であり，事故も多数報告されている
- 心臓ペースメーカー・植え込み型除細動器・人工内耳は絶対禁忌であり要注意である
- 金属の物以外にマスカラ，アイシャドウ，入れ墨，貼布薬も熱を持つことがあるので，確認と説明が必要である

職種	役割
医師	オーダーの時点で注意喚起できるような仕組みづくり
看護師	チェックリスト・検査前オリエンテーションでの確認
検査技師	検査前最終確認，金属探知機でのチェック

超音波検査

- 組織に超音波を当て，その反射を画像化して，形態を観察する

長所	●簡便である ●リアルタイムに観察できる ●腱や関節を動かしながら観察できる
短所	●画像が不鮮明 ●軟部組織にしか応用できない

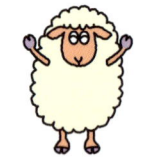

骨シンチグラフィー

- 放射性医薬品（ラジオアイソトープ：RI）を使用した画像検査
- 放射性同位元素を付けたリン酸化合物を注射すると，骨新生が旺盛な部分に取り込まれる
- 骨腫瘍・がんの転移，骨髄炎，炎症性疾患，骨折，偽関節の診断に用いられる

筋電図

針筋電図	●針電極を筋肉内に刺し，活動電位をとらえ神経・筋疾患の診断を行う
神経伝導速度	●神経を刺激して筋肉が反応するまでの時間を測定し，刺激が伝わる速度を計算する ●神経障害部位で伝導速度は遅くなる

足関節上腕血圧比（ABI）検査

- 足関節と上腕骨の最高血圧の比率
- ABIを調べることにより，動脈硬化の有無や程度を知ることができる
- 脊柱管狭窄症と末梢動脈疾患は同じような症状を呈するため，鑑別するためにこの検査を行う
- 仰臥位で四肢の血圧を測定すると上腕より足関節のほうが高い値となるが，動脈硬化があると逆に上腕より血圧が低下する
- ABIが0.9以下で末梢動脈疾患と診断される

関節液検査

- 関節液は，関節腔に少量存在している粘稠な液体で，関節の潤滑と関節軟骨の栄養が役割である
- 関節疾患では，病態に応じてさまざまな関節液の質的・量的異常が生じるため，穿刺液の検査は診断に有用である
- 膝関節のほか，肩・肘・手・足・股関節などにも行われる
- 正常な関節液は数mL程度だが，関節内に炎症が起こると過剰に貯留する
- 色調や性状で出血・炎症・感染の有無がわかる．感染が疑われる場合は，関節液培養を行う

関節液の分類

		正常	非炎症性	炎症性	化膿性
量（mL）		0.1～3.5以下	3.5以上	3.5以上	3.5以上
外観	粘性	高い	高い	低い	低い
外観	色調	無色～淡黄色	淡黄色	黄色	多様
外観	透明度	清澄	清澄	半透明～混濁	混濁
細胞数（μL）		200以下	200～2,000	2,000～100,000	100,000以上
多核白血球（％）		25以下	25以下	50以上	75以上
培養		陰性	陰性	陰性	しばしば陽性
主な疾患		―	変形性関節症 外傷 骨軟骨症	痛風 偽痛風 関節リウマチ	細菌性関節炎

注意 関節内穿刺後の化膿性関節炎

- 施行中は無菌的操作を徹底する！
- 関節内穿刺の直後あるいは数時間経ってから関節痛が出現したら，すぐに知らせるように患者に説明する
- 関節内穿刺後に薬液を注入する場合がある．時に，一過性に非感染性の炎症を起こすことがあるが，安静と冷却で症状は治まる．もしも，症状が持続するようなら化膿性関節炎の可能性があるため，早急に処置を行う必要がある

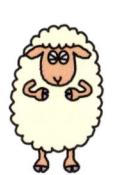

整形外科領域で用いられる血液検査

- 整形外科領域で行う血液検査の目的は，スクリーニング，治療経過の評価，確定診断である
- 容易に検査ができ，診断上有用な情報になるため，日常の診療に欠かせない検査である

マーカー		種類・解説
炎症マーカー	血液像 血沈 CRP	●炎症性疾患の評価，スクリーニング検査として行う ●白血球の著明な増加，血沈の亢進，CRPの上昇は，感染性疾患の有用な根拠となる ●経時的に測定し，治療効果の判定としても用いられる
骨代謝マーカー		●骨は一定の強度を保つため，骨吸収と骨形成を4～5カ月単位で繰り返している．骨吸収が骨形成を上回ると骨強度が低下する．骨代謝を評価する指標として骨吸収マーカーと骨形成マーカーがある
		【当院の骨代謝セット】 ●骨吸収マーカー：TRACP-5b（骨型酒石酸抵抗性酸性フォスファターゼ） ●骨形成マーカー：intact P1NP（インタクトⅠ型プロコラーゲン-N-プロペプチド） ●血清Ca・P・ALP
腫瘍マーカー	CEA CA15-3 CA19-9など	●悪性骨腫瘍で頻度が高いのは転移性骨腫瘍で，腫瘍マーカーがスクリーニングとして用いられる ●広範囲な骨転移の場合，血清Ca・ALPの上昇がみられ，多発性骨髄腫では高タンパク血症や尿中ベンスジョーンズタンパクを示す
多発関節炎マーカー （関節リウマチ）		●関節リウマチの診断・評価は炎症マーカーに加え，多発関節炎マーカーによる検査を行う
	RAPA	●リウマチの80％に陽性，健康人でも5％が陽性を示す
	MMP3	●炎症の活動性の指標で関節破壊の予測に有用
	抗CCP抗体	●リウマチに特異な自己抗体 ●リウマチの85％に陽性で早期診断に有効
	CRP・血沈	●炎症の活動性の指標
痛風・高尿酸血症のマーカー	尿酸	●高尿酸血症は尿酸が過剰に蓄積された状態なので尿酸値を測定する ●男性8.0mg/dL，女性6.0mg/dL以上になると，関節内に生じた尿酸ナトリウム結晶が激しい関節炎（痛風発作）を引き起こす

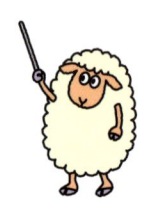

17 計測

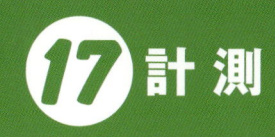

[整形外科領域における計測]

- ROMの測定
- 上肢長・下肢長の測定
- 四肢周径の測定
- 関節や骨，筋や神経に障害を有する患者に対して，その障害の程度を評価する手段の1つとして用いられる

ROMの測定

[目的]
- ROM制限があると，さまざまなADLが制限される．対象者の障害の程度を判定し，関節の動きを阻害している因子を把握する

[測定の方法と留意点]
- 患者の身体にゴニオメーターと呼ばれる角度計を当てて角度を測る
- 日本整形外科学会・日本リハビリテーション医学会の定めた方法によって行う
- 一般的に可動域という場合は，他動運動の測定値を指す．自動運動の測定値を記載する場合は「自動運動の可動域」と記載する

他動運動（passive motion）	患者の関節を測定者が動かした測定値
自動運動（active motion）	患者が自分の力で関節を動かした測定値

角度の評価

左右差の検討	上肢または下肢の片方の関節に可動域制限がある場合，健側と比較することにより制限の程度を評価できる
一般的正常との比較	参考可動域と比較する．欠点は，可動域には個人差があるため，軽度の異常を正しく評価できないことである

Point❗ 測定時
- 測定する関節はできるだけ露出する
- 角度計の目盛は測定者の目線を同じ高さにして見る
- 角度計の軸と関節の軸をしっかり一致させる

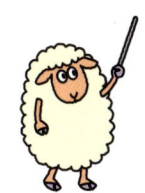

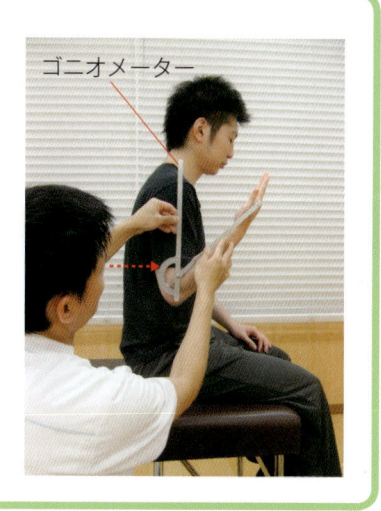

[測定の実際]

膝関節の屈曲・伸展

参考可動域角度：屈曲130°・伸展0°　　　基本軸：大腿骨　　移動軸：腓骨

屈曲（股関節屈曲位で行う）　／　伸展

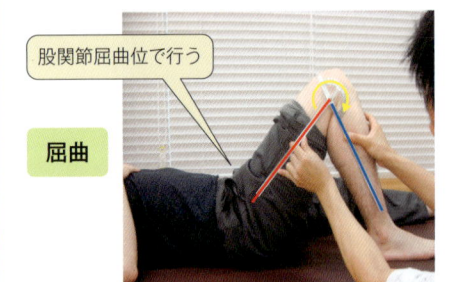

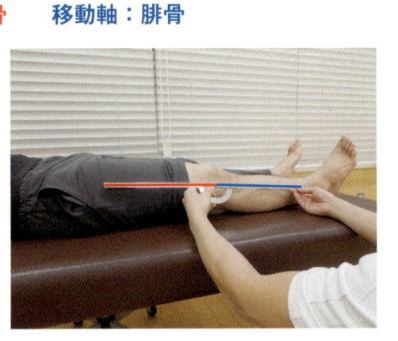

股関節の屈曲・伸展

- 骨盤を固定する

参考可動域角度：屈曲125°・伸展15°　　基本軸：体幹と平行な線　　移動軸：大腿骨

屈曲（背臥位で膝屈曲位）　／　伸展（腹臥位で膝伸展位）

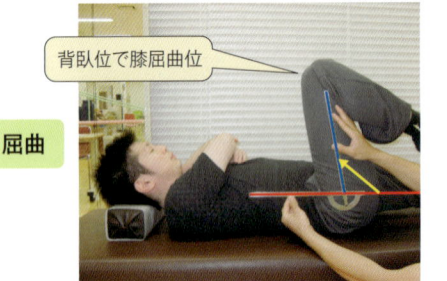

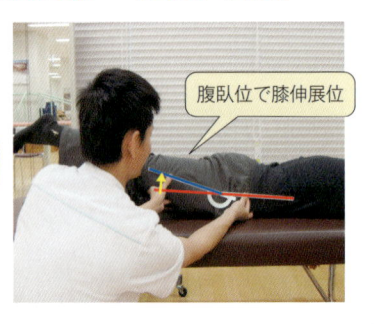

股関節の外転・内転

- 骨盤を固定する
- 背臥位で下肢は内・外旋しないようにする

参考可動域角度：外転45°・内転20°

基本軸：左右の上前腸骨棘を結ぶ線の垂線　　移動軸：大腿骨の中央線

外転　／　内転（反対の下肢を屈曲・挙上させ，その下を通して内転させる）

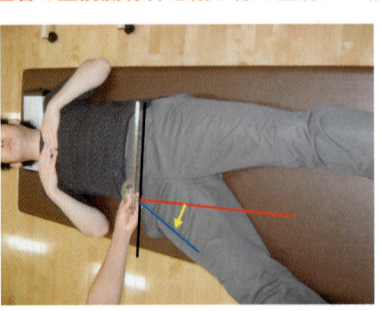

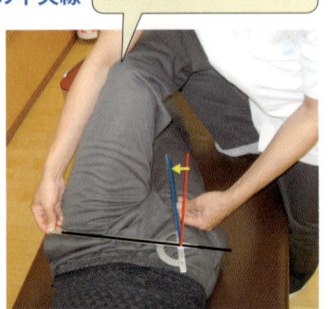

下肢長・上肢長の測定

[目的]
- 左右差が認められる場合に，その差を臨床的に定量的に評価する：下肢長差など
- 骨系統疾患などで，体幹長と四肢長とのバランスを知る：四肢短縮型，小人症など
- 小児における四肢の成長速度の評価：成長に問題があるかの評価

[測定の方法と留意点]
- 体表の測定区間の距離をメジャーで測定する
- 測定誤差を考慮し0.5cm単位で測定する

下肢長	棘果長（SMD）	腸骨の上前腸骨棘から足関節内果までの距離
	転子果長（TMD）	大転子から足関節外果までの距離
上肢長	肩峰から橈骨茎状突起までの距離	

- 基準値はないため左右差で評価する．または，同一の個人で治療前後を比較する

[測定の実際]

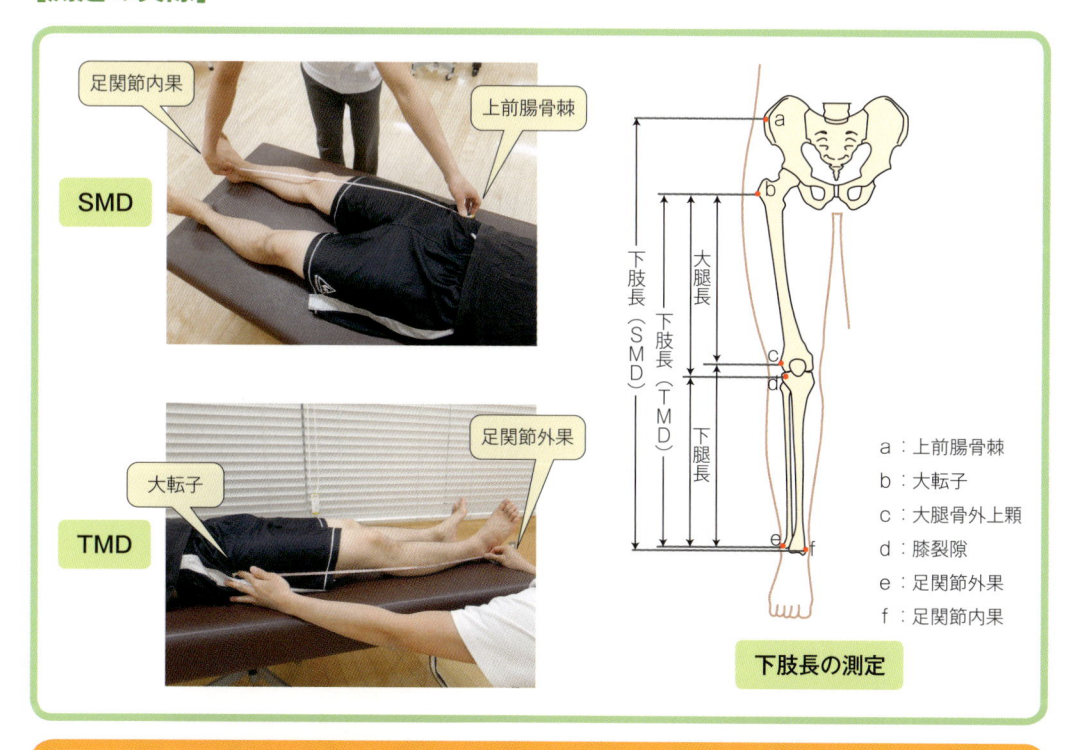

SMD：足関節内果／上前腸骨棘
TMD：大転子／足関節外果

a：上前腸骨棘
b：大転子
c：大腿骨外上顆
d：膝裂隙
e：足関節外果
f：足関節内果

下肢長の測定

注意！ THA後急に下肢長差が出現したら？ → 脱臼を疑う！
- THA後の注意すべき合併症の1つが股関節脱臼である
- 過度の股関節の屈曲や内転により起こることが多い
- 症状として急な股関節の激痛，体動不能に加えて下肢長差の出現があるため，診断の指標の1つになる

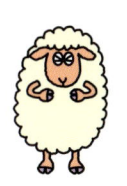

四肢周径の測定

[目的]
- 筋萎縮の程度，軟部組織の腫脹，個体の左右差を評価する

[測定の方法と留意点]
- 一定の高さで，上肢，前腕，大腿，下腿の周径をメジャーで測定する
- 計測は臨床的に小数点第1まで読み取り，単位はcmで記載する
- 筋萎縮の臨床評価は，左右差が1cmあれば有意な筋萎縮と判断する
- 軟部組織の腫脹の評価は，周径の大きいほうが患側であり，治療によって改善したかは前回の測定値と比較する

> **Point!** 測定時
> - 測定する関節はできるだけ露出する
> - メジャーは長軸方向に対して垂直に当てる
> - 事前に測定基準値を確認し，必要なら皮膚にマークを入れる

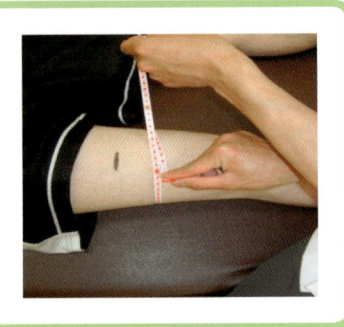

[測定部位のめやす（下肢周径）とその解釈]

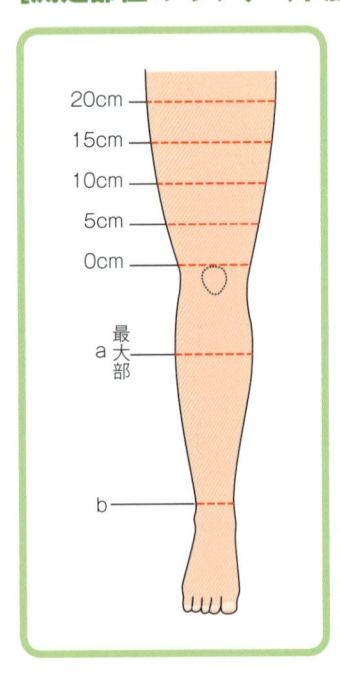

	測定部位	解釈
大腿周径	膝蓋骨上縁	膝の腫脹の度合い
	膝蓋骨上縁から5〜10cm上	大腿内側・外側広筋の大きさ
	膝蓋骨上縁から10〜15cm上	大腿全体の筋群の大きさ
下腿周径	下腿周径の最大部（a）	下腿全体の筋群の大きさ
	下腿周径の最小部（b）	浮腫や静脈瘤などの程度

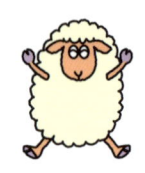

付 録

よく使われる略語

A | Abd | 外転 | abduction
| ABI | 足関節上腕血圧比 | ankle brachial pressure index
| AC関節 | 肩鎖関節 | acromioclavicular joint
| ACL | 前十字靱帯 | anterior cruciate ligament
| Add | 内転 | adduction
| ADL | 日常生活動作 | activities of daily living
| AF | 前屈 | anteflexion
| AGF | 最大屈曲角度 | angle of greatest flexion
| AIF | 前方固定 | anterior interbody fusion
| AMC | 上腕筋囲 | arm muscle circumference
| Amp | 切断 | amputation
| AP | 前後方向 | anterior posterior
| APB | 短母指外転筋 | abductor pollicis brevis
| APL | 長母指外転筋 | abductor pollicis longus
| AS | 関節鏡 | arthroscopy
| AS | 強直性脊椎炎 | ankylosing spondylitis
| ASF | 脊椎前方固定 | anterior spinal fusion
| ASO | 閉塞性動脈硬化症 | arteriosclerosis obliterans
| ATFL | 前距腓靱帯 | anterior talofibular ligament
| Atr | 萎縮 | atrophy
| ATR | アキレス腱反射 | Achilles tendon reflex

B | bil | 両側の，左右の | bilateral
| BMD | 骨密度 | bone mineral density
| BMI | 身長体重指数 | body mass index
| BTB | 骨付き膝蓋腱 | bone-patellar tendon-bone

C | C | 頸椎 | cervical spine
| CBC | 全血球計算 | complete blood count
| CM関節 | 手根中手関節 | carpometacarpal joint
| COLL | 下腿周径 | circumference of lower leg
| COT | 大腿周径 | circumference of thigh
| CPM | 持続的他動運動 | continuous passive motion
| CPPD | ピロリン酸Ca結晶沈着症 | calcium pyrophosphate dihydrate

	CRPS	複合性局所疼痛症候群	complex regional pain syndrome
	CSM	頸椎症性脊髄症	cervical spondylotic myelopathy
	CTS	手根管症候群	carpal tunnel syndrome
D	DC	包帯交換	dressing change
	DDH	先天性股関節脱臼	developmental dysplasia of the hip
	DIP関節	遠位指節間関節	distal interphalangeal joint
	DRU関節	遠位橈尺関節	distal radioulnar joint
	DVT	深部静脈血栓症	deep vein thrombosis
E	ECRB	短橈側手根伸筋	extensor carpi radialis brevis
	ECRL	長橈側手根伸筋	extensor carpi radialis longus
	ECU	尺側手根伸筋	extensor carpi ulnaris
	EMG	筋電図	electromyogram
	EMS	電気的筋肉刺激	electrical muscle stimulation
	EPB	短母指伸筋	extensor pollicis brevis
	Epi	硬膜外麻酔	epidural anesthesia
	EPL	長母指伸筋	extensor pollicis longus
	ER	外旋	external rotation
F	FCR	橈側手根屈筋	flexor carpi radialis
	FDP	深指屈筋	flexor digitorum profundus
	FDS	浅指屈筋	flexor digitorum superficialis
	FPB	短母指屈筋	flexor pollicis brevis
	FPL	長母指屈筋	flexor pollicis longus
	FTA	膝外側角，大腿脛骨角	femorotibial angle
	FT関節	大腿脛骨関節	femorotibial joint
	FWB	全荷重	full weight bearing
	Fx	骨折	fracture
G	G	薄筋腱	gracilis
H	HTO	高位脛骨骨切り術	high tibial osteotomy
I	IMC	間欠性跛行	intermittent claudication
	ION	特発性大腿骨頭壊死	idiopathic osteonecrosis of the femoral head
	IP関節	指骨間関節	interphalangeal joint
L	L	腰椎	lumbar spine

付録　よく使われる略語

	Lat	側方の	lateral
	LBP	腰痛	low back pain
	LCL	外側側副靱帯	lateral collateral ligament
	LCS	腰部脊柱管狭窄症	lumbar canal stenosis
	LDH	腰椎椎間板ヘルニア	lumbar disc hernia
	LLB	長下肢装具	long leg brace
	LM	外側半月板	lateral meniscus
M	MCL	内側側副靱帯	medial collateral ligament
	MCV	運動神経伝導速度	motor nerve conduction velocity
	MIS	最小侵襲手術	minimally invasive surgery
	MM	内側半月板	medial meniscus
	MMT	徒手筋力テスト	manual muscle testing
	MP関節	中手指節関節	metacarpophalangeal joint
	MSW	医療ソーシャルワーカー	medical social worker
	MTP関節	中足趾節関節	metatarsophalangeal joint
N	NSAIDs	非ステロイド系消炎鎮痛薬	nonsteroidal anti-inflammatory drugs
	NWB	免荷	non weight bearing
O	OA	変形性関節症	osteoarthritis
	OALL	前縦靱帯骨化症	ossification of anterior longitudinal ligament
	OCD	離断性骨軟骨炎	osteochondritis dissecans
	OPLL	後縦靱帯骨化症	ossification of posterior longitudinal ligament
	ORIF	観血的整復内固定	open reduction and internal fixation
	OYL	黄色靱帯骨化症	ossification of yellow ligament
P	PCL	後十字靱帯	posterior cruciate ligament
	PE	肺血栓塞栓症	pulmonary thromboembolism
	PF関節	膝蓋大腿関節	patellofemoral joint
	PIP関節	近位指節間関節	proximal interphalangeal joint
	PLF	後側方固定術	posterolateral fusion
	PTB	膝蓋腱荷重	patellar tendon bearing
	PVS	色素性絨毛結節性滑膜炎	pigmented villonodular synovitis
	PWB	部分荷重	partial weight bearing
R	RA	関節リウマチ	rheumatoid arthritis

	ROM	関節可動域 (かんせつかどういき)	range of motion
S	S	仙骨 (せんこつ)	sacrum
	SLAP (スラップ)	上方関節唇 (じょうほうかんせつしん)	superior labrum anterior and posterior
	SLB	短下肢装具 (たんかしそうぐ)	short leg brace
	SLR	下肢伸展挙上 (かししんてんきょじょう)	straight leg raising
	SMD	棘果長 (きょくかちょう)	spina malleollar distance
	ST	半腱様筋腱 (はんけんようきんけん)	semitendinosus
T	T	胸椎 (きょうつい)	thoracic spine
	TAA	人工足 関節置換術 (じんこうそく(あし)かんせつちかんじゅつ)	total ankle arthroplasty
	TAO	寛骨臼移動術 (かんこつきゅういどうじゅつ)	transpositional acetabular osteotomy
	TEA	人工肘関節置換術 (じんこうひじかんせつちかんじゅつ)	total elbow arthroplasty
	TFCC	三角線維軟骨複合体 (さんかくせんいなんこつふくごうたい)	triangular fibrocartilage complex
	THA	人工股関節置換術 (じんこうこかんせつちかんじゅつ)	total hip arthroplasty
	TKA	人工膝関節置換術 (じんこうひざかんせつちかんじゅつ)	total knee arthroplasty
	TSA	人工肩関節置換術 (じんこうかたかんせつちかんじゅつ)	total shoulder arthroplasty
U	UKA	人工膝単顆置換術 (じんこうひざたんかちかんじゅつ)	unicompartmental knee arthroplasty
V	VTE	静脈血栓塞栓症 (じょうみゃくけっせんそくせんしょう)	venous thromboembolism

付録 よく使われる略語

索 引

欧文

ABI　136, 165, 223
ADL指導　220
BIODEX　39
C5麻痺　159
CPM　31
CT　221
DVT　205
　──の予防　215
DXA法　139, 174
Dダイマー　27, 215
EMS　220
FRS　196
Glas法　22, 56, 58
IPC　218
KNEELAX　39
MIS　13
MRI　222
　──撮像前の確認　222
NSAIDs　196, 198
　──の副作用　31
PCA　197
PE　215
RICE療法　22
ROMの測定　225
SERM　139
SLR　220
SMD　227
SPO_2　29
THA　65, 78, 82
　──後の移動動作　193
　──後の体位変換　195
　（THA）下肢の平行移動　193
　（THA）後方脱臼　193
　（THA）座位時の姿勢　193
　（THA）前方脱臼　193
　（THA）脱臼予防　193
　（THA）トイレ動作　194
TKA　11, 13, 23, 26
TMD　227
UKA　11
VAS　196
VTE　215
VVR　200

X線検査　221

あ

アイシング　31, 197
アキレス腱　19
アキレス腱装具　20, 55
アキレス腱断裂　19
アキレス腱縫合術　20, 52, 54
アクセラス®　51, 127
アルフェンスシーネ　182
安静度の拡大　190
アンダーアームブレース　188

い

一次治癒創の上皮化　31
移動・移乗の援助　190
移動の前の準備　190
イレウス　205
インピンジメント徴候　92

う

ウィルヒョウの3要因　215
ウルトラスリング　107

え

柄付きブラシ　87
炎症マーカー　224
エンドトキシンショック　202

お

オルソカラー　130, 145, 182

か

外傷性肩関節脱臼　94
介達外力　17
介達牽引　186
外転挙上枕　85
開排制限　85
外反肘　98, 130
かぎ爪指変形　97, 210
角度の評価　225
下肢エコー　31, 215
下肢長差　227
下肢長の測定　227
下肢の平行移動（THA）　193

下腿周径　228
肩外転装具　93
肩関節　90
肩関節前方不安定症　94
活性型ビタミンD_3製剤　139
化膿性関節炎　223
渦流浴　220
カルシトニン製剤　139
間欠性跛行　136
間欠的空気圧迫法　29, 218
寛骨臼移動術　64
患肢挙上　59
患者調節鎮痛法　197
関節液検査　223
関節液の分類　223
関節拘縮　184
関節リウマチ　11
感染の予防　3
感染のリスクを高める要因　207
感染予防（ドレーン）　204
ガンマネイル®　62

き

既往歴　5
ギオン管症候群　98
ギプス　182
ギプスカット　185
ギプスシーネ　182
　　──による合併症　119
脚長差　89
キャストサンダル®　59
キャストブーツ®　59
臼蓋形成不全　64
急性循環不全　205
急性腎不全　205
胸郭出口症候群　98, 130
鏡視下腱板修復術　102, 104
鏡視下手術の利点　95
鏡視下前十字靱帯再建術　34, 38
鏡視下バンカート修復術　96, 110, 112
棘果長　227
局所麻酔中毒　178
局所麻酔薬　198
起立性低血圧　87
キルシュナー鋼線牽引　186
菌血症　202
金属アレルギー　13
　　──検査　27

筋電図　222
筋力増強運動　220
筋力測定　39

く

クライオアイシングシステム　197
クライオセラピー　220
クラビクルバンド　188
グリソン牽引　187
車椅子　191

け

痙性歩行　129
計測　225
頸椎　128
頸椎術後の患者に話しかけるときの立ち位置　146
頸椎前方固定術　130, 140, 144
頸椎装具　130, 145, 157
　（頸椎）装具装着時のポイント　149
　（頸椎）装具内清拭　149
頸椎椎間板ヘルニア　128
頸椎椎弓形成術　133, 152, 156
経皮的鋼線固定術（橈骨遠位端骨折）　101
血液型不適合輸血　202
血液検査　224
血管確保　8
血管迷走神経反射　200
血腫　200
腱　19
牽引療法　186
腱板修復術　93
腱板断裂　90

こ

高位脛骨骨切り術　12
抗凝固薬の再開　31
抗凝固療法　218
抗菌薬の投与　9
後縦靱帯骨化症　129, 131
　　──の分類　132
後出血　205
高尿酸血症マーカー　224
後方脱臼（THA）　193
硬膜外血腫　159, 206
　　──の徴候と観察ポイント　167
硬膜外ブロック　178, 180
硬膜外麻酔　180
硬膜穿刺　178

硬膜膿瘍　206
股関節　63
　　――の外転・内転（測定）　226
　　――の屈曲・伸展（測定）　226
呼吸器合併症　9
呼吸器の変調の予防　3
骨塩定量　174
骨切り術（変形性膝関節症）　11, 12
骨シンチグラフィー　222
骨性バンカート損傷　94
骨粗鬆症　138
　　――に多い骨折　138
骨代謝マーカー　139, 224
骨端線離開　100
骨盤牽引　187
骨密度　138
　　――測定　139
コルセット　169, 170
コレス骨折　100
コンタクトスポーツ　96

さ

サーム　139
座位　170
　　――時の姿勢（THA）　193
最小侵襲手術　13
猿手　210
三角巾　119, 125
酸素投与　9

し

シールタイト®　185
視覚的評価スケール　196
ジクロフェナクナトリウム坐剤　198
試験外泊　33
自己血輸血　27, 199
　　――の管理　199
　　――の禁忌　199
持参薬再開　31
四肢周径の測定　228
自助具　87, 194
持続硬膜外麻酔　197
持続的他動運動　31
膝蓋骨骨折　17
膝蓋骨骨折骨接合術　18, 46, 48
尺骨神経障害　97
尺骨神経前方移行術　99
尺骨神経麻痺　130, 210

手術オリエンテーション　7
手術部位の皮膚状態　27
出血性合併症　218
出血量の測定　9
術後合併症の原因と看護　205
術後せん妄　7, 75, 205
　　――の予防　3
術後創感染　205
術後の全身管理　205
術後の創処置　207
術後の創の特徴　207
術後の創部ドレーン管理　203
術後の体位変換　195
術後の疼痛管理　196
術後貧血　31
術前中止薬　5
術前面談　5
術前輸液　9
腫瘍マーカー　224
循環器合併症　9
循環障害　184
循環動態の変調の予防　3
循環不均衡症候群　200
踵骨腱　19
上肢長の測定　227
静脈血栓塞栓症　215
上腕骨近位端骨折　138
上腕骨内側上顆切除術　99, 116, 118
褥瘡　184
　　――の予防　3, 212
　　――発生の原因　212
シルバーカー　191
神経根型　135
神経根症　129, 130
神経根造影　221
神経根ブロック　178, 181
神経障害　184
神経損傷　200
神経伝導速度　98, 222
神経剝離・上腕骨内側上顆切除術　116, 118
神経麻痺の予防　209
人工関節の耐久年数　65
人工股関節置換術　65, 78, 82　→THA
人工股関節と人工骨頭の違い　65
人工股関節の構造　65
人工股関節の脱臼予防　65
人工骨頭置換術（大腿骨近位部骨折）　62
人工膝関節置換術　11, 13, 23, 26

人工膝単顆置換術　11, 13
靱帯　19
靱帯再建術（前十字靱帯損傷）　16
靱帯動揺性の計測　39
深部静脈血栓症　205
　　——の予防　215

す

髄液漏　147
水疱　59, 184
ステッキ　191
ストッキングエイド　194
ストレス撮影　221
スピードトラック牽引　186, 187
スペーサー　134
スミス骨折　100
スリングショット　107

せ

正中神経麻痺　130, 210
脊髄症　129, 130
脊髄造影　221
脊髄造影後CT　165
脊柱管　135
脊椎椎体間固定術　137
脊椎麻酔　180, 206
　　——後の頭痛　206
絶飲食　7
セッティング　220
前距腓靱帯再建術　56, 58
仙骨ブロック　178, 180
前十字靱帯再建術　16, 34, 38
　　——後プログラム　45
前十字靱帯損傷　14
前方脱臼（THA）　193
せん妄　75　→術後せん妄
　　——の徴候の観察　9

そ

造影MRI　222
造影剤使用時の副作用　221
装具装着時のポイント（頸椎）　149
装具内清拭（頸椎）　149
装具療法　188
掃除　170
創傷処置　31
創治癒遅延のリスクを高める要因　207
創痛の観察　9

創部ドレーン管理　203
瘙痒感へのアプローチ　185
側臥位枕の調整（頸椎）　145
足関節外側靱帯損傷　21
足関節上腕血圧比　165, 223
足関節装具　59
足関節捻挫　21
足関節の底背屈訓練　217
足関節用装具　22
足底板　12
ソセゴン®　198
ソフトカラー　151, 157
ソフトシーネ　182
ソフトブラウン架台　85

た

体位変換　9
退院支援スクリーニングシート　71
退院調整　71
大腿骨近位部骨折　60
大腿骨近位部骨折骨接合術　61, 66, 70
大腿骨頸部骨折　61, 138
　　——が治りにくい理由　60
大腿骨転子下骨折　61
大腿骨転子部骨折　61
大腿四頭筋訓練　220
大腿周径　228
正しい姿勢　170
正しい動作　170
脱臼予防（THA）　193
縦骨折　17
多発関節炎マーカー　224
弾性ストッキング　31, 217
　　——装着中のチェックポイント　217

ち

地域連携パス　77
肘部管開放術　99
肘部管症候群　97
超音波検査　222
超音波治療　51, 127
直達外力　17
直達牽引　186, 187
貯血のスケジュール　199
鎮痛薬　198
　　——の投与　9

237

つ

椎間板　128
椎間板造影　221
椎間板ヘルニア　128
痛風マーカー　224

て

低周波　220
ティネル徴候　98
テリパラチド　139, 175
転子果長　227
転倒・転落の危険性についての説明書　176
転倒・転落予防　77

と

トイレ動作（THA）　194
橈骨遠位端骨折　100, 138
橈骨遠位端骨折骨接合術　101, 120, 122
橈骨神経麻痺　209
疼痛管理　196
疼痛コントロール　3
疼痛の評価　196
動脈血酸素飽和度　29
トリガーポイント注射　178, 179
ドレーン管理　203
ドレーン収納バッグ　204
ドレーン挿入中の移動　204
（ドレーン）感染予防　204
（ドレーン）排液時の注意事項　204
（ドレーン）排液量の急激な増減　29
ドレッシング材貼付とテープ固定の方法　208
ドレッシング材のはがし方　208
トンプソンテスト　19

な

内側広筋筋力運動　220
長めの靴べら　87
軟性短下肢装具　22, 59

に

二重エネルギーX線吸収測定法　174
入浴用装具　109
尿路感染症　205
認知症　7

は

バートン骨折　100

排液時の注意事項（ドレーン）　204
排液量の急激な増減（ドレーン）　29
肺炎　205
背筋運動　169
肺血栓塞栓症　215
肺梗塞　205
バイタルサイン　5
バイブラバス　220
廃用症候群　219
廃用性筋萎縮　184
馬尾型　135
馬尾障害の症状　137
針筋電図　222
バンカート修復術後の基本姿勢　115
半月板損傷　14
ハンソンピン®　62
反復性肩関節脱臼　94

ひ

ビーチチェアポジション　95
ヒール付きギプス包帯　20, 55
腓骨神経の知覚支配領域　211
腓骨神経麻痺　211
膝関節　14
　　──の屈曲・伸展（測定）　226
膝関節装具　15
膝伸展位固定装具　18
非ステロイド系消炎鎮痛薬　196　→NSAIDs
ビスホスホネート系薬　139
ビタミンK_2製剤　139
皮膚障害　184
表情評価スケール　196
ヒル・サックス損傷　94
貧血　31

ふ

フェンタニル®　198
フェンタニルクエン酸塩　197, 198
フォルテオ®　175
腹筋運動　169
フットポンプ　29
ブピバカイン塩酸塩水和物　197, 198
部分椎弓切除術　137
ブリストウ変法　96
フルルビプロフェン アキセチル　198
プレート固定術（橈骨遠位端骨折）　101
ブレッグ装具　189
フローマン徴候　98

プロスタグランジン製剤　165
ブロック療法　178
プロポフォール　8
粉砕骨折　17
分裂膝蓋骨　17

へ

閉塞性動脈硬化症　136
ベッドから車椅子への移乗　192
変形性股関節症　63
変形性膝関節症　10
変形性肘関節症　98, 130
片側仮骨延長法　12
ペンタジン®　198
ペンタゾシン　198

ほ

ボール挟み運動　220
歩行器　191
補高靴　89
歩行訓練時のポイント　190
歩行補助具使用のポイント　191
ポプスカイン®　198
ボルタレン®サポ　198

ま

マーカイン®　198
マジックハンド　87, 194
麻酔の覚醒状態　9
末梢神経ブロック　197
末梢神経麻痺　205

松葉杖　191
麻薬拮抗性鎮痛薬　196, 198
麻薬性鎮痛薬　198

む・も

無気肺　205
物を持ち上げるとき　170
モルヒネ塩酸塩水和物　197

ゆ・よ

輸血の合併症　202
腰椎圧迫骨折　138
　——による入院治療　171, 174
腰椎術後の体位変換　195
腰椎部分椎弓切除術　160, 164
腰部脊柱管狭窄症　135
　——の腰痛　165
横骨折　17

り・れ・ろ

リーストラップ　188
リストサポーター　188
立位　170
リハビリテーション　219
良肢位　183
レボブピバカイン塩酸塩　198
ロピオン®　198
ロングガンマネイル®　62

わ

鷲手　210

239

パスの中の看護過程がひとめでわかる！整形外科病棟ケア
ー新配属ナースお助けガイド

2015年7月1日発行　第1版第1刷Ⓒ
2016年6月10日発行　第1版第2刷

著　者　福岡整形外科病院看護部
発行者　長谷川　素美
発行所　株式会社メディカ出版
　　　　〒532-8588
　　　　大阪市淀川区宮原3-4-30
　　　　ニッセイ新大阪ビル16F
　　　　http://www.medica.co.jp/
編集担当　下村美貴
装　幀　　森本良成
本文イラスト　福井典子
印刷・製本　株式会社NPCコーポレーション

本書の複製権・翻訳権・翻案権・上映権・譲渡権・公衆送信権（送信可能化権を含む）は、(株)メディカ出版が保有します。

ISBN978-4-8404-5426-1　　　　　　　　　　　　　　Printed and bound in Japan

当社出版物に関する各種お問い合わせ先（受付時間：平日9：00〜17：00）
●編集内容については、編集局 06-6398-5048
●ご注文・不良品（乱丁・落丁）については、お客様センター 0120-276-591
●付属のCD-ROM、DVD、ダウンロードの動作不具合などについては、デジタル助っ人サービス 0120-276-592